中医病症效验方丛书

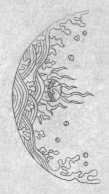
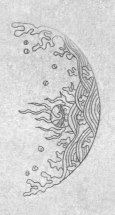

心血管病实用验方

主　编　肖达民

编写人员　吴艳华　郭桃美

李志进　肖达民

U0263195

SPM

南方出版传媒

广东科技出版社

·广　州·

图书在版编目（CIP）数据

心血管病实用验方/肖达民主编. —广州：广东科技出版社，2019.6

（中医病症效验方丛书）

ISBN 978-7-5359-7114-2

Ⅰ. ①心… Ⅱ. ①肖… Ⅲ. ①心脏血管疾病—验方—汇编 Ⅳ. ①R289. 51

中国版本图书馆 CIP 数据核字（2019）第 087170 号

心血管病实用验方

xinxueguanbing shiyong yan fang

责任编辑：李 芹 丁嘉凌
封面设计：林少娟
责任校对：杨崚松 陈 静
责任印制：吴华莲
出版发行：广东科技出版社
　　　　　（广州市环市东路水荫路 11 号 邮政编码：510075）
http：//www. gdstp. com. cn
E－mail：gdkjyxb@ gdstp. com. cn（营销）
E－mail：gdkjzbb@ gdstp. com. cn（编务室）
经　　销：广东新华发行集团股份有限公司
排　　版：广东科电有限公司
印　　刷：佛山市浩文彩色印刷有限公司
　　　　　（南海狮山科技工业园 A 区 邮政编码：528225）
规　　格：889mm×1 194mm 1/32 印张 12.5 字数 300 千
版　　次：2019 年 6 月第 1 版
　　　　　2019 年 6 月第 1 次印刷
定　　价：39.90 元

如发现因印装质量问题影响阅读，请与承印厂联系调换。

内 容 提 要

　　本丛书包括头痛病、糖尿病、肝胆病、骨与关节病、肾病、心血管病、中风及中风后遗症、皮肤病性病、男科病、妇科病实用验方等。

　　本书介绍心血管病的各类型心律失常、各类型心力衰竭、高脂血症、冠心病、心绞痛、心肌炎、病毒性心肌炎、高血压、低血压等病症 23 种、验方 309 首。每首验方都是原作者反复验证，证实疗效可靠才收集，故参考性、实用性强，可供群众、医生参考、应用。

目　录

各类型心律失常验方

各类型心力衰竭验方

冠心病心绞痛验方

高血压病验方

低血压病验方

病毒性心肌炎验方

---

* 为了避开全书的同方名，故在原作者的方名上稍有改动，请谅解。

各类型心律失常验方

益气活血汤

【药物组成】　黄芪 40 g，党参、丹参、苦参、玄参各
15 g，石菖蒲、川芎、赤芍各 10 g，枳壳 8 g。

加减：气虚兼心脉瘀阻见舌淡暗或舌有瘀斑者，加桃仁、红
花各 10 g；兼阴虚火旺见失眠少寐，口干欲饮，舌质红苔少或
剥脱者，去黄芪，加太子参、生地黄、黄连各 10 g，茯苓 20 g，
五味子 6 g；兼心阳不振见形寒肢冷，身肿而喘，脉沉结代者，
加熟附子、桂枝各 10 g，干姜 8 g，茯苓 20 g；兼痰浊痹阻见胸
痛彻背，胸闷者，加瓜蒌 12 g，薤白、制半夏各 10 g。

【适用病症】　心律失常。

【用药方法】　每天 1 剂，水煎 2 次，共取药液 250 mL，分
早、晚服。1 个月为 1 个疗程。其中 13 例加用西药。

【临床疗效】　此方加减治疗心律失常 46 例，显效［1 个疗
程后心悸、气促、胸闷、胸痛消失，浮肿、两肺湿啰音消失，无
期前收缩（早搏），心电图正常］14 例，有效（上述症状减轻，
两肺湿啰音减少，早搏减少 50%，心电图 ST 段较前上
抬＞0.05 mV，T 波变浅达 50%）25 例，无效（临床症状、体
征、心电图无明显改变）7 例。总有效率84.7%。

【验方来源】　庄以庶，单乃静.辨证治疗心律失常疗效观
察［J］.天津中医，2000，17（1）：12.

按：心律失常属中医胸痹、心悸、怔忡等范畴，特点为虚实

相兼。气虚血瘀，气血不畅，脉气不接续是心律失常的主要病机。而益气活血汤的主要功效是补益气血，调畅气机，疏通血脉。方中重用黄芪、党参补益气血，扶助正气，以补久病之虚；丹参、川芎、赤芍活血化瘀，以祛瘀生新；玄参配党参养阴生津，清心生脉；石菖蒲开心窍；苦参清热调节心律；枳壳理气。全方补气活血化瘀，使气血旺盛，阴阳相济，血脉通畅，补而不滞。根据临证表现辨证加减，并适当配合西药治疗，不仅提高了疗效，而且克服了单用西药的副作用，并可减少或停用西药。

炙甘草汤加味

【药物组成】 炙甘草 12 g，党参 15 g，生地黄 48 g，麦冬 24 g，桂枝、火麻仁各 9 g，阿胶 6 g，生姜 3 片，大枣 30 枚，黄酒 60 g。

加减：心率慢者（小于 60 次/分），加熟附子 9 g；心率快者（超过 100 次/分），配用朱砂安神丸；失眠者，加酸枣仁 30 g，柏子仁 15 g；心悸者，加生龙骨、生牡蛎各 20 g；胸痛者，加郁金 9 g，木香 6 g；气滞者，加青皮、陈皮各 9 g；血瘀者，加丹参 15 g；气虚痛甚者，加红参 10 g。

【适用病症】 心律失常。包括冠状动脉粥样硬化性心脏病（冠心病）、风湿性心脏病、心肌炎等。

【用药方法】 每天 1 剂，水煎 2 次，分早、晚服。

【临床疗效】 此方加减治疗心律失常 20 例，心率均恢复正常，心电图期前收缩和房颤消失，临床症状基本消除。

【验方来源】 王凤梅，刘玉梅，王秀芹. 炙甘草汤加味治疗心律失常 20 例 [J]. 山东中医杂志，2000，19（10）：620.

按：炙甘草汤通阳复脉，滋阴养血，常用于治疗心动悸、脉结代等症，可使营卫调和，气血流通，动悸可平、结代自除。方

心血管病实用验方

中生地黄用量要大；大枣之用量，如在服药期间出现腹胀可稍减量外，以取其原量为宜。

复 律 汤

【药物组成】　黄连、制半夏、炙甘草各 6 g，青皮、柏子仁、当归各 12 g，川芎 10 g，炒酸枣仁 20 g。

【适用病症】　各种原因引起的心律失常。

【用药方法】　每天 1 剂，水煎 2 次，分早、晚服。1 个月为 1 个疗程，治疗 1~2 个疗程。

【临床疗效】　此方治疗各种原因引起的心律失常 60 例，显效（临床症状消失或基本消失，心电图恢复正常）24 例，有效（临床症状明显改善，心电图好转）30 例，无效（临床症状及心电图无明显变化）6 例。总有效率 90%。

【病案举例】　金某，男，46 岁。患者 3 年前由于劳累过度后出现胸闷，心悸，气短，呈持续性，活动加重，伴有口干口苦，失眠多梦，大便干燥。曾检查心电图示：频发性室性早搏。长期服用普罗帕酮、脉安定、ATP、肌苷等药物。近 1 个月来又因工作劳累，胸闷、心悸、气短加重。诊见：胸闷，心悸气短，口干口苦，失眠多梦，便干，舌质紫暗有瘀斑，脉涩结；心率 80 次/分，律不规则，每分钟可闻及早搏 8~10 次。心电图及动态心电图示：频发性室性早搏。给方用复律汤将酸枣仁改为 30 g，加瓜蒌 15 g，合欢皮 20 g。服 15 剂后，胸闷、心悸气短、口干口苦等症状逐渐减轻，睡眠好转，大便正常，早搏每分钟 1~2 次。上方继服 15 剂后，患者胸闷、心悸气短、口干口苦消失，睡眠改善，大便正常，舌淡红、苔白，脉弦缓。听诊早搏消失，动态心电图正常。又服 30 剂以巩固疗效。停药后经随访，至今未复发。

3

【验方来源】 程百元．复律汤治疗心律失常 60 例［J］.陕西中医，1999，20（1）：4.

按：心律失常患者多有胸闷，心悸，怔忡，气短，失眠，舌质紫暗，脉促结代等痰瘀互结、心神不宁的临床表现。复律汤以黄连、制半夏、青皮燥湿化痰，当归、川芎活血化瘀，炒酸枣仁、柏子仁养心安神，炙甘草益气复脉。上药合用，共奏燥湿化痰、活血安神之功。现代药理研究证明：黄连、青皮、当归均有抗心律失常作用，酸枣仁、柏子仁有镇静安神作用，川芎、当归有扩张冠状动脉、增加冠脉血流量的作用，炙甘草有补益作用。

滋水涵木汤

【药物组成】 太子参、麦冬、生地黄、北沙参、枸杞子、玉竹、当归、丹参、五味子、川楝子。（原方无剂量）

加减：短气倦怠明显者，加黄芪、黄精；兼胸闷者，加郁金；口干苦者，加黄连；失眠多梦者，加酸枣仁、珍珠母；便秘者，加瓜蒌仁、火麻仁；脘胁胀闷不舒者，加生谷芽、生麦芽、砂仁；兼血瘀者，加山楂；心律失常偏热胜者，加苦参；热不重而舌质偏淡者，加甘松；偏阴亏者，加珍珠母；偏气虚者，去太子参，加人参。

【适用病症】 各种原因引起的心律失常。症见心悸，头目不清，气短神倦，心烦易怒，口干咽燥，五心烦热，寐差多梦，舌红少津。

【用药方法】 每天 1 剂，水煎 2 次，混合后分早、午、晚服。10 天为 1 个疗程。

【临床疗效】 此方加减治疗各种原因引起的心律失常 50 例，显效（早搏及心动过速消失或减少 90% 以上）19 例，有效（早搏或心动过速减少 50% 以上）26 例，无效（早搏或心动过速减少不足50%）5例。总有效率90%。

【验方来源】　章伟光. 滋水涵木法治疗心律失常50例[J]. 辽宁中医杂志，2000，27（8）：352.

按：心律失常属中医学心悸范畴。病位虽在心，但涉及肺脾肝肾等脏，需要全面辨证。临床观察不少心律失常患者情绪极不稳定，其中忧郁者固多，性情急躁易怒者亦不少，因而病关乎心肝两脏为多。肝为刚脏，体阴而用阳，性急者容易阳气疏发太过，导致肝阴暗耗。气有余便是火，肝气化火，热扰心神则心悸不宁。再则，"壮火食气"。阴伤同时又常伴有气虚，故病轻浅者，心悸时发时休；病甚者，常持续不止，发则心悸气短神倦。治疗用药如果仅仅益气养阴效果欠佳，也不宜单用舒肝之药，因辛香温燥之剂能劫伐心肝阴血，使心悸之症难有宁日。故选方一贯煎合生脉散，意在益气养阴、滋肾水涵肝木，补不足而制有余，重点在养阴以清热。生脉散含太子参、麦冬、五味子，用于治疗心律失常已有报道，太子参、麦冬单味药有抗心律失常作用；北沙参、生地黄清润养阴除虚烦，宁心神；枸杞子甘平，专补以血；配合辛润通络活血的当归，清热调气的川楝子，对心悸伴有头目昏沉、心烦不安、五心烦热、失眠多梦、胸胁不舒者较为有效。另外，根据病症的寒热虚实，适当选用有抗心律失常的专药，加热用苦参，寒用甘松，虚用人参、珍珠母之类，则更能增强疗效。

黄连温胆汤加味方

【药物组成】　黄连6～9 g，法半夏、陈皮各10～12 g，枳实、石菖蒲、郁金、龙齿各10～15 g，茯苓10～30 g，全瓜蒌10～20 g，天竺黄6～12 g，远志6～12 g，甘草3～6 g。

【适用病症】　各种原因引起的心律失常。症见心悸胸闷，心烦急躁，口干咽燥，口苦黏腻，形体肥胖，痰多，心悸每遇或情志不畅而加重，舌红、苔黄腻或黄白腻，脉弦滑或伴促结脉等，均可用本方治疗。

【用药方法】 每天1剂，水煎2次。共取药液400 mL，分早、晚温服。20天为1个疗程。

【临床疗效】 此方治疗各种原因引起的心律失常72例，显效（症状消失，心电图恢复正常）39例，有效（症状大部分消失或减轻，心电图基本恢复正常）27例，无效（服药1个疗程，症状无改变或加重，心电图无改变或较前恶化）6例。总有效率91.67%。

【验方来源】 黄斌，王文霞，朱明军. 黄连温胆汤加味治疗心律失常72例 [J]. 辽宁中医杂志，2000，27（8）：353.

按：心律失常属中医学心悸、怔忡等范畴，其发病与痰、热、寒、虚、瘀及七情有密切关系。临床对心律失常的辨证多从心气虚、心阳虚、气血虚衰、心血不足、心脾两虚，或阴虚火旺、阴阳两虚、气滞血瘀等型着手，然肝经郁热、痰热内扰证亦不少见。因心主血，肝藏血，若平素肝旺，或情志内伤易出现肝气郁结，郁久化火，火易炼津为痰，痰热上扰，则心神不宁。再则，肝火旺盛，横克脾土，土虚生湿，湿热内蕴生痰，脾胃损伤，积滞生痰，或过用养阴之品，敛湿为痰。痰郁则化热，肝疏泄不足，久郁化为痰火，"痰随火升，火引痰行，上于心神，变生诸病。"因此心律失常主要病机为肝经郁热，痰热内扰，心神不宁。黄连温胆汤历来被用于清热化痰，理气和胃；天竺黄清热化痰，清心定惊；全瓜蒌主胸痹，悦泽人面；远志定心气，止惊悸；石菖蒲开窍宁神；龙齿镇惊安神；甘草益脾和胃，协调诸药。综观全方，清中有补，有清热化痰，有理气化痰，有开窍化痰，有健脾渗湿而祛痰，诸药并用，达到气血调和，肝脾调顺，共奏宁心安神之功而心律自复。

补阳生脉汤

【药物组成】　黄芪 30～60 g，赤芍 10～20 g，川芎、桃仁、红花各 10～15 g，党参 30～50 g，麦冬 12 g，当归、五味子各 10 g，细辛 3～6 g。

加减：心率在 45 次/分以下者，加制附子、淫羊藿各 10 g，桂枝 5～10 g。

【适用病症】　各种原因引起的缓慢型心律失常。症见有不同程度的头昏乏力，神疲懒言，面色萎黄或苍白，胸闷心悸，畏寒肢冷，舌体胖大质淡或瘀斑，苔薄或白腻，脉迟缓或结代或脉涩。

【用药方法】　每天 1 剂，水煎 2 次，分 2～3 次口服。30 天为 1 个疗程。心率在 45 次/分以下者，配合 654－2 每次服 10 mg 或阿托品 0.6 mg，每天 3 次，服用 1 周。心率在 45 次/分以上者，停服 654－2 或阿托品。

【临床疗效】　此方加减治疗各种原因引起的缓慢型心律失常 45 例，显效（临床症状消失，心率平均增加 >10 次/分，窦性心率 >60 次/分，心电图恢复正常）21 例，有效（症状及心电图明显改善，心率平均增加 5～10 次/分）18 例，无效（未达到以上疗效）6 例。总有效率 86.7%。

【验方来源】　唐剑武. 补阳生脉汤治疗缓慢型心律失常 45 例［J］. 辽宁中医杂志，1999，26（5）：223.

按：缓慢型心律失常是临床上常见的难治症之一，属中医学眩晕、心悸、怔忡等范畴。本病病位在心，而心阳不足、心气虚损以致鼓动无力为其主要病机。但在病症发展过程中，还可见到不同程度的阴虚、血瘀、痰湿等症状，均为由虚而致实的标证。补阳生脉汤方由补阳还五汤、生脉汤加减组成，以补阳还五汤温阳益气活血为主，旨在通过温阳能使缓慢心率增加，益气能使心脉运行加强，活血能改善血流滞缓。佐以生脉饮滋补阴血，充养心脉。全方合用既能温阳活血，又能益气生阴，使气阴复而脉气生，故疗效满意。

复 脉 汤

【药物组成】　制附子、炙升麻、细辛、五味子各 10 g，桂枝、党参、当归、炙甘草各 20 g，黄芪、丹参各 30 g，川芎、干姜、生地黄各 15 g。

【适用病症】　缓慢型心律失常。症见心悸、头昏、头晕等。

【用药方法】　每天 1 剂，水煎 2 次，共取药液 300 mL，每次服 100 mL，分早、午、晚服。4 周为 1 个疗程。

【临床疗效】　此方治疗缓慢型心律失常 32 例，显效（临床主要症状消失或基本消失，心电图完全恢复正常）24 例，有效（临床主要症状明显减轻，心电图示窦性心动过缓者心率较治疗前提高，窦性静止、窦房阻滞发作次数较治疗前明显减少，房室传导阻滞现象改善）6 例，无效（临床主要症状及心电图均无明显好转）2 例。总有效率 93.7%。

【验方来源】　张水定. 复脉汤治疗缓慢型心律失常 32 例临床观察［J］. 黑龙江中医药，2000，(4)：23.

按：缓慢型心律失常可发生于各种心脏病患者，但它最常见于冠心病、高原性心脏病、病毒性心肌炎及病态窦房结综合征患者。如窦性心动过缓、窦性停搏、窦房阻滞及房室传导阻滞等。属于中医学心悸、脉结代范畴。复脉汤中的黄芪、党参、炙甘草补心气；制附子、桂枝、干姜、细辛温通心阳；当归、生地黄、五味子滋阴养血；川芎、丹参活血通络；配以炙升麻升举阳气。

诸药共奏益气养血、活血通络、滋阴复脉之功效。用于治疗缓慢型心律失常，可取得一定的疗效。但方中的制附子、细辛等使用时应慎重，以免产生副作用。

温肾活血汤

【药物组成】 熟附子、肉桂、熟地黄、当归、山茱萸、仙茅、淫羊藿、川芎、炙甘草各 10 g，丹参、赤芍各 15 g，干姜 6 g。

加减：如心阳不足，形寒肢冷者，加桂枝、补骨脂各 10 g，并重用熟附子、肉桂；如兼见阴伤者，可加麦冬 15 g，玉竹 10 g，五味子 5 g，熟附子、肉桂少用或不用；如伴多汗、神疲、乏力者，加人参 15 g，黄芪 30 g，煅龙骨、煅牡蛎各 24 g；如伴失眠，心中惊惕不安者，加龙齿 20 g，牡蛎 24 g。

【适用病症】 缓慢型心律失常。症见心脏供血不足的症状，如胸闷，心慌，眩晕，视朦，乏力，脉迟缓无力。包括窦性心动过缓、病态窦房结综合征、心脏传导障碍。

【用药方法】 每天 1 剂，水煎，取药液 200 mL，分早、晚服。1 个月为 1 个疗程。

【临床疗效】 此方加减治疗缓慢型心律失常 21 例，显效 12 例，有效 7 例，无效 2 例。总有效率 90.5%。

【验方来源】 姚淮芳. 温肾活血法治疗缓慢型心律失常 21 例临床观察 [J]. 安徽中医临床杂志，2000，12（1）：23.

按： 缓慢型心律失常多属中医学心悸、怔忡、眩晕、厥证等范畴，多见于老年患者。因肾气渐衰，肾阳亏虚，肾阳虚则不能鼓动心阳，以致心失温煦，血行缓慢，心脉痹阻。临床见症以胸闷、心悸、眩晕、倦怠乏力、四肢不温、舌淡或紫暗、脉沉迟无力或结代为主，病位在心，以肾虚为本。治宜温补心肾、活血化瘀。方中以熟附子、肉桂辛温助阳，温补命门之火，为主药；配仙茅、淫羊藿、干姜、山茱萸以增强温阳之力；当归、熟地黄、赤芍、川芎等为四物汤，具养血荣心作用，且在大量补阳药中加入少量滋阴药，旨在阴中求阳，并可制熟附子、肉桂辛燥之性，使之温而不燥，补阳不伤阴；炙甘草甘温益气，养心复脉，并可调和诸药。本方不仅能提高心率，还能改善心肌供血，部分伴ST段变化者，服药后有明显改善。

心肌三号丸

【药物组成】　西洋参 50 g，红参、白术、白芥子、玉竹、丹参、炒酸枣仁、冰片各 30 g，炙黄芪 100 g，茯苓、瓜蒌各 25 g，补骨脂、桂枝、川楝子、黄连、薤白、川芎、熟附子各 15 g，石菖蒲、延胡索各 20 g，枳实、泽兰、远志各 10 g。

【适用病症】　各种原因引起的过缓型心律失常。

【用药方法】　将上药共研末和丸，每丸 9 g。每次服 1~2 丸。每天 2~3 次，饭前 30 分钟服。服 4~8 周为 1 个疗程，连续服 1~3 个疗程。每 1~2 周复查心电图或动态心电图。根据病情可佐服参附汤、补中益气汤、血府逐瘀汤、柴胡舒肝散、桑菊饮、生脉饮等汤剂为药引子。

【临床疗效】　此方加减治疗各种原因引起的过缓型心律失常 120 例，治愈（症状完全消失，心电图或动态心电图、彩色 B 超检查均为正常或大致正常，心率由 60 次/分以下，提高至平均 65 次/分以上，注射阿托品后，心率最快须达 95 次/分以上，3 个月内无复发）74 例，好转（症状明显好转或消失，心律或心率基本正常，各型房室传导阻滞均好转 Ⅰ~Ⅱ 度；最快心率提高 10 次/分以上）40 例，无效（治疗前后症状、心电图无明显改善，或仅有症状轻度改善）6 例。

【验方来源】 崔阿钧. 心肌三号丸治疗过缓型心律失常 120 例 [J]. 辽宁中医杂志，2000，27 (5)：214.

按：缓慢型或称过缓型心律失常可以发生在各种心脏病中，也可继发于黄疸、高钾血症、甲状腺功能减退等病，属于中医学中的胸痹、心悸、怔忡等范畴。其病机多为心阳不足或兼肾阳不足，气滞血瘀、痰湿阻胸或兼见心气亏虚等。治疗当重在温补心肾，活血化瘀，祛湿化痰，佐以益气、行气宽胸。方中以红参、西洋参、炙黄芪、熟附子、补骨脂、桂枝、川芎为主，温阳益气；丹参、延胡索、川楝子、泽兰为辅药，活血化瘀，通经达脉化结；瓜蒌、枳实、冰片等宽胸祛湿化痰；炒酸枣仁、远志安神；玉竹、黄连养阴解毒，调整阴阳平衡及心功能不全等。全方共奏温阳益气、化瘀行滞、祛湿化痰、养心宁神之功。阳气足，瘀血散，心脉复，则恢复心脏的正常传导功能。

过缓型心律失常，大多数为本虚标实，或虚实夹杂之证。治宜温补、开郁结等兼顾。临床还应注意用药勿过燥，同时还应针对各种原发病的病因治疗。

益气温阳化瘀汤

【药物组成】 红参（咀嚼含服）、当归、炙甘草各 10 g，黄芪 30 g，炮附子（先煎）12 g，补骨脂、丹参各 15 g。

加减：若阳虚明显者，加桂枝 10 g；兼有水肿明显者，加防己、车前子各 15 g。

【适用病症】 严重缓慢型心律失常。

【用药方法】 每天 1 剂，水煎 2 次，分早、晚服。并配合西药治疗。

【临床疗效】 此方加减治疗严重缓慢型心律失常 22 例，显效 [临床症状缓解或基本缓解，心室率（或脉搏次数）比治疗前提高30%〕8例，好转〔临床症状减轻，心室率（或脉搏次数）比治疗前提高15%〕10例，未愈（临床症状及体征均无变化）4例。总有效率81.82%。

【验方来源】 林海飞．中西医治疗严重缓慢型心律失常22例观察〔J〕．浙江中医学院学报，2000，24（2）：47.

按： 严重缓慢型心律失常主要是由于心脏自律性或传导性降低所致，多见于窦房结功能明显低下、完全性房室传导阻滞。中医学认为心气亏虚，心阳不振，鼓动无力，血不营络，脉气不能正常衔接引起。证属怔忡、迟脉证、厥证等范畴。益气温阳化瘀汤治疗有较好的益气温阳化瘀复脉作用，方中以红参、黄芪、炙甘草益气；炮附子、补骨脂温阳；当归、丹参既活血化瘀，又养心。据现代医学研究表明，红参、黄芪有较好增强心肌收缩，改善心功能，增加心搏量效果；炮附子含去甲乌药碱，有激动肾上腺受体，增加心率作用较显著，配补骨脂提高窦房结自律性。当归、丹参能扩张血管，改善冠状动脉循环，从而提高窦房结自律性及房室结传导性。并与西药联用，疗效增加，副作用减少。

疏郁宁心汤

【药物组成】 郁金、丹参、制半夏、酸枣仁各10 g，炙甘草15 g，黄连6 g。

【适用病症】 各种心脏病导致的心律失常。

【用药方法】 每天1剂，水煎2次，分早、午、晚服。1个月为1个疗程。

【临床疗效】 此方加减治疗各种心脏病导致的心律失常108例，显效（用药后心律失常完全消失）34例，有效（用药后早搏次数减少50%以上，房颤、心室率减慢20次/分以上）66例，无效（用药后未达到以上标准）8例。总有效率92.6%。

【验方来源】 王华忠. 疏郁宁心汤治疗心律失常 108 例 [J]. 江苏中医，2000，21（11）：18.

按：心律失常属中医学心悸范畴。其发生常与体质虚弱、情志刺激及外邪入侵有关。病机总分虚实两端，虚为气血不足，心失所养；实乃痰热扰心，心血瘀阻，气血运行不畅。治疗以补益气血、清火化痰祛瘀为治则。疏郁宁心汤中的郁金辛苦微寒，疏肝清心，行气解郁，兼活血之功；黄连苦寒，清心泻火以宁悸平神；制半夏辛温，燥湿化痰散结；丹参一味，功同四物，养血活血；酸枣仁养心安神；炙甘草养心清热，调和诸药。全方既濡养扶正，又清火化痰、行气祛瘀，使心脉畅通无阻，则心律自复。对多种类型的心律失常的治疗均具有一定的效果。

黄连苦参汤

【药物组成】 黄连、炙甘草各 5 g，苦参 30 g，丹参、酸枣仁各 20 g，五味子 10 g，朱砂（和服）1 g，珍珠粉（冲服）3 g。

加减：痰火扰心型，症见心悸动数不宁，胸闷烦躁，性情急躁，失眠，噩梦纷纭，痰多黏稠，口苦咽干，便秘尿赤，舌苔黄腻，脉弦数者，加竹茹、制胆星、石菖蒲、木通、大黄（后下）各 10 g，淡竹叶 5 g 等，以清热化痰，安神定志；气血虚弱型，症见心悸动不安，忧思劳心尤甚，气短，自汗，头昏，健忘，面色少华，食少纳呆，舌淡、苔薄白，脉细数者，加党参、当归、白术、茯苓各 10 g，黄芪 20 g 等，以益气健脾，养血安神；阴虚火旺型，症见心悸动数，怔忡心烦，少寐多梦，头目晕眩，耳鸣口干，舌体瘦质红，脉细数者，加生地黄 15 g，玉竹、麦冬、山茱萸、淡竹叶各 10 g，磁石（先煎）20 g 等，以滋阴降火，镇心安神；阳虚血瘀型，症见心悸动，稍劳则加剧，面色㿠白或青紫，心胸憋闷，甚则胸痛如针刺，畏寒肢冷，舌淡或淡紫有瘀斑，脉沉细数无力者，上方去朱砂，加熟附子 5 g，桂枝、党参（或人参 5 g）、桃仁、红花、郁金、三七各 10 g 等，以温阳活血，和络安神；湿热淫心型，症见心悸动数，胸闷肢倦，发热而身热不扬，周身关节游走性疼痛，甚至肿胀变形，舌淡红、苔白腻或黄腻，脉濡数者，加黄柏、地龙各 10 g，薏苡仁 30 g，全蝎 3 g，忍冬藤 20 g，便秘者加生大黄（后下）10 g 以清热利湿，宁心安神。

【适用病症】　各种原因引起的心动过速。

【用药方法】　每天 1 剂，水煎 2 次，分早、晚服。15 天为 1 个疗程。

【临床疗效】　此方加减治疗各种原因引起的心动过速 120 例，痊愈（临床症状消失，心电图正常）76 例，好转（临床症状明显减轻，心动过速发作次数减少一半以上，心电图较治疗前明显好转）38 例，无效（临床症状无改善，心电图无变化）6 例。总有效率 95%。

【病案举例】　吕某，男，32 岁。1 年前患"病毒性心肌炎"，后遗"阵发性室性心动过速"。初始服用美西律、普罗帕酮等药物尚能改善症状，久则罔效。诊见：心悸气短，胸闷烦躁，头晕耳鸣，口干，舌光红少苔，脉促而细；心界不大，心率 156 次/分，早搏 11 次，心尖区可闻及 Ⅱ 级收缩期杂音。心电图示：频繁室性期前收缩，发作性短暂性室性心动过速。此乃真阴耗损，火扰心神。治以滋阴降火、镇心安神。方用黄连苦参汤加生地黄 15 g，玉竹、山茱萸各 10 g，淡竹叶 6 g。服药 1 个疗程，自觉心悸锐减，复查心电图偶见室性早搏。继服 8 剂，心电图示：窦性心律，正常心电图。再服 5 剂后，连续 3 次复查心电图均正常。随访半年，未见发作。

【验方来源】　孙平. 黄连苦参汤加减治疗心动过速 120 例

[J]．江苏中医，1999，20（1）：20．

按： 心动过速为临床常见的心血管疾病，是因多种原因导致心脏激动起源及频率发生异常。本病属中医学心悸、惊悸、怔忡范畴。其病理变化主要在于心，治以镇心安神、宁神定志为主。黄连苦参汤方中以黄连、苦参为主药，苦寒清心，折泻心火；辅以丹参、酸枣仁、五味子、朱砂、珍珠粉养心活血，镇静安神；佐以炙甘草解毒安神，调和诸药。据现代药理研究，黄连、苦参有抗心律失常，即抑制异位起搏点和直接快速折断心肌微型折返的作用；丹参可增强心脏血流量，改善微循环，提高心肌血氧浓度，减慢心率；酸枣仁、五味子、朱砂、珍珠粉能降低异位节律点的自律性，纠正异位搏动。由于引起心动过速的原发病亦多，因此临床上需要再结合分型辨治，配合运用清热化痰、益气养血、滋阴降火、温阳活血、清利化湿之品发挥协同作用，标本兼顾，先后病同治，既减缓心律，又治疗原发病，从而获得较好的疗效。

化瘀通阳汤

【药物组成】 丹参 20 g，当归、川芎、制附子、薤白各10 g，红花、桂枝、炙麻黄、炙甘草各 6 g，细辛 3 g。

加减：神疲乏力，少气懒言，面色少华者，加党参 10 g，炙黄芪 15 g。脘腹不舒，不思纳谷者，加砂仁 4 g，焦三仙（焦山楂、焦麦芽、焦神曲）各 15 g；头昏目眩，舌苔浊腻者，加胆南星 6 g，全瓜蒌、制半夏各 10 g。

【适用病症】 窦性心动过缓。

【用药方法】 每天 1 剂，水煎 2 次，分早、晚服。连服 15天为 1 个疗程，治疗 2 个疗程。

【临床疗效】 此方加减治疗窦性心动过缓 32 例，显效

（临床症状消失，心率每分钟增加 >10 次，心电图恢复正常）12例，有效（临床症状减轻，心率每分钟增加 >5 次，心电图明显改善）16 例，无效（症状无明显改善，心率每分钟增加 <5 次或未增加，心电图无明显改善）4 例。总有效率 87.5%。

【病案举例】 邱某，女，55 岁。患高血压、冠心病 4 年余，一直服用西药治疗。1 年前心率渐缓，最低时 41 次/分。诊见：精神差，唇略紫，语声低，肢体倦，头昏，胸闷，心虚如脱，气窒闷阻，失眠，肢冷，舌体胖而有紫气，苔薄，脉缓无力。心率 46 次/分；心电图示：窦性心动过缓。证属心阳不振，心血瘀阻。治宜活血化瘀、温通心阳。方用化瘀通阳汤加党参10 g，炙黄芪 15 g。服 7 剂后病情好转，心率达 52 次/分，唯纳差，前方增山楂、神曲各 20 g。服 10 剂后心率维持在 55 ~60 次/分，最高达 62 次/分。以上方巩固治疗 15 剂后，2 年内随访心率正常。

【验方来源】 厉有卫. 化瘀通阳法治疗窦性心动过缓 32例 [J]. 河北中医，2000，（2）：115.

按： 窦性心动过缓属于中医学心悸、胸痹、迟脉证等范畴。其病机多属本虚标实，心阳不振，心血瘀阻为主，亦有因痰浊、血亏所致者，因而治疗主要以活血化瘀、温经通阳为法。化瘀通阳汤基本方中丹参、川芎、当归、红花活血化瘀；桂枝、薤白、制附子温经通阳；炙麻黄、细辛性温而辛散，与桂枝、薤白、制附子相伍更能宣通气血；炙甘草既可补益心气，又可缓炙麻黄、桂枝发汗作用，解附子之毒。诸药合用，故而获效。

温阳活血养心汤

【药物组成】 炮附子（先煎）、鸡血藤、何首乌各 15 g，黄芪 30 g，当归、麦冬、淫羊藿、桃仁各 12 g，川芎、红花各

9 g，乌梅 6 g，桂枝、炙甘草各 10 g。

加减：夹痰湿者，加炒薏苡仁 30 g，制胆南星 6 g；脘闷纳差，苔白腻者，加白术、泽泻各 12 g，枳壳 9 g；胸闷胸痛者，加瓜蒌皮、薤白各 10 g；少寐多梦者，加酸枣仁、夜交藤各 15 g；血虚者，加熟地黄、阿胶（烊化）各 10 g，去川芎、桃仁、红花。

【适用病症】　窦性心动过缓。症见胸闷心悸，头晕或见晕厥，气短乏力，面色苍白，形寒肢冷，小便清长，唇舌紫暗、苔白，脉沉细迟或有结代等。证属心肾阳虚夹瘀型。

【用药方法】　每天 1 剂，水煎 2 次，分早、晚服。1 个月为 1 个疗程，用药 1~2 个疗程。

【临床疗效】　此方加减治疗窦性心动过缓 35 例，治愈（症状消失，心电图检查恢复正常心律）11 例，显效（症状明显减轻，心率提高 5 次/分以上）22 例，无效（临床症状改善，心率提高 1~2 次/分）2 例。总有效率 94.3%。

【验方来源】　李宗菊. 温阳活血养心汤治疗窦性心动过缓 35 例［J］. 南京中医药大学学报，2000，16（4）：242.

按：窦性心动过缓属中医学心悸范畴。其病因病机多由久病不愈，劳倦内伤或先天不足以致心肾阳气虚弱。治宜温补心肾、活血通脉养心。温阳活血养心汤中的炮附子、桂枝、黄芪、淫羊藿、炙甘草有温心肾之阳、益气强心之作用；当归、鸡血藤、何首乌、川芎、桃仁、红花有补血活血通脉之力；麦冬、乌梅同用，养阴生津以制炮附子、桂枝之燥热。合方共奏温阳活血之功。

生脉复律汤

【药物组成】　太子参 18 g，麦冬、丹参、全瓜蒌、茯苓、茯神各 15 g。红花、五味子、降香、炙甘草各 10 g，赤芍、川芎、石菖蒲、苍术各 12 g。

加减：气虚明显者，可加黄芪或改太子参为红参；痰浊偏重者，加法半夏、砂仁、郁金等；血虚偏重者，加阿胶、黄精等；瘀血偏重者，加桃仁、地龙、土鳖虫等。

【适用病症】　心房纤颤。

【用药方法】　每天 1 剂，水煎服。

【临床疗效】　生脉复律汤治疗心房纤颤病多例，取得较好的疗效。

【病案举例】　李某，男，60 岁。因持续性心悸胸闷 2 小时急诊入院。素有 3 年多冠心病史。诊见：急性病容，平卧位，口唇轻度发绀，神志清晰，双肺呼吸音增粗，心悸胸闷，动则气促，舌紫暗有瘀斑、苔白腻中根尤甚，脉虚大结代，重按无力；心尖不大，心率120 次/分，心律不齐，快慢强弱不均，可闻及Ⅱ级收缩期吹风样杂音，腹平软，肝脾未扪及肿大，双下肢未见浮肿。心电图示：①心房纤颤。② ST 段下降 0.1 mV。临床诊断：冠心病房颤，心功能Ⅱ级。证属心气不足，痰瘀交阻。治以益气复脉、祛痰化瘀。予复律汤加减：红参、苍术、石菖蒲、赤芍各 12 g，麦冬、五味子、桃仁、红花、降香、地龙、川芎、炙甘草各 10 g，丹参、茯苓、全瓜蒌各 15 g。每天 1 剂，水煎 3 次，共取药液 500 mL，分早、午、晚服，并辅以极化液静脉滴注。10 天后，自感心悸胸闷减轻，能下床活动，遂停用输液，继用上方调治。共住院 35 天，心悸胸闷消失，舌质由紫变红，腻苔消退，脉律整齐。复查心电图示：窦性心律，正常心电图。病愈出院，随访 3 月未再复发。

【验方来源】　何玉明．益气复脉祛痰化瘀法治疗心房纤颤 [J]．黑龙江中医药，2000，(3)：21.

按：生脉复律汤方中以生脉散为主，太子参或人参补气，麦冬养阴生津，五味子敛汗固脱，三者一补一清一敛，共奏益气复脉之功。据现代医学研究证明该方确有改善心肌供血及升压、抗休克等作用，并能降低心肌耗氧量，改善心肌能量代谢及心肌缺血，从而达到间接转复心律的作用。祛痰药则以全瓜蒌、茯苓、法半夏、石菖蒲等为代表；活血化瘀药的丹参、赤芍、红花、地龙等具有扩张血管，抗凝血等功效，炙甘草用于转复心律已早为历代医家所共识。在辨证施治的基础上，选用上述药物组方并随症加减，以益气复脉、祛痰化瘀为主要治则。益气复脉以固其本，祛痰化瘀以治其标，以期达到标本同治、补泻兼施的治疗效果。

安 心 方

【药物组成】 西洋参、当归、酸枣仁、苦参、延胡索各20 g，远志 15 g，琥珀 10 g，炙甘草 5 g。

【适用病症】 特发性房颤。症见心悸，胸闷，头晕，乏力，常为阵发性；紧张、情绪波动、疲劳、饮酒等最易诱发。

【用药方法】 将上药制成绿豆大小水丸，干燥后装瓶，每次服 6～10 g，每天 3～4 次，温开水送服。1 年为 1 个疗程。

【临床疗效】 此方治疗特发性房颤 50 例，痊愈（自觉症状消失，无房颤发作）41 例，好转（自觉症状消失或明显减轻，房颤发作次数减少 1/2 以上，或心室率超过 100 次/分的快速房颤经治疗心室率减少 40% 以上）5 例，无效 4 例。总有效率 92%。

【验方来源】 常建锋，陈利平，白海亮. 安心方治疗特发性房颤临床观察［J］. 河南中医，2000，20（3）：41.

按：特发性房颤的常见症状为心悸、胸闷、头晕、乏力等，属中医学惊悸、怔忡范畴。随着生活节奏的加快，其发病率明显增加，因其常常增加患者的心理负担，影响患者的生活质量，所以日益受到重视。本病的病位在心，发病基础是脏腑虚弱，气血亏虚，心失濡养，或因情志，或因痰湿，或因瘀血等使心神受扰而诱发。本病以虚为本，实为标，治当以益气养血、宁心安神为主。安心方中的西洋参、当归、炙甘草益气养血；酸枣仁、远志、琥珀养血祛痰，宁心安神；苦参清热利湿；延胡索活血行气。诸药合用标本兼治，共奏益气养血、宁心安神之效。由于特发性房颤多为阵发性，常反复发作，紧张、情绪波动、疲劳、饮酒等最易诱发，若不及时有效治疗，可由阵发性发展为持续性房颤，最终可导致心脏扩大、心力衰竭、体循环栓塞等严重后果。现代药理研究证明，方中西洋参可调节神经功能，使紧张造成的神经功能紊乱得以恢复，同时具有抗疲劳，提高工作能力的作用；酸枣仁、远志、琥珀具有镇静催眠稳定情绪等作用；当归、苦参、延胡索具有治疗房性早搏和阵发性房颤的作用，对减慢房颤时过快的心室率，进而转复房颤有一定效果。因此本方对各种诱因所致的特发性房颤有治疗和预防复发的作用。

心　脉　平

【药物组成】　生地黄 30～60 g，苦参、党参各 15～30 g，丹参 20～30 g，桂枝、炙甘草各 10 g。

【适用病症】　快速型房颤。症见心悸怔忡，胸闷气短，脉结代紊乱。并经心电图检查确诊。

【用药方法】　每天 1 剂，水煎 2 次，分早、晚饭前服。

【临床疗效】　此方治疗快速型房颤 15 例，复律时间：治疗 3 天 3 例，5 天 5 例，10 天 3 例，15 天 2 例，治疗 20 天仍未复律 2 例。总有效率 86%。

【验方来源】　王润琴，王伟娜，李墨华. 心脉平治疗快速型房颤 15 例 [J]. 中医药学报，2000，20（5）：22.

按：快速型房颤多为心脏病变所致，属于中医学惊悸及结代等脉证范畴。其病因乃气血阴阳失调，心气不足、心血亏虚，心阳不振，心脉痹阻所致。心脉平方中重用生地黄滋阴补血，党参、炙甘草健脾以补心气，丹参活血化瘀以通心脉，桂枝通心阳；苦参归心经，药理研究有减缓心率的作用。全方共奏调补气血、平衡阴阳，用于治疗快速型房颤获得较好的疗效。

化瘀温阳复律汤

【药物组成】 当归、郁金、龙眼肉、白芍、麦冬、生地黄、五味子、苦参、炙甘草各 10 g，丹参、瓜蒌皮各 15 g，干姜 6 g，桂枝、川芎各 6 g，大枣 5 枚。

【适用病症】 各种原因引起的心房颤动。如冠心病、高血压心脏病、风湿性心脏病、甲亢性心脏病等。

【用药方法】 每天 1 剂，水煎 2 次，共取药液 250 ~ 300 mL，分早、晚服。10 天为 1 个疗程。并配用西药进行病因、基础疾病及并发症的治疗，静脉滴注能量合剂，保持电解质平衡。

【临床疗效】 此方加减治疗各种原因引起的心房颤动 28 例，显效（服药 1 ~ 2 个疗程恢复窦性心律者）9 例，有效（服药期间间断出现窦性心律者）14 例，无效（服药 2 个疗程无变化者）5 例。总有效率 82.14%。

【验方来源】 谭维富. 复律汤治疗心房颤动 28 例 [J]. 湖北中医杂志，2000，22（6）：17.

按：心房颤动属中医学心悸、怔忡的范畴，常因原发器质性心脏病在大病、久病之后，阳气衰弱，不能温养心脉所致。心主火而恶水，水湿内停，心自不安，则为悸也。临床表现心悸不安，胸闷气短，面色苍白，形寒肢冷，脉象虚弱，常呈结脉、代脉、促脉，故治疗应以活血化瘀、温阳通脉为主，兼以养阴益气等。复津汤中的丹参、当归、郁金、川芎有活血化瘀通脉的作用；桂枝、干姜、瓜蒌皮温通心阳；麦冬、生地黄、五味子养阴以调整阴阳平衡；苦参能抑制或消除异位起搏点，使心肌兴奋性降低，传导延长，心率减慢；白芍养血敛阴；龙眼肉补心益气；炙甘草、大枣补血益气。同时配用西药治疗原发疾病。有感染者静脉滴注抗生素，并给予利尿、扩张血管、能量合剂等治疗，以保持电解质平衡，改善心肌细胞代谢功能。

益气养心活血通脉汤

【药物组成】 太子参 30 g，丹参、当归、赤芍各 15 g，郁金、炒枳壳各 10 g。

加减：心气不足者，加炙黄芪 15 g；心阴不足者，酌加生地黄、熟地黄、黄连、阿胶、玄参、酸枣仁、白芍、炙甘草等；心阳不足者，加炙麻黄 3～5 g，制附子 6～10 g，细辛 3 g；若心阳被遏者，可小剂量酌加麻黄、桂枝等以鼓动心阳；气滞者，加沉香、乌药、川楝子、延胡索等；血瘀者，加瓜蒌皮、薤白、桃仁、红花等；痰湿者，加石菖蒲、法半夏、苍术、厚朴等；若已化热者，加黄芩、黄连之属。

【适用病症】 各种原因引起的心房颤动。症见心悸，胸闷，气短，头昏，乏力等。体征：心律完全不规则，心音强弱不一，脉搏短绌。

【用药方法】 每天 1 剂，水煎服。30 天为 1 个疗程。

【临床疗效】 此方加减治疗各种原因引起的心房颤动 26 例，获得了较好的疗效。

【验方来源】 张宏吉. 益气养心活血通脉法治疗心房颤动

26 例 [J]．辽宁中医杂志，1997，24（3）：127.

按： 心房颤动属中医学心悸范畴，其病在心。本病的发病机制是由于心气不足，心血不足，脉流不畅，心失濡养所致。治宜益气养心、活血通脉，以补其不足，畅其血流，达到治病祛邪之目的。方中重用太子参为主药，益心气，以推动血液正常运行；丹参一味功同四物，有养血祛瘀之功；合当归养血活血，以治血虚之心悸；佐赤芍以助祛瘀之力，郁金为血中之气药；使以炒枳壳以宽胸理气。诸药相辅相成，以益气养心治其本，活血通脉畅其流，使心之气血阴阳得以平衡。

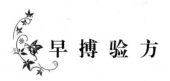

早 搏 验 方

平 早 汤

【药物组成】 苦参、黄连各 15 g，常山 10 g，太子参、麦冬、五味子、赤芍、当归、川芎、牡蛎各 20 g，黄芪、丹参、炙甘草各 30 g。

加减：胸痛者，加延胡索、郁金各 20 g；胸闷甚者，加檀香 60 g；舌苔较厚者，加石菖蒲 20 g，陈皮 15 g；食少纳差者，加白术、焦三仙各 15 g；心动过速者，加炒酸枣仁 30 g，朱砂 2.5 g。

【适用病症】 各种原因引起的早搏。

【用药方法】 每天 1 剂，水煎 2 次，分早、午、晚服。4 周为 1 个疗程。

【临床疗效】 此方加减治疗各种原因引起的早搏 67 例，显效（自觉症状明显改变，早搏消失）41 例，好转（自觉症状好转，早搏较前减少）22 例，无效（早搏无变化或增多）4 例。总有效率 94%。

【验方来源】 肖青梅，王林静. 自拟平早汤治疗早搏 67 例 [J]. 陕西中医，2000，21（2）：80.

按：平早汤由生脉散加减而成。生脉散有增加冠状动脉血管流量、改善心肌缺血、调整血脂代谢，减少心肌耗氧量等作用。丹参、赤芍、当归、川芎等活血化瘀之品，有扩张冠状动脉、增强心肌收缩力、增强红细胞变形能力、降低红细胞压积、抑制血小板聚集、加快血流速度、降低血液黏稠度等作用，从而减轻动脉粥样硬化，改善微循环，提高心肌耐缺氧的能力，保护心肌，抗心律失常；常山、苦参、黄连等药具有良好的抗心律失常作用。诸药合用，共奏补气养阴、活血化瘀之功。本方正合早搏之病机，故能取得较好的疗效。

四参养心稳律汤

【药物组成】 人参、炙甘草各 6 g，党参、黄芪各 30 g，苦参 15 g，丹参 18 g，当归 12 g，琥珀（冲服）3 g，川芎 10 g，赤芍 9 g。

加减：频繁早搏者，加煅龙骨、牡蛎；偏阴虚者，党参易太子参，加五味子、沙参；偏阳虚者，加肉桂、制附子；失眠多梦者，加朱砂安神丸；眩晕者，加天麻、菊花。

【适用病症】 各种原因引起的早搏。

【用药方法】 每天 1 剂，水煎，分早、晚服。连续用药 30 天为 1 个疗程。并口服胺碘酮每次 0.2 g，每天 3 次。根据早搏减轻程度，逐渐减为每次 0.2 g，每天 2 次。后以每次 0.2 g，每天 1 次为维持量。

【临床疗效】 此方加减治疗各种原因引起的早搏 156 例，显效（症状消失，早搏基本消失）106 例，有效（症状改善，早搏次数比治疗前减少≥60%）38 例，无效（未达到上述指标）12 例。总有效率 92.2%。

【病案举例】 某男，48 岁。患冠心病 3 年，近 6 个月来因情志不畅感胸闷、胸痛加重，伴心悸乏力。自服速效救心丸，症状减轻不明显。诊见：胸闷憋气，胸部胀痛，心悸气短，烦躁不安，失眠多梦，舌暗红有瘀斑、苔薄白，脉结代而涩。血压 18/13 kPa。心电图示：ST 段改变，T 波倒置，可见宽大畸形

QRS波。西医诊断：冠心病心绞痛，频发性室性早搏。中医诊断：心悸（气虚血瘀、心脉痹阻）。治以益气活血化瘀、养心安神。予四参养心稳律汤加龙骨 30 g，砂仁 10 g。口服胺碘酮每次 0.2 g，每天 3 次。7 天后心悸、胸闷、胸痛症状改善，心电图示室性早搏减少。前方继服，改胺碘酮每次 0.2 g，每天 2 次。连服 30 天后病情稳定，复查心电图大致正常，室性早搏消失。

【验方来源】 李夫贤，魏芪祥. 中西医结合治疗早搏 156 例临床观察 [J]. 山东中医杂志，2001，20（4）：227.

按： 早搏属中医学的心悸、怔忡范畴。其病变主要在心，病机为气虚血瘀。气血亏虚不能养心则心悸；气虚无力鼓动血脉，血脉瘀阻而心失所养则怔忡不安。临证中，早搏患者多见有脉结代而涩，舌质紫暗、舌下脉络青紫等，均为血瘀之象。气虚导致血瘀，血瘀是气虚的结果，所以疾病在发生发展过程中，均含有气虚血瘀这一病理产物，故治疗当从整体出发，标本兼顾，以益气活血化瘀为主，结合辨证施治，根据证候变化而适当调整用药。现代医学研究证实，心血管疾病患者在不同的疾病阶段可发生血流动力学、血液流变学和凝血机制的障碍，应用活血化瘀药可改善其异常的病理变化而获得治疗效果。四参养心稳律汤中的人参、党参、黄芪意在补益心气，鼓动血脉运行；川芎、丹参、当归、赤芍活血化瘀通脉，使血脉畅通而心有所养；琥珀养心安神定惊；苦参，现代药理研究发现对多种心律失常均有抑制作用，能使心率减慢，房室传导时间延长，是现代临证中治疗早搏的常用药物；炙甘草调和诸药。全方配伍，共奏益气通脉、活血化瘀之功，使心气布而瘀滞消，经脉通而血运畅。

早 搏 灵

【药物组成】 黄连、五味子、生地黄各 15 g，黄芪 50 g，炙甘草、麦冬、炒酸枣仁各 20 g。

【适用病症】　各种原因引起的早搏。

【用药方法】　每天 1 剂，水煎 3 次，分早、午、晚服。2 周为 1 个疗程，连续用药 1~4 个疗程。

【临床疗效】　此方治疗各种原因引起的早搏 82 例，显效（用药后早搏消失）15 例，有效（用药后早搏较原来减少 50% 以上）49 例，无效（用药后无变化）18 例。而且用药后心悸、胸闷、气急等症状明显好转。

【验方来源】　李树青，牛成早，牟玲. 早搏灵治疗早搏 82 例临床及实验研究［J］. 中医杂志，2000，41（7）：410.

按：早搏是临床上较为常见的一种心律失常。其致病因素较多，最常见的病因是气滞血瘀、心阳不足及气血两虚。治宜活血化瘀、温阳益气、补气养血等。早搏灵中的黄连、炙甘草、麦冬等有明显的抗心律失常的作用，而且炙甘草甘温益气，功能缓急补中养心为主，其治疗早搏的机制可能与阻滞钠通道和对抗乙酰胆碱的作用有关；黄芪、麦冬不但有抗心律失常的作用，而且还有营养心肌、增加冠状动脉血流量、改善左心功能等疗效；五味子、炒酸枣仁则有镇静安神的作用；生地黄滋阴补血。诸药配伍，具有改善冠状动脉循环、增强心脏功能、抑制异位起搏点的兴奋性，消除早搏等作用。

三七花泡茶

【药物组成】　三七花 3~5 g。

【适用病症】　频发性早搏，心律不齐，心电图检查轻度异常。症见心悸、胸闷、心前区不适、乏力等。

【用药方法】　采摘生长 3 年的三七花，洗净后清水浸泡 5~10 分钟，冲漂干净。将蒸笼置锅上，沸水蒸至冒热气，再放三七花于蒸笼蒸 10 分钟取出。阳光下晒 1 ~ 2 天，使水分蒸发，以不致霉坏为度，食品袋封存，放置通风干燥处。每天取 3 ~ 5 g，开水冲泡代茶饮。

【临床疗效】 以此方泡服治疗频发性早搏，心律不齐，心电图检查轻度异者，有较满意的疗效。

【病案举例】 某男，时发频发性早搏，经某医院心电图检查示：多源性、频发性、室性、房性早搏。自觉心悸、烦躁、心前区不适、乏力、失眠等。经服西药虽能控制，停药即发。服用三七花泡茶 1 周后，症状改善，自觉神清气爽，复查心电图正常。坚持服用，10 余年未再发生早搏。

【验方来源】 田国才. 三七花泡服治疗心悸［J］. 新中医，2000，32（7）：59.

按：三七为活血祛瘀要药，有温通血脉之功效。据现代药理研究，三七主要含三七皂苷，对冠状动脉疾病引起的心律失常有调节作用。三七活血化瘀的功用在治疗心血管疾病中效果明显，具有保护心脏、提高心肌供氧能力、增加冠状动脉血流量、改善心肌微循环、抗心律失常等作用。而三七花所含皂苷成分与三七类似，故用于治疗心律不齐，疗效显著。

补阳还五汤加味

【药物组成】 黄芪 50 g，当归、赤芍、川芎、炙甘草各 15 g，红花、桃仁各 10 g，地龙 5 g，苦参 25 g，丹参 20 g。

加减：若阳虚者，加桂枝、制附子、淫羊藿；兼阳虚者，加黄精、五味子；痰浊明显者，加瓜蒌、法半夏；气滞者，加郁金。

【适用病症】 由冠心病、病毒性心肌炎、高血压等引起的早搏。症见心悸怔忡，胸闷气短，头晕自汗，乏力，心烦失眠，多梦健忘，脉涩、结、代或结代。

【用药方法】 每天1剂，水煎服。1个月为1个疗程。

【临床疗效】 此方加减治疗由冠心病、病毒性心肌炎、高血压等引起的早搏42例，显效（患者自觉症状消失，24小时动态心电监测早搏全部消失）17例，有效（患者自觉症状消失或减轻，24小时动态心电监测早搏减少在50%以上）16例，无效（患者自觉症状无明显改善，24小时动态心电监测早搏减少不足50%）9例。

【验方来源】 王广霞，张健，王庆华.补阳还五汤加味治疗早搏42例［J］.中医药学报，2000，20（4）：5.

按：早搏属中医学心悸、怔忡、胸痹范畴。究其病因以虚证居多，兼夹有气滞、血瘀、痰浊、热毒之症。虚证亦有心气、心血、心阳、心阴虚之分，但主要以气虚为本。气虚致血瘀，所以气虚、血瘀是其发病的基本病机。而补阳还五汤加味方为益气活血、通经活络之剂。现代药理研究表明，方中的黄芪可延长心肌的有效不应期，加强心肌收缩力，降低心肌耗氧量，对早搏有良好的治疗效果，并对缺血心肌有保护作用；丹参、川芎、赤芍、红花等活血药，有扩张冠状动脉，改善心肌供血，使心肌绝对不应期延长，应激性降低，从而抑制异位起搏点，具有抗心律失常作用；苦参、炙甘草均有抗心律失常之作用。全方用于治疗各种原因引起的早搏有一定的疗效。

当归补血汤合苓桂术甘汤加味方

【药物组成】 炙黄芪30～45g，当归、茯苓、酸枣仁各10～15g，桂枝、白术、防己各9～12g，苦参15～20g，炙甘草5～9g。

加减：有心虚胆怯者，加龙骨、石菖蒲、炙远志；有心脾两虚者，加党参、熟地黄、龙眼肉；有心血瘀阻者，加丹参、川芎、红花、延胡索；有心阳虚弱者，加熟附子、龙骨、牡蛎；西医诊断为病毒性心肌炎急性期者，加板蓝根、七叶一枝花、黄连；高血脂者，加山楂、麦芽。

【适用病症】　各种心脏疾病引起的频发早搏。症见心慌悸动不安，或有心跳间歇，并可伴有胸闷不适等症状。

【用药方法】　每天1剂，水煎2次，分早、晚服。4周为1个疗程。仍在服抗心律失常西药者根据病情，停服西药或减半量服用。诊断为高血压性心脏病、冠心病者，对症治疗药物继续服用。

【临床疗效】　此方加减治疗各种心脏疾病引起的频发早搏34例，显效（症状消失，5次以上心脏听诊，3分钟以上未闻心律失常，5次以上心电图均见正常）13例，有效（症状基本消失，5次以上心脏听诊，3分钟以上闻及早搏≤3次/分，5次以上心电图均提示偶发早搏，且无成联律的早搏出现）15例，无效（未达到上述标准者）6例。总有效率82.35%。

【病案举例】　潘某，男，32岁。因胸闷、心悸1周住院诊断：病毒性心肌炎、心律失常（频发室性早搏）。住院期间曾服美西利200 mg，每8小时1次。2周后因早搏无明显减少，改服普罗帕酮150 mg，每8小时1次。诊见：舌质正常、苔薄白腻，脉细结代；心界不大，心率80次/分，早搏10~15次/分。心电图提示频发室性早搏。中医诊断：心悸。证属心血虚亏，痰饮内停。予当归补血汤合苓桂术甘汤加味方：炙黄芪45 g，当归、茯苓、防己、酸枣仁各15 g，桂枝、白术各12 g，苦参20 g，黄连3 g，炙甘草6 g。停服普罗帕酮，并嘱不饮咖啡、浓茶。连服中药2周，心悸基本消失，早搏3~4次/分。原方续服2周，无心悸症状，心率76次/分，心律齐，3分钟内未闻及早搏。心电图提示窦性心律。停中药汤剂，予服宁心宝每次2片，每天 3 次，服 1 个月。半年内多次心电图检查均未发现早搏。

【验方来源】 宋振邦. 中药治疗频发早搏 34 例体会 ［J］. 湖南中医杂志，1999，15（6）：8.

按： 早搏是多种心脏疾病的常见症状之一。频发早搏属中医学心悸范畴。其形成虽与多种因素有关，但其病在心。《证治汇补·惊悸怔忡》云："人之所主者心，心之所养者血，心血一虚，神气失守，神去则舍空，舍空则郁而停痰，痰居心位，此惊悸之所以肇端也。"故心血不足，痰饮内停为心悸的主要病机。《医学衷中参西录·论心病治法》："心脏属火，痰饮属水，火畏水迫，故作惊悸也。宜清痰之药与养心之药并用。"当归补血汤合苓桂术甘汤加味方其功效即在补养心血，温化痰饮，故切中病机。所加之酸枣仁可养心安神，防己长于利水。全方则有养血安神、化饮利水的功效。辛温之当归、桂枝，配苦寒之防己、苦参，则全方药性平和，以利按病症的寒热偏胜加减使用。

早搏复律汤

【药物组成】 党参、黄芪、川芎、车前子、甘草各 10 g，苦参 30 g，黄连、丹参、琥珀、酸枣仁各 15 g。

加减：胸阳不振，胸闷较重者，加全瓜蒌、桂枝；心阴虚者，党参易太子参或西洋参，加麦冬、五味子；心阳虚者，加淫羊藿、菟丝子；血虚者，加当归、生地黄。

【适用病症】 各种原因引起的难治性早搏。症见心悸怔忡、胸闷气短，头晕，自汗，乏力，心烦失眠，多梦健忘，小便短少，下肢浮肿，脉涩、结代等。

【用药方法】 每天 1 剂，水煎服。1 个月为 1 个疗程，治疗 2 个疗程。

【临床疗效】 此方加减治疗各种原因引起的难治性早搏 97

例，显效（症状消失，心电图早搏消失或动态心电图早搏数减少 90% 以上）25 例，有效（症状减轻，动态心电图早搏数减少 50% 以上）58 例，无效（症状无变化，动态心电图早搏数减少不足 50%）14 例。总有效率 85.8%。

【验方来源】 任长杰，孙晓斐，杨清明. 复律汤治疗难治性早搏 97 例 [J]. 浙江中医杂志，1997，32（1）：28.

按： 各种原因引起的难治性早搏的主要病机为心神不宁、气虚血瘀、饮邪上犯。由于心神恍惚、惊悸不已、悲哀忧愁则心动，必影响心主血脉功能，导致心搏节律不齐；心神失去心血之濡养，形成难以控制的早搏。早搏复律汤方中用琥珀、酸枣仁养血安神，使心主血脉的功能正常，血流自然畅行。因久病体虚，思虑过度，既可耗伤心血，又能影响脾胃生化之源，致气血双亏。心气虚则运血无力，心血虚则血行不畅，以致血脉瘀滞，故方中用黄芪、党参、甘草补益心气，勃发心气运血之力；丹参、川芎补血活血祛瘀，以解血滞经脉留而不行之阻。各种早搏如果日久失治，多可导致心阳不振。水为阴邪，有赖阳气化散，今阳虚不能化水，水邪内停，上凌于心，则见心悸；气化失利，水液内停，则小便短少或下肢浮肿，故用苦参、黄连、车前子清热燥湿利水。早搏复律汤体现了益气活血、宁神利湿的治疗大法，对各种原因所致的难治性早搏确有一定疗效。

甘松整律汤

【药物组成】 甘松 15 g，大青叶、枳壳各 12 g，玄参 20 g，党参 10 g，桂枝、甘草各 6 g。

【适用病症】 各种原因引起的室性早搏。

【用药方法】 每天 1 剂，水煎，分早、晚服。连服 2 周为 1 个疗程；病程长者，连服 2~3 个疗程，显效后隔天 1 剂，维持治疗 1 个月。并针对病因治疗，如高血压配合降压药控制血压，肺源性心脏病配合抗感染等。

【临床疗效】　此方治疗各种原因引起的室性早搏 35 例，临床控制（临床症状缓解，心电图检查室性早搏消失，心电图正常，随访 1 年未复发）10 例，好转（临床症状减轻，心电图检查室性早搏次数较前明显减少，心电图可见偶发室性早搏）21 例，无效（临床症状无明显缓解，心电图检查与治疗前无明显变化）4 例。

【病案举例】　贾某，女，40 岁。心悸气短反复发作 3 年，加重 1 个月。患者 3 年来不明原因偶感心悸气短，服丹参片、肌苷等治疗，病情时轻时重。近 1 个月以来劳累后上症加重，服药不缓解。心电图提示：频发室性早搏，部分构成三联律。查超声心动图及多普勒未见异常。24 小时动态心电图提示：频发室性早搏，部分构成四联律，部分为插入型。血心肌酶增高。入院后经中西医结合治疗，心悸气短明显减轻。出院后坚持服普罗帕酮每次 10 mg，每天 3 次。近日由于劳累及不能规则服药，病情又反复，出现心悸气短，心前区阵发性抓揪感。诊见：舌质红、苔白腻。检查心律不齐，心率 85 次/分。有频发早搏。证属邪郁于里，阻遏心窍。以甘松整律汤加珍珠母 30 g，酸枣仁 20 g。嘱停服普罗帕酮。服中药 2 周后诸症减轻；第 3 周后，早搏消失。连续 4 次检查，心律整齐，无早搏。连续治疗 3 个月，心电图为窦性心律，正常心电图，临床控制。

【验方来源】　杨从信，余群. 甘松整律汤治疗室性早搏 35 例疗效观察［J］. 云南中医学院学报，2000，23（1）：32.

按： 室性早搏是临床器质性心脏病常并发的一种严重心律失常。其主要临床特点有心悸、胸闷、气短等，证属中医学之心悸范畴。中医学认为心悸的形成常与心虚、胆怯、心血不足、心阳衰弱、水饮内停、瘀血阻络等因素有关，以补养心气、温通心阳、活血化瘀等法治之，有一定疗效。但本病常虚实夹杂，以邪郁化热不得宣泄，阻遏心窍为多见，故治疗应以芳香开窍、养阴清热法治之。甘松整律汤中以甘松为君药，芳香开窍，宣泄郁邪；大青叶清热解毒；枳壳理气，三药合用，共奏疏理宣泄之功；玄参养阴清热，稍佐桂枝以温阳通脉；党参健脾扶正，制阴柔走窜之品伤及脾气；甘草健脾、调和诸药。全方共用，有调整心律达到治疗室性早搏的目的。

苦参消早汤

【药物组成】　苦参 30 g，炙甘草 15 g，桂枝、阿胶（烊化）、法半夏各 12 g，黄芪、丹参、煅龙骨、煅牡蛎各 20 g，红参 6 g。

加减：阳虚明显者，加熟附子、干姜；阴虚明显者，加生地黄、五味子；胸闷明显者，加全瓜蒌、薤白。

【适用病症】　各种原因引起的室性早搏。包括病毒性心肌炎、高血压心脏病、扩张性心肌病及无器质性心脏病等。

【用药方法】　每天 1 剂，水煎 2 次，分早、午、晚服。10天为 1 个疗程。并予必要的强心、吸氧、输液等对症治疗；有重度电解质紊乱者，则纠正电解质失衡。

【临床疗效】　此方加减治疗各种原因引起的室性早搏 45例，显效（用药后早搏消失或动态心电图检查示早搏次数减少90% 以上）17 例，有效（用药后早搏次数较原有减少 50% ~ 89%）21 例，无效（用药后无变化，动态心电图检查示早搏次数减少 < 50%）7 例。总有效率 84.44%。

【病案举例】　王某，男，62 岁。诉心悸、胸闷反复发作 6个月。动态心电图监测提示：频发室性早搏，时呈二联律，ST段压低达 0.1 ~ 0.2 mV。诊断：冠心病，频发室性早搏。予苦参消早汤治疗，共服 10 剂，诸症状及早搏消失，动态心电图监测未见早搏。随访 1 年无复发。

【验方来源】 喻怀斌，梁惠. 苦参消早汤治疗室性早搏 45 例［J］. 安徽中医学院学报，2000，19（3）：14.

按：室性早搏属于中医学心悸、怔忡范畴。虽然其病因多样，但主要病机为气虚阳衰，无力推动血液运行，而致气滞、血瘀、痰阻、胸阳不振等病理变化，出现心悸、胸闷、气短、脉结代等症状，治疗重在益气温阳，活血安神。苦参消早汤方中的炙甘草、桂枝、黄芪、红参益气温阳；阿胶、丹参补血活血；法半夏化痰，煅牡蛎、煅龙骨安神定志。据现代药理研究，苦参可降低心肌细胞的自律性，延长不应期，是较普遍认同的抗心律失常，尤其是治疗各种早搏的有效药物；炙甘草可抗心律失常，抗动脉粥样硬化；黄芪可延长心肌的有效不应期，对室性早搏有良好的治疗效果，并对缺血的心肌有保护作用；法半夏对室性心律失常有明显的对抗作用。诸药合用，有益气温阳、养血活血安神之效，对各种原因导致的室性早搏确有较好的疗效。

平 脉 饮

【药物组成】 黄芪 30～100 g，党参、苦参各 20～30 g，羌活 15～20 g，麦冬 20 g，五味子、甘草各 15 g，益母草、龙骨各 30 g，丹参 15～30 g。

加减：若气虚明显者，加人参煎服；心阳不振者，加熟附子、桂枝；气虚夹瘀者，加桃仁、红花；心血不足者，加熟地黄、阿胶；失眠多梦者，加合欢、夜交藤、五味子、柏子仁等；阴虚夹有瘀热者，加赤芍、牡丹皮、生地黄、知母。

【适用病症】 各种原因引起的室性早搏，证属气阴两虚、气滞血瘀型心悸者。

【用药方法】　每天 1 剂，水煎服。

【临床疗效】　此方加减治疗各种原因引起的室性早搏 32 例，治愈（心悸消失，动态心电图检查恢复窦性心律）25 例，好转（心悸减轻，动态心电图检查室性早搏明显减少即多源性转为偶发性）6 例，无效（心悸未见明显改善，心电图检查未见改善）1 例。总有效率 96.8%。

【病案举例】　程某，女，32 岁。诊见：心慌不安，善惊易恐，少寐多梦易惊醒，手足心热，盗汗，食少纳呆，大便溏，小便黄，少苔，脉细数。动态心电图检查示：多源性室性早搏。证属气阴两虚，心失所养，心脉不畅引起的心悸证。治以益气养阴、活血宁心。处方：黄芪 50 g，党参、麦冬各 20 g，羌活、丹参、鸡内金、陈皮、五味子、甘草各 15 g，苦参、益母草、龙骨各 30 g，白术 10 g。连服 3 剂后，心慌已减，手足心热、盗汗消失。继服 3 剂诸症状若失。5 个月后因过劳，又觉胸闷气短，心慌，食少纳呆，便溏，舌红，苔白腻，脉细数。心电图示：多源性室性早搏。仍按原方连服 6 剂，心悸消失，心电图示：窦性心律。

【验方来源】　陈洁. 自拟平脉饮治疗室性早搏 32 例 [J]. 辽宁中医杂志，1999，26（2）：67.

按：室性早搏属中医学的心悸、怔忡范畴。多由禀赋不足，劳伤过度，久病失养，情志所伤，导致心脾肺肾虚弱、气血阴阳不足，心神失养。或气郁、痰浊、血瘀、水饮扰动心神而发病。其病位主要在心，其病性有虚实。虚者为气血阴阳亏损，心神失养所致；实者多由痰饮、瘀血而致气血运行不畅则心悸不安。临床多以气血不足、气滞血瘀、虚实夹杂为其特征。平脉饮方中以黄芪、党参、甘草益心气；麦冬、五味子滋心阴，以求气血之调和而达阴平阳秘，心神得养，以治其本；丹参、益母草活血化瘀通畅心脉，使气血畅达，心气平和而治其标实；再配苦参、羌活、龙骨以调整心律。而党参、麦冬、五味子合为生脉饮，有增加冠状动脉血流量、改善心肌缺血、调整心肌代谢、降低心肌耗氧量的作用，使心脏整体功能提高，从而恢复其自律性，为本方之基础用药。因此本方对心脏具有整体调节养护功能，对室性早搏有较好的治疗效应。因而对冠心病、心肌缺血所致的心律不齐，有明显的治疗作用。

黄连温胆汤加味方

【药物组成】　制半夏、黄连、竹茹、远志各12 g，橘红、石菖蒲各15 g，枳实6 g，生姜9 g，甘草6 g。

加减：气虚者，加黄芪、党参各15~30 g；失眠多梦者，加柏子仁15 g；阳虚者，加淫羊藿15~30 g，熟附子6~9 g；四肢肿胀者，加泽泻、泽兰各15~30 g；便秘者，加大黄9 g。

【适用病症】　各种原因引起的室性早搏。证属痰火扰心者。

【用药方法】　每天1剂，水煎服。2周为1个疗程，疗程间可休息2天。患者若服用西药以维持者，待中药调整心律好转或纠正后，可逐渐减量以至停服西药，仍继服中药以巩固疗效。

【临床疗效】　此方加减治疗各种原因引起的室性早搏82例，显效（临床症状消失或基本消失，心电图早搏消失，心电图正常或大体正常）54例，好转（主要症状减轻或消失，心电图提示偶发室性早搏）18例，无效（经治疗4个疗程后，症状与心电图均无明显改善）10例。总有效率87.8%。

【验方来源】　杨玉莲，李成林. 黄连温胆汤治疗室性早搏82例［J］. 辽宁中医杂志，1999，26（11）：504.

按：室性早搏发作时，多伴心悸、胸闷、烦躁等症状，与中医痰火扰心型之心悸相似。治疗以清热化痰、宁心安神为主。黄连温胆汤加味方中的黄连苦寒泻火、清心除烦，制半夏燥湿化痰、降逆和胃，二者相合可清热化痰而为君；竹茹甘寒，涤痰开郁，止呃除烦而为臣；佐以枳实、橘红理气化痰，使气顺则痰自消；远志、石菖蒲宁心安神。可加胆南星、栀子以增强其清热化痰之力。诸药合用，共奏清热化痰、宁心安神之功。以中药治疗室性早搏（属痰火扰心者），疗效确切。痰火扰心之心悸多由过食膏粱厚味、煎炸炙煿之品，助火生痰；或过食伤脾，滋生痰浊，郁而化火；或忧思不解，心气郁阻化火生痰等因素而致。故平素应注意进食营养丰富、易于消化吸收的食物，切忌辛辣炙煿、肥甘厚腻之品；保持精神乐观，情绪稳定，劳逸结合，避免惊恐刺激及忧思恼怒或过度劳累等。

益气通脉汤

【药物组成】　党参、黄芪、丹参、苦参、甘松、莪术、白术、龙眼肉、当归、桂枝、三七粉（吞服）、甘草等组成。（原方无药量）

加减：心阳虚衰者，加红参、熟附子，益气温阳；心阴不足者，加麦冬、制黄精、五味子，滋养心阴；心神不宁者，加远志、龙骨、牡蛎，宁心安神；痰湿内阻者，加茯苓、法半夏、瓜蒌，化痰祛湿；气滞血瘀者，加红花、川芎，活血理气。

【适用病症】　各种原因引起的室性早搏。

【用药方法】　每天1剂，水煎分早、晚服。7天为1个疗程，连续治疗3~4个疗程。

【临床疗效】　此方加减治疗各种原因引起的室性早搏20例，显效（治疗后早搏完全消失，胸闷、心悸等症状完全消除，半年内无复发）7例，有效（治疗后早搏比原来减少50%，胸闷、心悸等症状有所改善）11例，无效（治疗后无变化）2例。总有效率90%。

【验方来源】 王泳. 益气通脉汤治疗室性早搏 20 例 [J]. 辽宁中医杂志，2000，27（11）：498.

按：室性早搏是心律失常中最常见的一种。健康人饮浓茶、咖啡，吸烟过度，情绪激动，冠心病、风湿性心脏病、高血压心脏病、心肌病、电解质紊乱、药物中毒等均可引起。早搏属于中医学的惊悸、怔忡等病证范畴。症见胸闷、心悸、气短、头晕、舌淡苔白、脉细弱或时有歇止等一系列心气虚衰征象。治以益气化瘀通脉为其大法，扶正祛邪，标本同治。益气通脉汤方中以党参、黄芪、甘草益心气，养心神，甘草又可通经脉，为治心动悸、脉结代之要药；当归、丹参补养心血，活血化瘀；桂枝用量独轻，借通阳之性更有助于气血的恢复；三七粉甘微苦涩，为治体虚有瘀之良药。临床药理研究认为，当归、丹参、三七能扩张冠状动脉，增加冠状动脉血流量，改善心肌的供氧、供血，促进心功能的恢复，从而使早搏得到了有效的控制。

三　参　汤

【药物组成】 党参、丹参、苦参各 20 g。

【适用病症】 各种原因引起的室性早搏。

【用药方法】 每天 1 剂，水煎 2 次，分早、晚服。15 天为 1 个疗程。对有效和显效者继续使用原剂量 1 个月，然后酌情减量维持，无效者即停药。

【临床疗效】 此方治疗各种原因引起的室性早搏 55 例，获得较好的疗效。

【验方来源】 黄飞翔，陈美华，严萍，等. 三参汤治疗室性早搏 55 例疗效观察 [J]. 福建中医药，1999，30（2）：4.

按：三参汤治疗各种原因引起的室性早搏虽然起效时间慢，但副作用少，使用安全。现代药理学认为，苦参具有抗心律失常作用；丹参能扩张血管，改善微循环，增强心功能，增加心肌耐缺氧能力，同时还具有抗血栓、改善血液流变学作用；党参既可改善心功能，又可降低心肌兴奋性，还具有增强机体抵抗力，防止因外感而加重心脏负担。三药配合既可直接抑制室性早搏，又可改善心功能，且对心脏正常起搏传导系统无影响，不失为治疗器质性心脏病室性早搏的一种有效方法。

老茶树根汤

【药物组成】　老茶树根、生甘草、炙甘草、泽泻各 30 g，苦参 15 g。

加减：阴虚火旺者，加玄参、麦冬、天冬；心阳不振者，加桂枝、党参、制附子；心血瘀阻者，加桃仁、红花、丹参、赤芍。

【适用病症】　各种原因（如冠心病、高血压性心脏病、心肌炎后遗症等）引起的室性早搏。症见胸闷不舒，心悸不安，气短乏力，脉结代等。

【用药方法】　每天 1 剂，水煎 2 次，分早、晚温服。

【临床疗效】　此方加减治疗各种原因（如冠心病、高血压性心脏病、心肌炎后遗症等）引起的室性早搏 32 例，服上方 3～15 剂后，显效（临床症状消失，心电图复查示室性早搏消失，或早搏次数较前减少 75% 以上）24 例，好转（临床症状明显好转，心电图复查示室性早搏次数较前减少 50% 以上）5 例，无效（临床症状及心电图复查未改善）3 例。

【病案举例】　周某，女，42 岁。胸闷不适半月。心电图检查示：频发性室性早搏。诊见：心慌心悸，胸闷，气短乏力，舌淡胖边有瘀点、苔薄白，脉细弱结代。证属气虚血瘀。治拟益气化瘀，老茶树根汤治之。处方：老茶树根、生甘草、炙甘草、泽泻、丹参各 30 g，苦参 15 g。服 3 剂后胸闷心悸明显好转，再服 5 剂，症状消失，心电图复查正常。

【验方来源】　王福明. 老茶树根汤治疗室性早搏 32 例 [J]. 浙江中医杂志，2000，35（10）：427.

按：室性早搏属于中医学的心悸、怔忡范畴。多由禀赋不足，久病失养，情志所伤，导致心脾肺肾、气血阴阳不足，或气郁痰浊、血瘀水饮扰动心神而发病。虽然其病因多样，但主要病机为气虚阳衰，无力推动血液运行，而致气滞、血瘀、痰阻、胸阳不振等病理变化，症见心悸、胸闷、气短、脉结代等症状。治疗重在益气温阳、活血安神。因此本方对各种原因导致的室性早搏有较好的疗效。但平素应注意保持精神乐观，情绪稳定，避免惊恐刺激及忧思恼怒或过度劳累等。

复　脉　饮

【药物组成】　黄芪、党参、丹参、当归、赤芍、白芍、炙甘草、阿胶、酸枣仁、黄精、苦参各 15 g，麦冬、枳壳各 12 g，五味子、桂枝各 5 g，珍珠母（先煎）、磁石（先煎）各 30 g。

加减：兼阳虚者，加制附子、淫羊藿各 10 g；兼有痰湿阻滞者，去阿胶、黄精，加入全瓜蒌、薤白、法半夏各 10 g；兼有心前区疼痛甚者，加蒲黄、五灵脂、三七各 10 g。

【适用病症】　频发室性早搏。

【用药方法】　每天 1 剂，水煎 2 次，分早、晚服。3 周为 1 个疗程。

【临床疗效】　此方加减治疗频发室性早搏 30 例，临床痊愈（症状全部消失，心电图正常）10 例，显效（心悸症状消失，心电图明显改善，早搏基本消失，或频发转为偶发）10 例，有效（心悸症状大部分消失，心电图有所改善，早搏次数较治疗前减少50%以上）7例，无效（心悸等症状及心电图检查无变化）3例。总有效率90%。

【验方来源】 杨三红. 复脉饮治疗频发室性早搏30例疗效观察［J］. 湖南中医药导报，2000，6（6）：21.

按： 室性早搏属中医的心悸、怔忡范畴，多是本虚标实之证。气阴亏损、精血虚衰为本，瘀血痰闭为标。治疗强调以补为主，以通为辅，补中寓通，通补兼施，以达到气盈血行、血脉通畅的目的。复脉饮方中以黄芪、党参、麦冬、五味子益气养阴生脉；酸枣仁养心安神；磁石、珍珠母重镇潜阳安神；当归、赤芍、白芍、黄精、阿胶养心阴，活心血；桂枝通心阳；苦参、当归、三七等有奎尼丁样作用，能阻滞心肌细胞膜钠离子通道，有抗心律失常的作用。全方共奏益气养阴、活血化瘀、宁心复脉、重镇安神之功，故能有效地治疗缺血性心律失常。

温阳益气定悸汤

【药物组成】 党参、麦冬各10 g，制附子、桂枝（后下）、炙五味子、姜半夏、陈皮、炙甘草各9 g，龙骨、牡蛎各30 g，焦白术12 g，玉竹、丹参、炙黄精各15 g。

【适用病症】 左室假腱索频发室性早搏。

【用药方法】 每天1剂，加水浓煎至150 mL，早、晚各服1次。10天为1个疗程。服药期间不用其他抗心律失常药物。

【临床疗效】 此方治疗左室假腱索频发室性早搏32例，显效（服药2~5天，心中跳动、心慌不安感消除，室性早搏消失）12例，有效（服药7天，心中跳动、心慌不安缓解，室性早搏减少，<5次/分）17例，无效（服药7~10天，心中跳动、心慌不安无改善，室性早搏>8次/分）3例。总有效率90.63%。

【验方来源】　孙九光，许东峰. 温阳益气定悸汤治疗左室假腱索频发室性早搏的疗效观察［J］. 河北中医，1999，21（4）：219.

按： 左室假腱索（无器质性心脏病）频发室性早搏应用抗心律失常药物治疗效果较差。本病属中医学的心悸范畴，为本虚标实，虚实夹杂之证。虚者责之心、脾、肾三脏阳亏气弱，实者为痰湿内阻，气滞血瘀。阳亏气虚是本病的病机，故益气温阳是本病的主要治法，并根据辨证配以活血化瘀、行气通络、化痰祛湿等法。本方中温补方药多属辛温燥烈之品，易伤津耗液，故要随时注意阴阳消长，参照张景岳"善于补阳者，必于阴中求阳；善于补阴者，必于阳中求阴"，处方时必须斟酌制附子、桂枝的用量。若出现耗伤阴液的症状，加用生地黄、麦冬、黄精、玉竹、沙参等养阴生津。

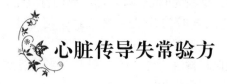

心脏传导失常验方

清心复律汤

【药物组成】 生地黄、麦冬、苦参、虎杖、丹参、瓜蒌各 10～24 g，太子参 10～30 g，炙甘草 6～30 g。

加减：发热者，加金银花、连翘、大青叶、板蓝根；热盛者，加石膏、知母、黄连、水牛角；大便干者，加火麻仁、玄参、大黄；兼痰浊者，加浙贝母、姜竹茹、桔梗、制半夏；血瘀者，加牡丹皮、桃仁、赤芍；气虚者，加西洋参、黄芪；肝阳上亢者，加钩藤、桑叶、刺蒺藜、决明子、牛膝；失眠多梦者，加炒酸枣仁、柏子仁、远志；胸痛者，加檀香、郁金、延胡索。

【适用病症】 各种原因引起的心脏传导失常。症见心悸怔忡，胸闷疼痛，烦躁失眠，面赤口渴，口舌生疮，溲赤便干，或头晕，头痛，五心烦热，潮热盗汗，口干咽燥，倦怠乏力，舌质偏红或舌体瘦而乏津、苔薄黄或苔少，脉促或结代。

【用药方法】 每天 1 剂，水煎 2 次，共取药液 900～1 200 mL，分 3～4 次温服。重症者每天 2 剂。可配合吸氧、支持疗法，不加用其他抗心律失常药物。

【临床疗效】 此方加减治疗各种原因引起的心脏传导失常 48 例，显效（临床症状缓解，心电图正常，停药半年无复发者）28 例，好转（临床症状缓解，心电图正常，半年内反复或随访不足半年者）15 例，无效 5 例。总有效率 89.6%。

【病案举例】 薛某，男，21 岁。1 个月前感冒后心慌气短，头晕乏力，诊断为病毒性心肌炎，经治疗病情得到控制。4天前因劳累过度而加重。诊见：心悸怔忡，胸闷气短，动则尤甚，头晕乏力，失眠多梦，五心烦热，口燥咽干，大便秘结，舌红、少苔，脉促。胸透、抗"O"阴性，血常规检查正常。心电图示：心率97次/分，Ⅱ度1型房室传导阻滞。证属气阴亏虚。方用清心复律汤加黄芪、柏子仁、火麻仁。嘱患者注意休息。服药9剂，病情好转，活动时稍感心慌胸闷。于上方加健脾和胃之品调服2周，诸症状悉除，复查心电图正常。随访半年未复发。

【验方来源】 王振洲，孔燕凌，余循芳. 清心复律汤治心脏传导失常48例观察 [J]. 江西中医药，1999，30（2）：17.

按： 心脏传导失常以"心动悸，脉结代"为特征，属中医学的心悸、胸痹、心痛范畴。其病位在心，病因多端。尤其是热邪发病，外感热毒侵心，心火亢盛，热瘀痰结，津伤阴亏，发病迅速，传变较快。内伤则素体阳亢，或过服温补，热邪内盛，阴不和阳而脉促；邪热结聚，脉气阻滞，不能衔接而结、代。其特点多见于感染性心肌病、内分泌亢进等心脏疾病中，邪热亢盛，需把握清心祛邪之关键。清心复律汤清心养阴，泻热祛邪。方中的苦参专清心泻热为主药，现代药理研究苦参具有消炎、镇静和抗心律失常作用；虎杖助君药清热、降脂、降低血液黏稠度；丹参、瓜蒌活血养血，宽胸散结，具有扩张冠状动脉、改善心肌微循环的作用；生地黄、麦冬、太子参、炙甘草清心养阴，益气护心，增强免疫力，提高心功能。全方具有消除病因，恢复受损心肌细胞的电生理特性，同时又有直接抗心律失常的双重作用，而达复脉之目的。本方适用于多种原因导致的心律失常，凡辨属热实证者均可应用。

温阳通脉汤

【药物组成】 淡附子（先煎15分钟）、麻黄、川芎各10～20 g；鹿角胶、炒枳壳各15 g，细辛、高丽参各10～15 g，石菖蒲20 g，薤白20～30 g，郁金、地龙、丹参各30 g，黄芪30～60 g，赤芍、白芍各50 g，蛤蚧1只。

加减：兼痰湿者，酌加制半夏、陈皮；尿少者，酌加茯苓、车前子、怀牛膝；腹胀者，酌加大腹皮、焦神曲、山楂。

【适用病症】 各种原因引起的房室传导阻滞。症见胸闷心悸，头晕乏力，活动后气促或微喘，甚者短暂昏厥，面色㿠白浮虚或灰暗萎黄，畏寒而口不渴，腹胀便溏，舌质淡胖伴有齿痕、紫暗或伴有瘀斑瘀点、苔薄白或白苔水滑，脉沉迟缓或结代。

【用药方法】 每天1剂，头煎加水1 000 mL，文火煎35分钟后取药液300 mL；再加水500 mL，又用文火煎20分钟后取药液200 mL。合并2次药液，分早、午、晚于餐前空腹热服。40天为1个疗程。待病情稳定后，改服黄芪生脉饮巩固疗效。

【临床疗效】 此方加减治疗各种原因引起的房室传导阻滞53例，显效（Ⅰ度、Ⅱ度房室传导阻滞消失，或房室传导阻滞Ⅲ度减为Ⅰ度）19例，有效（Ⅰ度房室传导阻滞缩短0.04秒以上，或Ⅱ度房室传导阻滞减为Ⅰ度，或Ⅲ度房室传导阻滞减为Ⅱ度，或心率增快20%以上）28例，无效（症状体征无明显变化）6例。

【验方来源】 林同鑫. 温阳通脉法治疗房室传导阻滞53例［J］. 浙江中医杂志，1999，34（12）：518.

按： 房室传导阻滞属中医学的胸痹、脉迟等范畴。症见脉迟缓、结代、面色㿠白、胸闷头晕、畏寒肢冷等一系列阳气虚衰，阴寒内盛之症状。辨证为肾阳衰微、阴寒内盛、阳气虚衰导致心阳不振，无以载血而使血液凝滞，瘀血内停而阻滞不畅；阳虚寒盛则无以温煦心阳而致鼓动乏力，血液运行缓慢而失其常行。心肾阳虚波及脾肾，致运化失职，而有腹胀、便溏、尿少等症状。循"寒者温之，闭者通之，虚者补之"之治疗大法，选用温阳益气、通脉活血之药治疗，以淡附子、鹿角胶、细辛、麻黄大辛大热之药以启闭开结、温通心阳而振奋元阳；薤白、石菖蒲、郁金、炒枳壳理气散积以助营卫三焦之气流动；高丽参、黄芪补益心脾之气，充化源而鼓心脉以温通复脉；川芎、丹参、地龙、赤芍、白芍活血化瘀，通心脉而畅循环；蛤蚧补肺肾之气使后援有力。全方温心阳而补元神，通血脉而开闭结，从而使脾阳振而化源继，心阳动而寒凝散，血脉运而瘀血行，乃达标本同治之目的。

复 律 汤

【药物组成】 制附子6~24 g，黄芪、白术、桂枝、丹参、茯苓、炙甘草各10~30 g，当归、薤白、瓜蒌、苦参各10~15 g。

加减：阳虚水泛者，加红参、泽泻、车前子；喘息者，加葶苈子、杏仁、紫苏子；心悸甚者，加磁石、龙骨、牡蛎；胸痛者，加降香、郁金、延胡索；脘痞纳差者，加焦三仙、鸡内金；腹痛便溏者，加山药、高良姜、木香；兼痰、湿、瘀滞者，加制半夏、陈皮、川芎、桃仁、红花；心率<50次/分者，加炙麻黄、细辛、淫羊藿。

【适用病症】 心脏传导失常。

【用药方法】 每天1剂，水煎2次，分3~4次服。重症患者每天服2剂，可配合支持疗法。

【临床疗效】 此方加减治疗心脏传导失常38例，显效

（临床症状缓解，心电图正常，停药半年无复发者）21 例，有效（临床症状缓解，心电图正常，半年内复发或随访不足半年者）13 例，无效（临床症状、心电图无改善者）4 例。总有效率 89.5%。

【病案举例】 刘某，女，19 岁。心慌气短，心前区疼痛 2 个月余。诊见：心悸怔忡，胸闷隐痛，活动后尤甚，头晕乏力，气短懒言，自汗，入眠多梦，脘痞纳差，腹痛便溏，舌质淡、苔薄白，脉结代。心率 65 次/分，间歇 8～10 次/分，心音低钝，心界稍大，心尖区收缩期Ⅱ级吹风样杂音。抗"O"阴性。心电图示：Ⅱ度Ⅰ型房室传导阻滞。西医诊断：病毒性心肌炎并Ⅱ度Ⅰ型房室传导阻滞。证属肺脾气虚。方用复律汤加山药、高良姜、木香。服药 1 周后复查心率 71 次/分，间歇 2～3 次/分，心慌头晕明显好转，胸痛消失，饮食增加，夜卧安寐。原方加减继服 20 剂，诸症状悉除，心率 79 次/分，律齐，心电图正常。随访半年未复发。

【验方来源】 王振洲. 复律汤治疗心脏传导失常 38 例 [J]. 湖北中医杂志，1998，20（5）：15.

按： 复律汤益气温阳，重在治本。方中的制附子大辛大热，入心、脾、肾经，可温通心肾以增强心脏功能，又温运脾阳以化生精血；黄芪、白术、炙甘草性味甘温，既助制附子大补心之阳气，又助茯苓、苦参益肺健脾除湿，温化水饮；当归、丹参养血活血；桂枝、瓜蒌、薤白宣痹通阳。全方不仅具有增强心功能，改善心肌供血，恢复心脏电生理特性的功效，且有直接抗心律失常的作用。

慢性乙型肝炎伴心律失常验方

苦连生脉饮

【药物组成】　苦参 15 g，黄连、五味子、麦冬、太子参各 12 g，丹参、金钱草各 30 g，赤芍、白芍各 20 g，炙甘草 10 g。

加减：若心动过速者，加龙骨、炒酸枣仁各 30 g；心动过缓者，加桂枝、制附子各 12 g；胸闷痛者，加合欢皮、瓜蒌各 15 g，延胡索 12 g；失眠者，加酸枣仁、夜交藤各 30 g；胁痛者，加川楝子、延胡索各 12 g；口干心烦者，加生地黄、天花粉各 12 g；血瘀明显者，加七珀散（三七 3 g，琥珀 2 g，共研末），每次 2.5 g，每天 2 次冲服；纳差者，加山楂、麦芽各 15 g；尿黄，黄疸者，加茵陈、车前子各 30 g，秦艽 15 g。

【适用病症】　慢性乙型肝炎伴心律失常。

【用药方法】　每天 1 剂，每剂煎 3 次，混合药液后分 2～3 次温服。并配合应用黄芪注射液 20 mL 加入 10% 葡萄糖注射液 250 mL 中静脉滴注，每天 1 次。1 个月为 1 个疗程。

【临床疗效】　此方加减治疗慢性乙型肝炎伴心律失常 37 例，显效（临床症状消失，异常的心电图恢复正常，随访半年无复发）21 例，有效（临床症状基本消失，心电图较前明显改善）11 例，无效（未达到上述标准或恶化）5 例。总有效率 86.5%。

【验方来源】　陈雁南. 苦连生脉饮并黄芪液治疗慢性乙型肝炎伴心律失常 37 例 [J]. 辽宁中医杂志，1997，24（9）：408.

按：乙型肝炎病毒引起心电图异常的机制，可能与下列因素有关：①高胆红素血症对心脏的影响。②免疫反应引起的心肌细胞损害。③肝炎病毒直接损伤心肌细胞。④内毒素血症对心肌的损害。这些因素都可使心脏迷走神经张力升高或使窦房结自律细胞的动作电位发生改变，致各种心律失常。苦连生脉饮用生脉散益心气，养心阴，激活网状内皮系统的吞噬功能，增强抗病毒能力；丹参、赤芍、白芍益气活血化瘀，加速心肌细胞的血液循环，促进损伤组织的恢复；苦参、黄连、金钱草清热利湿退黄，消除异位心律，减少内毒素及高胆红素血症对心脏的损害。本方用于治疗慢性乙型肝炎伴心律失常取得较好的疗效。

病态窦房结综合征验方

温肾益气汤

【药物组成】 熟附子 10 g, 桂枝、胡芦巴、熟地黄、炙甘草各 12 g, 太子参 20 g, 黄芪、丹参、补骨脂各 15 g。

加减: 血瘀气滞, 心胸烦闷, 唇甲青紫, 舌紫暗, 脉涩者, 加红花、川芎、延胡索各 10 g; 胸中有痰, 苔腻, 脉滑者, 加瓜蒌、薤白、川贝母各 10 g; 情志不舒而诱发者, 加柴胡、薄荷各 10 g。

【适用病症】 病态窦房结综合征。

【用药方法】 每天 1 剂, 水煎 2 次, 分早、晚服。10 天为1 个疗程, 间隔 3 天, 再行第 2 个疗程, 治疗 4 个疗程。

【临床疗效】 此方加减治疗病态窦房结综合征 31 例, 显效 (临床症状消失, 安静状态下, 心率在 60 次/分以上, 或比治疗前提高 10 次/分以上, 阿托品试验阴性) 16 例, 有效 (临床症状改善, 安静状态下心率在 55~60 次/分, 或比治疗前提高5~9 次/分, 阿托品试验阴性) 12 例, 无效 (临床症状改善不明显, 心率较治疗前提高不超过 5 次/分, 阿托品试验阳性)3 例。总有效率 90.3%。

【病案举例】 银某, 男, 61 岁。因心悸, 头晕, 胸闷, 困倦乏力反复 2 月余来诊。原有冠心病史, 2 月前因感受风寒, 出现心悸, 头晕乏力, 胸闷, 脉率缓慢, 最慢时 46 次/分, 最快时51 次/分。心电图示: 窦性心动过缓, 心肌缺血。阿托品试验

（＋）。西医诊断：冠心病，病态窦房结综合征。曾服阿托品等药，症状有所缓解，因不耐其副作用，要求中医治疗。诊见：心悸怔忡，胸闷，手足厥冷，困倦乏力，口不干，舌青紫，脉沉细缓。诊断为心悸。证属肾阳不足，寒凝心脉。投以温肾益气汤加味：熟附子、熟地黄、红花、延胡索、桂枝各 10 g，太子参 20 g，黄芪、丹参、补骨脂各 15 g，胡芦巴、炙甘草各 12 g。连服 10 天后，自觉症状好转，心率达 55 次/分。再服 10 天后，心率达 61 次/分，头晕、心悸等症消失，但感口干少津。上方加麦冬 10 g，生地黄 15 g，调理善后。复查心电图正常。随访半年未见复发。

【验方来源】 管冰. 温肾益气汤治疗病窦综合征 31 例疗效观察 ［J］. 新中医，1997，29（8）：17.

按： 病态窦房结综合征多见于年老者，由于年老体衰，元阳不足，脏腑虚寒，以致风冷邪气逆乘于心，胸阳不得舒展，心失温煦，鼓动无力，以致气血运行不畅而产生心悸、头晕乏力等症状。治应以温肾阳，益心气为主，佐以养血滋阴。温肾益气汤方中以熟附子温阳散寒，回阳救逆；桂枝温阳益气，炙甘草补中益气，桂枝配甘草即桂枝甘草汤，有补营气、益心气、通心阳之功，善治心悸、脉结代诸症状；太子参补益脾肺，益气生津；黄芪益气升阳；丹参活血祛瘀，补血益气；补骨脂补肾壮阳散寒；胡芦巴温肾壮阳，逐寒祛湿，能入肾补命门；熟地黄滋养肝肾，补血。诸药合用，共奏温肾益气养血之功。肾阳充盛，心得温煦，心功能改善，心率加快，心排血量增加，诸症状消除。

人桂温阳通脉汤*

【药物组成】 人参、炙甘草各 10 g，桂枝、麦冬、五味子各 12 g，丹参、当归各 15 g，细辛 3～12 g。

加减：兼血瘀者，加川芎、红花各 10 g；兼心痛者，加延胡索 15 g，蒲黄 10 g；脉迟甚者，加炙麻黄 6 g，熟附子 9 g；气虚重者，加黄芪 30 g，炒白术 15 g；胸闷痰多者，加瓜蒌、薤白、法半夏各 9 g。

【适用病症】　病态窦房结综合征。

【用药方法】　每天 1 剂，水煎温服。20 天为 1 个疗程，治疗 2 个疗程。

【临床疗效】　此方加减治疗病态窦房结综合征 30 例，显效（临床症状消失，安静状态下心率在 60 次/分以上，或比治疗前提高 10 次/分以上，阿托品试验阴性）17 例，有效（临床症状改善，安静状态下心率在 55～60 次/分，或比治疗前提高 5～9 次/分，阿托品试验阴性）11 例，无效（临床症状改善不明显，心率较治疗前提高低于 5 次/分，阿托品试验阳性）2 例。总有效率 93.3%。

【病案举例】　金某，女，54 岁。心悸、胸闷、眩晕反复发作 5 年余，有冠心病史 9 年。且心率变慢，逐渐加重。经心电图示：窦性心动过缓并不齐，Ⅰ 度房室传导阻滞，心室率 40 次/分，心肌缺血。阿托品试验阳性。西医诊断：冠心病，病态窦房结综合征。诊见：胸闷，心悸气短，头晕阵作，面色㿠白，精神倦怠，舌质淡胖、苔薄白，脉沉迟。诊断为心悸。证属心肾阳虚，血脉痹阻。给予温阳通脉汤去当归，加细辛、炙麻黄各 6 g，连服 20 剂后，自觉症状好转，平时心率均在 55 次/分。继服 20 剂后，心悸、头晕等症状消失，复查心电图正常，阿托品试验阳性。随访半年未复发。

【验方来源】　刘静，杨立新. 人桂温阳通脉汤治疗病态窦房结综合征 30 例疗效观察 [J]. 吉林中医药，2000，20（5）：18.

按：病态窦房结综合征多见于老年人，由于年老体弱，或久病过劳,致心肾阳气亏损,心阳不振,无以温煦推动血液,则胸阳不得舒展,脉络受阻,营血运行不畅,心脉失养,而产生心悸怔忡、脉迟结代等症状。病机在于心肾阳虚,血脉痹阻。故治疗时,应以温阳通脉为主,兼施益气、养阴等法。方中以人参益气温阳;细辛、桂枝温通经脉以通心阳;炙甘草补中益气,兼调和诸药;用麦冬、五味子滋阴敛气,助阳气之生,制阳药之燥;又因心生血脉,血脉瘀阻是形成本病的重要条件,故用当归、丹参养血活血、通脉兼以养心。诸药相配,共奏温阳、益气、活血通脉之力,收效良好。

增 脉 灵

【药物组成】 鹿角霜(冲服)3 g,制附子3~15 g,淫羊藿、桂枝、红参、桃仁、红花、黄精、枳实各10 g,黄芪20~45 g,丹参20 g,当归、麦冬各15 g,五味子6~15 g,炙甘草6 g。

加减:以血瘀证为突出表现者,症见胸痛、口唇青紫,加水蛭;痰浊内盛者,症见胸闷、憋气、苔白腻,加瓜蒌、薤白、法半夏;脾虚纳差、便溏者,加炒白术、山药;兼阴虚者,症见心烦盗汗、舌红少苔,加玉竹、生地黄、熟地黄、何首乌;失眠者,加酸枣仁、远志、柏子仁。

【适用病症】 病态窦房结综合征。

【用药方法】 每天1剂,水煎2次,分早、中、晚服。1个月为1个疗程。

【临床疗效】 此方加减治疗病态窦房结综合征30例,显效(临床主要症状消失或基本消失,心电图复查每分钟心率>60次)22例,有效(临床主要症状明显减轻,心电图复查每分钟心率>50次)6例,无效(临床主要症状无好转,心电图复查每分钟心率＜50次或无变化）2例。总有效率92.92％。

【病案举例】　杨某，女，67岁。胸闷、憋气、心慌、头晕、乏力，反复发作4年，加重1个月。西医诊断：病态窦房结综合征。诊见：精神萎靡，面色无华，头晕乏力，胸闷、憋气夜间加重，心慌气短，畏寒肢冷，不思进食，夜寐欠安，小便通调，大便质软，口唇色紫，舌质暗红有瘀斑、少苔，脉迟缓结代无力。心电图示：窦性心动过缓（心率43次/分），频发室性早搏、房性早搏、结性早搏，T波倒置或双向，ST段轻度压低。诊断为胸痹。证属心肾阳虚兼夹血瘀。治以温阳益气、化瘀通络为主，佐以滋阴复脉。服增脉汤原方6剂（其中制附子、五味子各10 g）后，头晕乏力、心慌憋气明显改善，但腰膝酸痛。复查心电图示：心率55次/分，仍见室性早搏、房性早搏、结性早搏。前方加杜仲、川断、桑寄生以补肾强腰脊；制附子、五味子均增至15 g。续服6剂，已无头晕、心慌、憋气，偶感乏力，夜间睡眠欠安，时感心烦燥热。复查心电图示：室性早搏偶发，心率增至60次/分。原方减少制附子用量为3 g，去红参，改予西洋参10 g，加用酸枣仁10 g，柏子仁15 g以养心安神。服药2周后，病情稳定。复查心电图示：窦性心律，心率72次/分，未见室性早搏、房性早搏、结性早搏等。药已中病，以原方为基础制成蜜丸，每天早、晚各服1丸，连服2个月，患者自觉无不适。复查心电图示：窦性心率，心率70次/分。

【验方来源】　傅津. 增脉灵治疗病态窦房结综合征30例[J]. 天津中医，2000，17（3）：11.

按：病态窦房结综合征是临床上常见的难治症之一，起病隐匿，病史较长，病情进展缓慢，临床主要以心率缓慢所致的心、脑、肾等脏器供血不足而产生心悸、胸闷且痛、头晕、易疲倦、乏力等，严重可致昏厥、猝死。本病属中医学心悸、怔忡、眩晕、胸痹等范畴。其病位在心，其本在肾，临证表现多属心肾阳虚。增脉灵以益气温阳，活血化瘀，滋阴复脉立法遣方。方中的鹿角霜、淫羊藿温补肾阳，促进血脉运行；桂枝、制附子温通胸中阳气；红参、黄芪大补元气，通调血脉；当归、桃仁、红花、丹参活血养血，化瘀通脉，瘀去脉通，脉行无碍；枳实破气消积，化痰散痞；黄精补肾填精，合麦冬、五味子滋阴复脉；炙甘草补脾益气，调和诸药。全方通过温阳使缓慢心率增加，益气使心脉运行加强，活血改善血流滞缓。同时根据"阴阳互根"的理论，佐以滋阴之品，取"阴中求阳"之意，又可防参附燥热伤津之虞。本方有改善心肌传导，抑制异位起搏灶的兴奋性，增快心率的作用，临床用于病态窦房结综合征，结合患者个体状况，适当化裁，可以收到满意疗效。

温阳复脉汤

【药物组成】　制附子 10～15 g，细辛 3～6 g，丹参 20 g，红参、阿胶、麦冬、甘草各 10 g，白芍、当归各 12 g，肉桂末（冲服）5 g。

加减：气虚甚者，加黄芪 30 g；兼阳虚寒凝者，重用制附子至 15 g，细辛至 6 g，加麻黄 9 g，仙茅、淫羊藿各 15 g；兼气滞者，加薤白 12 g，郁金 15 g；兼血瘀者，加红花、川芎各 15 g；兼痰浊者，加瓜蒌 15 g，远志 10 g，陈皮 12 g；气阴两虚者，加西洋参 10 g，玉竹、五味子各 12 g。

【适用病症】　病态窦房结综合征。

【用药方法】　每天 1 剂，水煎温服。2 个月为 1 个疗程。

【临床疗效】　此方加减治疗病态窦房结综合征 21 例，临床痊愈（自觉症状消失，心电图表现窦性心律，心率＞60 次/分，正常心电图，半年之内无复发）5 例，显效（自觉症状明显改善，心率＞55 次/分，或较原基础心率增加 15 次/分，或窦房阻滞消失，窦性停搏时间≤1.2秒）9例，有效（自觉症状好转，心电图表现窦性心动过缓，窦房阻滞，窦性停搏有所改善，但未达到显效标准，所合并其他心律失常明显改善者）4例，无效（自觉症状和心电图均无变化）3例。总有效率85.7%。

【病案举例】 曹某，男，52岁。心悸怔忡、气短乏力，动则尤甚5年，曾在某院诊断：冠心病，病态窦房结综合征。屡治不验。诊见：舌质淡而略暗，脉细迟而结。心电图示：窦性心动过缓（心率40次/分）、窦性停搏、结性逸搏。ST段下移0.3 mV，T波倒置。诊断为心悸（冠心病、病窦综合征）。证属心阳衰微、营血涩少兼心脉瘀阻。治以温阳益气、调营复脉。方用温阳复脉汤加干姜10 g，川芎9 g。10剂后，诸症状大减，心率50次/分。守方治疗50天，自觉症状完全消失，舌质淡红，脉和缓有力。心电图示：窦性心律，心率68次/分，心律正常，ST段下移及T波倒置改善。改服心宝丸每次服2粒，每天3次，巩固疗效。随访半年情况良好。

【验方来源】 刘福来. 温阳复脉汤治疗病态窦房结综合征21例 [J]. 北京中医，2000，19（3）：13.

按： 病态窦房结综合征根据其症状特征，多归属于中医学心悸、怔忡等病范畴。脉沉迟为本病必具之脉，结脉、细脉也常同时出现。临床虽可兼见气滞、血瘀、寒凝、痰阻及气阴两虚，但心阳衰微，血脉不畅为其基本病机。温阳复脉汤中以制附子、肉桂末、红参辛温，温心阳，益心气，助心脉；当归、白芍、丹参、麦冬、阿胶等养血和血，调营复脉。诸药合用，可使心阳振奋，心血畅行，血脉调和，五脏得养，达到症消脉复。

补气助阳汤

【药物组成】 红参、桂枝、麻黄、瓜蒌、红花各12 g，黄芪、丹参各 20 g，桃仁、甘草各 10 g，制半夏、威灵仙各 15 g，细辛 3 g。

加减：寒甚者，加制附子 9 g；痰饮甚者，加葶苈子 6 g；阴虚者，加麦冬、熟地黄各 12 g。

【适用病症】　病态窦房结综合征。

【用药方法】　每天 1 剂，水煎 2 次，分早、晚服。连续用药 3 周为 1 个疗程。心率 <40 次/分者，配合异丙肾上腺素每次 5 ~ 10 mg 舌下含化，每天 3 次。

【临床疗效】　此方加减治疗病窦综合征 18 例，临床治愈（心率 ≥60 次/分，自觉症状消失）8 例，有效（心率 >50 次/分，自觉症状改善）7 例，无效（连续治疗 3 个疗程，心率提高不明显）3 例。

【病案举例】　霍某，男，44 岁。因晕厥来诊。心电图示：窦性心动过缓，心率 38 次/分。曾用西药治疗月余，症状及心电图改善不明显。诊见：脉细，律齐，脉搏 43 次/分，头晕，心悸，胸闷气短，四肢发凉，舌淡胖有齿痕、苔薄白。证属心阳不足，气虚血瘀，寒痰凝滞。治以温通心阳、益气活血。以补气助阳汤加制附子 9 g。治疗 1 周后，头晕、心悸诸症状减轻。继服 1 个疗程，心率达 50 ~ 60 次/分。再服药 2 周，心率达 68 次/分，诸症状消失，复查心电图正常。随访 2 年病未发。

【验方来源】　李儒文，徐菊香. 补气助阳汤治疗病态窦房结综合征［J］. 湖北中医杂志，2001，23（4）：24.

按：病态窦房结综合征临床上较为多见，中医学认为，心气不足、脾肾阳衰是本病的根本病机。肾阳乃人体之元阳，脾肾阳衰，心阳得不到温煦，则心气亏虚，心阳不振，推动无力，故产生心率迟缓。而痰饮、瘀血又为气虚阳衰的病理产物。补气助阳汤方中以红参、黄芪、甘草补益心气；制附子、桂枝、麻黄、细辛温肾助阳。现代药理研究表明，制附子、麻黄、细辛具有兴奋窦房结，提高窦房结频率，改善窦房结周围组织的功能。制半夏、瓜蒌、威灵仙祛湿化痰；丹参、红花、桃仁活血化瘀，可改善心脏功能及血液循环。诸药合用，补气助阳、化痰祛瘀，具有明显改善窦房结心率的功能。

补阳复律汤

【药物组成】 麻黄、细辛各 9 g，熟附子、肉桂、赤芍、红花、制半夏各 12 g，瓜蒌、薤白各 15 g，丹参、黄芪各 20 g，三七（研末冲服）5 g。

【适用病症】 病态窦房结综合征。

【用药方法】 每天 1 剂，加水至 500 mL，浓煎至 200 mL，分早、晚服。4 周为 1 个疗程。

【临床疗效】 此方治疗病态窦房结综合征 58 例，显效 [主要症状消失，动态心电图 24 小时平均心率（窦性心律）提高 >10 次/分，阿托品试验转阴或其窦性心律提高 >15 次/分；窦房传导时间、恢复时间明显改善] 19 例，有效 [主要症状部分消失，动态心电图 24 小时平均心率（窦性心律）提高 >5 次/分，阿托品试验中窦性心律提高 >10 次/分] 32 例，无效（各种检查指标均无改善）7 例。总有效率 87.93%。

【验方来源】 陈伯钧，严才荣. 补阳复律汤治疗病态窦房结综合征 58 例 [J]. 江苏中医，1999，20（2）：21.

按：病态窦房结综合征是由于窦房结或其周围组织的器质性病变导致了功能障碍，从而产生多种心律失常和多种症状。本病在中医学中，属心悸、眩晕、胸痹等范畴。其主要病机为阳气虚损，阴寒内盛。在阳虚的基础上可有不同程度的血瘀、痰湿等。故治从温补心肾阳气入手，佐以活血化瘀。补阳复律汤方中以熟附子、麻黄、肉桂、细辛、黄芪温补心肾阳气；丹参、红花、赤芍、三七活血化瘀；瓜蒌、薤白、制半夏祛湿化痰。诸药合用，共奏益气温阳、化痰祛瘀之功效。本方有显著的改善窦房结功能，兴奋心脏传导系统，增加冠状动脉及心肌血供等功效，用于治疗病态窦房结综合征有较好的疗效。

小青龙汤加味方

【药物组成】　桂枝 10 ~ 20 g，炙麻黄、细辛各 5 ~ 12 g，干姜、五味子各 5 ~ 10 g，制半夏 10 g，白芍 10 ~ 15 g，炙甘草 6 ~ 15 g。

加减：阳虚明显者，加制附子、补骨脂；气虚明显者，加炙黄芪、党参（或红参）；气阴两虚者，加西洋参、麦冬，去干姜、制半夏；痰湿痹阻者，加薤白、瓜蒌、石菖蒲；夹有瘀血者，加赤芍、丹参、红花；并发早搏者，加苦参、当归；尿少浮肿者，加茯苓、白术。

【适用病症】　病态窦房结综合征。

【用药方法】　每天 1 剂，水煎取药液 400 mL，分早、晚温服。连用 4 周为 1 个疗程。服药期间停用一切影响心率的中西药物。

【临床疗效】　此方加减治疗病态窦房结综合征 24 例，显效 13 例，有效 9 例，无效 2 例。总有效率 91.7%。

【验方来源】　姚祖培，陈建新. 小青龙汤治疗病态窦房结综合征 24 例 [J]. 江苏中医，2000，21（7）：14.

按：病态窦房结综合征是由窦房结病变导致起搏或传导功能减退，产生以心动过缓为基本临床特征的多种心律失常的综合表现，属于中医学迟脉证、眩晕、心悸、胸痹、厥证等范畴。小青龙汤方中以桂枝、炙甘草通脉益气，温振心阳；麻黄取炙是取其温里而不欲发表，与干姜、细辛合用可奏暖脾肺以助心阳之功；

制半夏和胃降逆，化痰散结。白芍、五味子养血和营，阴敛酸收，一是配阴以扶阳，可使脏腑阴阳保持平衡；二是能制约诸辛散温燥之品耗气伤阴。全方共奏辛甘化阳、温振胸阳为主，酸甘化阴、和营敛津为辅，相须相使，相反相成，随证适当加减，因而能取得改善患者临床症状和心电图，提高基础心率，促进窦房结起搏和传导功能恢复的显著疗效，且不良反应较少。

温阳增脉汤

【药物组成】　熟附子、仙茅各 18 g，肉桂（研末分冲服）9 g，白术、补骨脂各 12 g，桃仁、陈皮各 10 g，炙党参、炙黄芪、丹参各 30 g，茯苓 15 g。

加减：心阳不振，胸闷憋气者，加瓜蒌、薤白、郁金以通阳宣痹；血行不畅，瘀血内阻，心胸刺痛，唇甲青紫者，加赤芍、红花、檀香以行气化瘀；水湿泛滥，水肿较甚者，加茯苓皮、猪苓、大腹皮、椒目、车前子；若兼外感，见发热、恶寒、脉沉者，加麻黄、细辛温阳解表；若心肾阳虚，阳损及阴，阴竭阳脱，大汗淋漓，四肢厥冷，脉细欲绝者，加红参浓煎灌饲，以益气固脱。

【适用病症】　病态窦房结综合征。

【用药方法】　每天 1 剂，水煎服。

【临床疗效】　此方加减治疗病态窦房结综合征 48 例，显效（临床主要症状消失或基本消失，心电图复查每分钟心率>55次）30 例，有效（临床主要症状明显减轻，心电图复查每分钟心率>50 次）16 例，无效（临床主要症状有好转，心电图复查每分钟心率≤50 次或无变化）2 例。总有效率95.8%

【验方来源】　陈寿松. 温阳增脉汤治疗病态窦房结综合征 48 例 [J]. 上海中医药杂志，1999，（3）：15.

按：病态窦房结综合征多见于老年人，起病隐匿史较长，病情进展缓慢，临床主要以心率缓慢所致的心、脑、肾等脏器供血不足而产生心悸、胸闷且痛、头昏、易疲倦、无力、活动后气促等。中医学认为本病的基本病因病机是素体阳虚或年老体弱，或久病不愈而致心阳虚损，肾阳不足，命门火衰，阴乘阳位，兼夹血瘀、痰浊之邪，使脉道不畅，鼓动无力，脉来迟缓。其病位在心，其本在肾、脾，主要病理改变为心肾脾阳不足，病情迁延日久，可致阴阳两虚。温阳增脉汤方中以熟附子合肉桂、补骨脂、仙茅温肾壮阳；以炙党参、炙黄芪、白术、陈皮、茯苓健脾益气，以助化源。久病多瘀，配以桃仁、丹参等活血化瘀药合用，瘀去脉通，血行无碍，脉来如常，因此特别适用于缓慢性心律失常，属肾阳不足、阴寒内盛之迟脉症患者。

七　福　饮

【药物组成】　人参（另煎）15 g，熟地黄 20 g，当归、白术、酸枣仁各 10 g，炙远志 6 g，炙甘草 5 g。

加减：形寒肢冷、夜尿多、头晕者，加制附子 10 g，肉桂、细辛各 3 g，干姜 5 g；舌有瘀斑或舌下静脉曲张者，加川芎、红花各 10 g，丹参 12 g；心悸、自汗者，加煅龙骨、煅牡蛎各 20 g，桂枝 6 g；关节酸痛者，加牛膝、杜仲各 10 g，鸡血藤 20 g。

【适用病症】　病态窦房结综合征。

【用药方法】　每天 1 剂，水煎 2 次，分早、晚服。2 个月为 1 个疗程。

【临床疗效】　此方加减治疗病态窦房结综合征 20 例，显效（症状消失，心率增加 10 次/分以上，或恢复正常窦性心律）8 例，有效（症状改善，心率增加 5～9 次/分以上）10 例，无效（症状无改善，心率无增加）2 例。总有效率 90%。

【病案举例】　赵某，女，57 岁。半年前出现胸闷心悸，心前区隐痛不适，伴见头晕，畏寒肢冷，疲乏无力，曾服用阿托品及中药治疗，服药时心率上下波动不稳定，停药后心率减慢。诊见：舌质淡、舌体胖大、苔白、脉沉迟。检查心率 45 次/分，律不齐，Q-T 间期延长，窦房传导阻滞。窦房结功能激发试验阳性。西医诊断：冠心病，病态窦房结综合征。中医辨证诊断：心脾肾阳气亏虚。方用七福饮加制附子 10 g，肉桂、细辛各 3 g，干姜 5 g。并配合西药对症治疗。治疗 7 天后，心率提高到 54 次/分，脉律变为规整，胸闷心慌减轻，停用西药。续服中药 20 剂，心率达 60 次/分，仅劳累后有胸闷感。复查心电图提示大致正常。续服上方，以巩固疗效。

【验方来源】　曾薇，袁劲松. 中西医结合治疗病态窦房结综合征 20 例疗效观察［J］. 湖南中医杂志，1999，15（4）：9.

按：病态窦房结综合征是一种由于窦房结及其周围组织病变引起的窦房结兴奋性降低及传导障碍，表现以缓慢心律失常为主要特征的综合征。本病多见于老年人，发展缓慢，单用西药治疗效果不佳，配合中药治疗能有效地改善症状。本病在中医学中可归属于胸痹、心悸、眩晕、厥证等病证范畴。其病变主要在心，与脾、肾密切相关。若心脾肾阳气亏虚，无力鼓动心脉，则血行涩滞，故见心率、脉搏过缓。心脾气血亏虚，阳气不足，实为本病之病机关键。七福饮重在提高心率，增加心排血量之目的，从而消除或减轻症状。尤宜于治疗气血亏虚而心脾尤甚者。

温阳益气方

【药物组成】　红参 6～10 g，熟附子 15～30 g，桂枝、生甘草各 10～15 g。此方适宜于阴阳亏虚证。

加减：阴阳两虚证者，加女贞子、麦冬各 15 g；若偏心阳虚者，加茯苓 30 g；偏心肾阳虚者，加麻黄、细辛各 3 g，仙鹤草 30 g；痰湿明显者，加制半夏 12 g，薤白 15 g；瘀血症状明显者，加赤芍 15 g，丹参 30 g，檀香 6 g。

【适用病症】　病态窦房结综合征。

【用药方法】　每天 1 剂，水煎 2 次，分早、晚服。30 天为1 个疗程。

【临床疗效】　此方加减治疗病态窦房结综合征 25 例，显效（症状、体征、心电图、心率恢复正常）10 例，有效（症状、体征、心电图、心率均有进步）13 例，无效（与治疗前比较无变化）2 例。总有效率 92%。

【验方来源】　朱翠玲，张笑丽. 温阳益气方治疗病态窦房结综合征 25 例［J］. 中医杂志，2000，41（9）：570.

按：病态窦房结综合征是心血管疑难病症，西药治疗无明显效果，对于病情较重者可安装起搏器。本病从临床表现来看，属于中医学心悸、胸痹、眩晕、迟脉症等范畴。临床多有畏寒、手足不温等表现，治宜温阳益气法，可收到较好的疗效。

增　脉　饮

【药物组成】　黄芪 20 g，党参、淫羊藿、益母草、炙甘草各 10 g，熟附子（先煎）、桂枝各 9 g，麦冬、赤芍、白芍、丹参各 15 g。

【适用病症】　病态窦房结综合征。

【用药方法】　每天 1 剂，水煎 2 次，分早、晚温服。15 天为 1 个疗程。心率低于 40 次/分者，酌情用阿托品每次 0.3～0.5 mg 口服，每天 3 次。

【临床疗效】　此方治疗病态窦房结综合征 38 例，显效

（临床症状改善，心率增加 30% 以上，或恢复至 60 次/分以上）
14 例，有效（临床症状改善，心率增加不足 30%）20 例，无效
（临床症状无改善，心率无变化）4 例。总有效率 89.47%。

【病案举例】　刘某，男，56 岁。心慌、胸闷、气短间断发
作 3 年，加重 2 个月。患者既往有冠心病史。近 2 个月来，因劳
累病症加重。诊见：心慌气短，胸闷憋气，头晕乏力，畏寒腰
酸，舌淡暗、苔白，脉沉迟。患者平素心率最慢在 36 次/分。检
查：心率 42 次/分，律齐，未闻病理性杂音，血压 16/10 kPa。
心电图示：窦性心动过缓，心率 40 次/分，心肌缺血；阿托品试
验阳性。西医诊断：冠心病，病态窦房结综合征。中医诊断：心
悸。证属心肾阳虚，气虚血瘀型。治以温阳散寒、益气化瘀。方
用增脉饮，7 剂。服药后心率在 53 次/分左右，心慌气短、胸闷
减轻，头晕乏力、畏寒腰酸症状消失，舌淡、苔薄白，脉沉缓。
上方去益母草、赤芍，再服 10 剂，心率上升至 64 次/分，临床
症状基本消失，心电图示：缺血状况明显改善。上方随症加减，
继服 15 剂以巩固疗效。随访半年病情未见反复。

【验方来源】　冯辉，车树强. 自拟增脉饮治疗病态窦房结
综合征 38 例［J］. 天津中医学院学报，1997，16（3）：8.

按：病态窦房结综合征是临床常见的一种症候群，是由于各
种病理过程累及窦房结及其临近组织引起窦房结的起搏及传导功
能障碍，从而产生多种心律失常和临床症状的综合征。由于本病
病因复杂，且有相当一部分原因不明，因此治疗颇为棘手。中医
学认为，阳气虚衰是其发病的根本，心阳不振，脾阳不足，肾阳
虚衰是阳气虚衰的具体表现。心阳不足往往又是导致心血瘀阻的
原因，因而治疗中在解决阳气虚衰的同时，应注意寒凝血瘀的存
在。增脉饮方中以黄芪、党参、炙甘草补心气；熟附子、淫羊
藿、桂枝温阳散寒；赤芍、白芍、丹参、益母草养血活血化瘀；
麦冬滋阴益液，并防止温药过热。诸药合用达到温阳散寒、益气

化瘀之功效。临床以本方治疗病态窦房结综合征疗效显著，可以明显提高心率，改善缺血状况及临床症状。但由于本病心率过慢，尤其老年患者易发生阿-斯综合征，因此临床上出现心率过于缓慢时，应考虑配合西药治疗，并予以密切观察，以防发生危象。

升　率　汤

【药物组成】　人参、熟附子、黄芪、麦冬各 15 g，党参、玄参、炙甘草、丹参各 20 g。

加减：以气虚为主者，重用黄芪、党参；以阳虚为主者，加肉桂；以气滞血瘀为主者，重用丹参或加川芎、红花；咳嗽气喘多痰者，加川贝母、鱼腥草、金银花、白果；大便干燥者，加当归、大黄；头痛头晕者，加玄参、生地黄、车前子；肢冷便溏者，加干姜、炒白术、大枣；胸部作痛者，加瓜蒌、薤白；恶心呕吐者，加制半夏、竹茹、生姜；脘腹痞胀者，酌加陈皮、白扁豆、炒鸡内金；身体灼热者，加芦根、紫苏叶；烦躁心情激动，多虑失眠多梦者，加远志、酸枣仁、夜交藤等。夏季，熟附子减量至 8 g。

【适用病症】　病态窦房结综合征。症见周身乏力、心悸、胸闷、头昏、眼花、眩晕、突然晕厥及心电图有窦性心动过缓等症状。阿托品试验阳性。运动试验即刻心电图心率＜90 次/分。测定窦房结恢复时间＞2 000 ms。

【用药方法】　每天 1 剂，水煎服。45 天为 1 个疗程，至少连服 150 天以上。并配合常规静脉滴注能量合剂或复方丹参注射液以及对症治疗。

【临床疗效】　此方加减治疗病态窦房结综合征 22 例，显效（临床症状消失，安静状态下心率 60 次/分以上，或比治疗前提高 10 次/分以上，阿托品试验及固有心率测定转阴性，测定窦房结恢复时间及校正窦房结恢复时间均恢复正常）13 例，有效（临床症状改善或消失，安静状态下心率 55～60 次/分，或比治疗前提高 5～9 次/分，阿托品试验、固有心率测定转阴或接近正常，测定窦房结恢复时间及校正窦房结恢复时间明显缩短，至少分别缩短 300 ms 及 200 ms 以上）7 例，无效（临床症状、心率、阿托品试验、固有心率、测定窦房结恢复时间及校正窦房结恢复时间基本无变化）2 例。总有效率 90.8%。

【验方来源】　吕祖英，王宗战，杨翠平. 中西医结合治疗病态窦房结综合征 22 例［J］. 山东中医杂志，1996，15（6）：268.

按：病态窦房结综合征的病理改变主要为冠心病或心肌炎等所致的窦房结及其周围组织的炎症、缺血及纤维化。治疗方法均是改善和消除窦房结的病理变化，使其恢复正常的起搏和传导功能。升率汤中的人参能提高心肌细胞耐缺氧能力，改善左心室收缩与舒张功能不全的状况，保护受损的心肌，从而使运动耐力增加，具有明显强心作用；熟附子、黄芪、党参、麦冬等温阳补气药，可以改善心功能，增加重要器官的血液灌注，配合活血化瘀的丹参等药，能明显增加心输出量及冠状动脉血流量，从而改善心肌供血、供氧和改善微循环等。而且中西药联合应用可取长补短，不但疗效增强，而且见效快，作用持久。

复　窦　汤

【药物组成】　黄芪、党参各 60 g，炙甘草、黄精、丹参各 30 g，菟丝子 45 g，制附子（先煎）18 g，桂枝 15 g，细辛 6 g。

加减：病情较重，头昏、心悸明显，甚则出现晕厥，心率<40 次/分者，取红参 15 g，制附子（先煎）20 g 急煎先服；

阴虚口干、舌质嫩红者，加麦冬、玉竹各 30 g；脾虚纳差痰湿较盛者，加白术 18 g，陈皮 15 g。

【适用病症】　病态窦房结综合征。主要临床症状为持续性窦性心动过缓及心脑供血不足的头昏、心悸、胸闷、乏力等。

【用药方法】　每天 1 剂，水煎 2 次，分早、晚服。20 天为 1 个疗程。

【临床疗效】　此方加减治疗病态窦房结综合征 67 例，显效（1 个疗程后，头昏、心悸、胸闷、乏力明显减轻，心率 60 次/分以上，心率较原增加 10 次/分以上）36 例，有效（2 个疗程后，头昏、心悸、胸闷、乏力较前减轻，心率恢复在 55 次/分以上，心率较原增加 5～7 次/分）25 例，无效（3 个疗程后诸症状未减轻，心率治疗前后无改变）6 例。总有效率 91.04%。

【验方来源】　李宝蝉，潘志宁. 自拟复窦汤治疗病态窦房结综合征 67 例［J］. 辽宁中医杂志，2000，27（8）：355.

按：病态窦房结综合征又称窦房结功能不全，由窦房结及其邻近组织病变引起窦房结起搏功能和（或）窦房结传导障碍，从而产生心律失常和临床症状。大多数患者继发于冠心病，其次为心肌病和心肌炎，亦可由高血压性心脏病、风湿性心脏病，或因手术损害窦房结，以及特发性、家族性窦房结疾病所致。多见于老年人。本病多属中医学迟脉证、心悸、胸痹等范畴。其病机主要为心肾阳虚，其病在心，其本在肾。治以益气温阳、祛瘀通脉强心为主。复窦汤中以黄芪、党参、黄精、炙甘草益气补中养阴；菟丝子、制附子、桂枝、细辛温补肾阳，强心通脉；更用丹参以活血祛瘀助桂枝、细辛温通心阳。全方共奏益气温阳、祛瘀通脉强心之功。临床运用时随症加减，可收到较好疗效。

参芪丹桂汤

【药物组成】 党参、丹参、益母草、葛根、炙甘草各15 g，黄芪 20 g，当归、赤芍、生地黄、酸枣仁、炒枳壳各10 g，川芎、桂枝各 5 g。

加减：畏寒肢冷者，加制附子；纳差便溏者，加山药、炒白术；手足麻木，舌有瘀斑者，加桃仁、红花；腰痛耳鸣者，加桑寄生、枸杞子、续断；胸闷心悸者，加瓜蒌、炙远志；咳嗽痰多色白者，加法半夏、薤白；睡眠差者，加五味子、百合；口渴，大便干结者，加玄参、沙参；咽痛，咳嗽痰黄者，加金银花、黄芩。

【适用病症】 老年病态窦房结综合征。

【用药方法】 每天 1 剂，水煎服。

【临床疗效】 此方加减治疗老年病态窦房结综合征35 例，显效（服药 1 个月后临床症状消失、心率提高 5 次/分以上）8例，有效（服药 2 个月后临床症状改善，心率提高 1～5 次/分）21 例，无效（服药 2 个月以上，临床症状改善、心率无明显改善）6 例。

【验方来源】 严婉英，何建平. 参芪丹桂汤治疗老年病态窦房结综合征35 例［J］. 上海中医药杂志，1999，(3)：14.

按：老年病态窦房结综合征的病机为胸阳不足，阴邪上乘，痹于胸中，为阴盛阳衰之证。方中的党参、黄芪补中益气；丹参、当归、赤芍、生地黄、川芎、益母草补血活血行瘀；桂枝、炙甘草、炒枳壳温通心阳，理气畅中；酸枣仁宁心安神。全方共奏益气血、温心阳、活血行瘀、温经通脉之功。现代药理研究表明：党参、黄芪具有强心作用，黄芪还具有抗病毒、改善微循环作用，黄芪配丹参可降低血液黏稠度和外周阻力；当归、桂枝配赤芍、炙甘草具有较强的扩张血管；改善末梢循环作用，起调和营卫、温经通脉之功；葛根具有降血压、扩张冠状动脉血管的功效；酸枣仁具有镇静催眠作用。因此，参芪丹桂汤具有明显的改善心肌供血和增强心脏功能的作用。

温阳健脾复脉汤*

【药物组成】 炙党参、炙黄芪、茯苓、生地黄各 15 g，当归、补骨脂、阿胶（烊化）、麦冬、炙甘草各 10 g，炒白术 12 g，熟附子、桂枝各 5 g，枳壳 9 g。

加减：胸闷憋气者，加瓜蒌、薤白；心胸刺痛，唇甲青紫者，加丹参、檀香；腰膝酸软者，加杜仲、菟丝子；不寐者，加酸枣仁、柏子仁；水肿甚者，加茯苓皮、猪苓、泽泻；大汗淋漓，四肢厥冷，脉微欲绝者，加独参汤。

【适用病症】 老年病态窦房结综合征。

【用药方法】 每天 1 剂，水煎服。10 天为 1 个疗程。同时服用心宝丸每次 1~2 丸，每天 3 次，温开水送服。

【临床疗效】 此方加减治疗老年病态窦房结综合征 40 例，显效（服药 1 个月后临床症状消失，心率提高 5 次/分以上）12 例，有效（服药 2 个月后临床症状改善，心率提高 1~5 次/分）20 例，无效（服药 2 个月以上，或有临床症状改善，心率无明显改善）8 例。总有效率 80%。

【验方来源】 余希瑛. 自拟温阳健脾复脉汤合心宝丸治疗老年病态窦房结综合征 40 例［J］. 河北中医，2000，22（10）：760.

按：老年病态窦房结综合征起病隐匿，病史较长，病情进展缓慢，临床主要以心率缓慢所致的心、脑、肾等脏器供血不足而产生心悸，胸闷且痛，头晕乏力，易疲倦，活动后气促为主要表现，重则突然昏厥，大汗淋漓，舌苔白，脉沉迟或结代。其病位在心，心阳虚损，心气不足，无力鼓动血脉是其主要病机。然而，肾为先天之本，阴阳之根；脾乃后天之本，气血生化之源。心必须依赖脾肾的滋养才能发挥正常功能。若肾阳不足，脾气虚衰，不能助心阳搏动，心失其温煦，且阳虚则为内寒，使血脉滞涩，传导缓慢而见迟脉。其治宜温阳益气，温阳健脾复脉汤中以熟附子、补骨脂壮肾阳；炙党参、炙黄芪、茯苓、炒白术健脾益气；枳壳、桂枝、炙甘草温通心阳，理气和中；当归、阿胶、生地黄、麦冬滋阴养血。全方共奏温阳复脉之功。

炙甘草汤加减方

【药物组成】 炙甘草 15 g，红参（或党参 20 g）、生姜各 10 g，桂枝、熟附子、阿胶（烊化）、麦冬、麻仁各 10 g，丹参、生地黄各 20 g，大枣 6 枚。

加减：胸憋闷甚者，加瓜蒌 15 g，薤白 10 g；气虚甚者，加黄芪 30 g；气滞者，加枳壳 10 g，降香 6 g；血瘀者，加桃仁、红花、川芎各 10 g，三七粉（冲服）3 g；阴虚者，去熟附子，加玄参 15 g；夹痰浊者，加法半夏、葶苈子各 10 g。

【适用病症】 老年病态窦房结综合征。

【用药方法】 每天 1 剂，水煎 2 次，分早、晚服。15 天为 1 个疗程，用 2～6 个疗程。

【临床疗效】 此方加减治疗老年病态窦房结综合征 44 例，显效（症状消失，心率 >60 次/分，或比用药前提高 10 次/分以上）30 例，好转（症状改善，心率 55～59 次/分，或比用药前提高 5～9 次/分）10 例，无效（症状无改善，心率提高 <5 次/分）4 例。总有效率 90.9% 。

【病案举例】 杜某，男，75 岁。头晕乏力，胸闷气短，形寒肢冷 10 余年，加重伴下肢浮肿 1 周。心电图示窦性心动过缓，48 次/分，频发房性早搏，ST-T 段异常。阿托品试验阳性，临床诊断：①冠心病心绞痛、心脏功能Ⅲ级。②病态窦房结综合征。经予以硝酸异山梨酯、卡托普利、654-2、心宝丸、阿司匹林、呋塞米、极化液加硝酸甘油静脉滴注等治疗 10 天，胸闷气短、下肢浮肿等好转，仍心动过缓。停用极化液、呋塞米、654-2 等药，加中药治疗。证属心肾阳虚，血不养心夹血瘀。方用炙甘草汤加减：炙甘草 15 g，党参、丹参各 20 g，熟附子、桂枝、麦冬、阿胶（烊化）、麻仁、郁金、生姜各 10 g，大枣 6 枚。服 15 剂，心率 62 次/分，律齐，仍有心绞痛发作，去麻仁后，加川芎 10 g，三七粉（冲服）3 g。再服 15 剂，临床症状消失，心率维持在 60~72 次/分。续服 1 个月，巩固疗效。随访 1 年余病情稳定。

【验方来源】 苗润泰. 炙甘草汤加减治疗老年病态窦房结综合征 44 例 [J]. 陕西中医，2000，21（9）：390.

按：老年病态窦房结综合征属中医脉迟、厥证、胸痹等病范畴。多由心气不足，心肾阳虚，气血失运，无力鼓动血脉，致使脉来迟缓或结代。或气滞血瘀，致脉络瘀阻所致者。治疗本病以重用补气温阳之品为主，佐以健脾固肾，养血滋阴，方能奏效。药用炙甘草益气健脾，养心复脉；红参大补心气推动血脉；熟附子功擅温补元阳；桂枝通阳逐寒，以振奋心率；麦冬、生地黄、阿胶、麻仁滋阴养血润肠，并调温燥药之偏性；丹参活血通脉；生姜、大枣调和营卫。诸药配合，共奏益气养心、温阳复脉、养血通络之功效，使心阳通、心气复、脉络畅，诸症状除。

各类型心力衰竭验方

补气益心汤

【药物组成】 人参、五味子各 9 g，麦冬 30~60 g，桂枝 15~30 g，益母草 30 g，茯苓 20 g。

加减：胸闷憋气，咳逆不能平卧者，加葶苈子；尿少，下肢浮肿者，加车前子、王不留行；头痛眩晕，目赤者，加茺蔚子、石决明；恶心呕吐者，加制半夏、陈皮；心悸气短，稍动加重者，加黄芪；面白，畏寒肢冷者，加炮附子；胸闷胸痛者，加石菖蒲、薤白；腹胀，大便不通者，加大腹皮、大黄。

【适用病症】 心力衰竭。

【用药方法】 每天 1 剂，水煎 2 次，分 2~3 次温服。并配合西药治疗。2 周为 1 个疗程，连续观察 2 个疗程。

【临床疗效】 此方加减配合西药治疗心力衰竭 35 例，临床短期治愈（心功能纠正至Ⅰ级，症状、体征基本消失，各项检查恢复正常）8 例，显效（心功能进步 2 级以上，而未达到Ⅰ级心功能，症状、体征及各项检查明显改善）14 例，有效（心功能进步 1 级，而未达到Ⅰ级心功能，症状、体征及各项检查明显改善）11 例，无效（心功能无明显变化）2 例。总有效率 92.29%。

【验方来源】 赵升刚. 中西医结合治疗心力衰竭 35 例 [J]. 新疆中医药，2000，(3)：38.

按：心力衰竭的病机特点是本虚标实。本虚责之心气亏虚，心阳不振；标实主要表现为瘀血、水气内停。益气养心、化瘀行水是治疗心力衰竭的重要方法。心力衰竭病本在于心气不足，推动无力，不能帅血畅行，血瘀以致水停，故其治疗当以补气养心为首务，以求恢复不足之心气，气旺则能帅血而行津液。在此基础上恰当配合化瘀利水之品，直接作用于瘀血水气；而瘀血、水气得以消除之后，又有利于心气的迅速恢复，使祛邪与扶正相得益彰。补气益心汤方中用人参大补元气以益心气；麦冬虽为养阴要药，但有良好的补益心气作用；五味子五味俱全，以酸为主，《神农本草经》谓其能"补气"，经临床及实验研究证实，以人参、麦冬、五味子组成的生脉散及其制剂在用于心功能不全和循环衰竭患者时，均可改善心功能，并有抗心律失常和改善周围循环的作用；桂枝能通阳气，化瘀血，和营，重用又有利水之功，对心力衰竭表现为小便不利、心悸、浮肿严重者最为适宜；益母草化瘀血、利水消肿；茯苓利水消肿，用于方中可增强桂枝、益母草化瘀利水之功，且可养心安神，以助人参、麦冬、五味子益气养心之力。因此在西药一般治疗的基础上，加服中药补气益心汤，中西医结合治疗心力衰竭，可明显改善症状，缩短疗程，提高治愈和显效率。

二参二子黄芪汤

【药物组成】 党参、茯苓、葶苈子、桑白皮、泽泻各15 g，熟附子9 g，黄芪30 g，丹参24 g。

加减：心肺气虚型者，改党参为红参（焗服）9～12 g，加桂枝9 g，白术12 g，大枣15 g；气阴两虚型者，可改党参为西洋参6～9 g或太子参30 g，加麦冬、酸枣仁各12 g，五味子9 g，生地黄15 g；心肾阳虚型者，加肉桂6 g，白芍12 g，山茱萸、淫羊藿各9 g；若肢体浮肿较甚者，加车前子、防己各

15 g；若胁下痞块，口唇、舌发绀者，加桃仁、赤芍各 15 g；若咳嗽、痰黄黏稠者，加鱼腥草 20 g，杏仁、桔梗、黄芩各 12 g。

【适用病症】　重症心力衰竭。

【用药方法】　每天 1 剂，水煎 2 次，合并药液浓缩成 300 mL，早、晚分服。3 周为 1 个疗程。并配合西药常规治疗。

【临床疗效】　此方加减治疗重症心力衰竭 74 例，显效（经治疗后，心力衰竭症状及体征完全消失或心功能进步 2 级）43 例，有效（心力衰竭症状及体征部分消失或大部分减轻，心功能进步 1 级）25 例，无效（治疗后无变化）6 例。总有效率 91.89%。

【验方来源】　覃士明. 中西医结合治疗重症心力衰竭 74 例［J］. 辽宁中医杂志，1996，23（11）：515.

按：心力衰竭，是多种心脏病及其他脏器疾病的病情发展到严重阶段时，心脏功能代偿失调的综合征。西药合并中药治疗，对纠正心力衰竭具有明显的协同治疗作用，并能减少西药的剂量和用药时间，同时使西药毒副作用减少。本病的病位在心，其主要病机是心肾气阳虚衰，或气阴两虚。气虚则无力运血致血脉瘀阻，阳虚则水饮泛滥，凌心射肺，故每兼血瘀水饮之症。既有虚又有实，为本虚标实证。治疗应扶正固本，标本同治。二参二子黄芪汤方中的党参、黄芪补气扶正，熟附子温补心肾，振奋阳气以治其本，三药共为主药；辅以泽泻、茯苓利水化饮；葶苈子、桑白皮泻肺平喘；丹参活血化瘀以治其标。临证时并根据分型不同进行加减。在应用人参时，可视病情或体质选用红参、西洋参或高丽参，亦可用党参或太子参，但剂量宜大。现代药理研究证实，人参、黄芪、熟附子、桂枝等益气温阳之品能增强心肌收缩力，并能扩张冠状动脉和周围血管，而且有强心、扩张血管的作用；泽泻、茯苓、葶苈子有强心利尿、减慢心率和降低心脏的前负荷作用；麦冬、五味子能调节心血管系统功能，改善微循环，使心肌收缩力加强；丹参、赤芍、桃仁等活血化瘀药可扩张血管，降低心脏前后负荷。诸药合用，有较好的抗心力衰竭作用。

加味真武汤

【药物组成】　红参 3 g，熟附子 15 g，白芍、白术各 12 g，茯苓、五加皮、益母草各 30 g，生姜 10 g，丹参 20 g。

【适用病症】　充血性心力衰竭。

【用药方法】　每天 1 剂，水煎服，2 周为 1 个疗程。并给予常规治疗，如休息、限盐、吸氧、强心、利尿、扩血管等。

【临床疗效】　此方配合西药治疗充血性心力衰竭 30 例，显效（心悸气急、水肿、发绀、颈静脉怒张、肺部啰音消失，心功能提高 2 级以上）15 例，有效（症状减轻，心功能提高 1 级）13 例，无效（未达上述有效标准或病情恶化）2 例。总有效率 93.3%。

【验方来源】　祝广平．中西医结合治疗充血性心力衰竭[J]．湖北中医杂志，2000，22（4）：18.

按：充血性心力衰竭是常见的心功能失代偿的临床综合征。中医学认为，本病多因心、脾、肾三脏阳气虚衰，气不化水，瘀血不行所致。加味真武汤中红参可增加心肌收缩力，降低周围血管阻力及心肌耗氧量；熟附子温肾阳、强心阳，化气利水；辅以白术、茯苓健脾渗湿利水；配以生姜温散水气而和胃；白芍养阴利水并缓和熟附子、生姜之辛燥；五加皮、益母草利水；丹参活血祛瘀。全方共奏温阳、活血、利水之功。诸药协调，故可达到控制心力衰竭之目的。

抗 心 衰 方

【药物组成】 黄芪 30 g，人参、丹参、益母草各 15 g，熟附子、五加皮各 10 g，赤芍、川芎、泽兰各 12 g。

加减：左心力衰竭者，加瓜蒌皮、葶苈子；右心力衰竭者，加车前子、冬瓜皮等。

【适用病症】 充血性心力衰竭。

【用药方法】 每天 1 剂，水煎 2 次，分早、午、晚服，15 天为 1 个疗程。并采用常规吸氧、抗感染、利尿、强心、扩血管等西药治疗，静脉滴注丹参或参脉注射液。合并肾功能不全等重症患者，予温阳活血、通腑降浊之中药，浓煎保留灌肠，每天 2 次，肾功能正常后停用。

【临床疗效】 此方加减治疗充血性心力衰竭 38 例，显效（呼吸困难、水肿消失或明显减轻，肝脏回缩至正常或明显缩小，胸片示心脏明显缩小或缩至正常，心功能 II 级以下或在原来基础上提高 1~2 级）28 例，有效（呼吸困难减轻，水肿改善，肝脏、心脏有所缩小，心功能 III 级以下或在原来基础提高 1 级）9 例，无效（临床症状无改善，水肿无消退，肝脏心脏无缩小）1 例。

【病案举例】 男，69 岁。患者反复发作性哮喘病史 20 余年，4 年前开始出现下肢浮肿、气喘加重，诊断：为肺源性心脏病，每年住院 2~4 次。本次发病 1 周入院，诊断肺源性心脏病全心衰竭，心功能 III 级。给常规吸氧、强心、利尿、扩血管等西药治疗，心力衰竭明显改善。出院后病情再次复发。诊见：严重呼吸困难，端坐位，全身浮肿，唇甲发绀，球结膜充血水肿，双肺干湿性啰音以湿啰音居多，肝大肋下 2 cm，腹水征阳性。胸片示：肺部感染，肺瘀血，心脏增大。心电图示：窦性心动过速，心率每分钟 110 次，双室肥厚以右室明显，右束支传导阻滞，偶发室性早搏。化验：尿素氮 13.8 mmol/L，肌酐 386 mmol/L，二氧化碳结合力 15 mmol/L。诊断：肺源性心脏病并全心衰竭，心功能Ⅳ级，肾功能不全并酸中毒。治疗采用常规吸氧、抗感染、利尿、强心、扩血管等西药治疗，静脉滴注复方丹参注射液，口服抗心衰方每天 1 剂。另予熟附子 15 g，大黄、蒲公英、槐角各 30 g，红花 15 g。每天 1 剂，浓煎保留灌肠，每天 2 次。治疗 10 天后，呼吸困难、发绀、水肿等症明显减轻，小便增多。胸片示：心脏缩小；化验：肾功能完全恢复正常，酸中毒纠正，心力衰竭有所改善。停止中药灌肠。又治疗 25 天，上述诸症状完全消失。胸片示：感染灶基本吸收，心脏进一步缩小；心电图示：窦性心率，肺型 P 波，右束支传导阻滞，心率 88 次/分；B超示：肝脏回缩至正常。临床心力衰竭症状完全控制，心功能Ⅰ～Ⅱ级，临床治愈出院。出院后予卡托普利每次 25 mg，每天 2 次口服；中药予黄芪、泽兰、丹参、茯苓各 15 g，人参、防风、川芎、防己各 10 g，桂枝、甘草各 6 g。隔天 1 剂，水煎 2 次，分早、晚服。连服 3 个月；停药 2 个月，再服 3 个月停药。随访 1 年未复发。

【验方来源】 保廷玉. 中西医结合治疗充血性心力衰竭临床观察 [J]. 山东中医杂志，2000，19（7）：418.

按： 充血性心力衰竭是一组临床综合征，是多种心血管病的末期表现，其形成与心肺脾肾关系密切。心阳不足，脾阳不运，致瘀血内停，见唇甲发绀，肋下积块，下肢水肿等右心力衰竭症状；肺气不足，清肃失降，肾阳不足，温化不力，水液聚而成痰饮，上逆射肺则见喘促气逆，夜间咳嗽或咯血痰等左心力衰竭症状；若脾肾阳虚，水湿内停，瘀血内阻，凌心射肺则见上述诸症状即全心力衰竭症状。治疗重在益气扶阳，兼以温化痰饮、祛湿利水、活血化瘀。抗心衰方以人参、黄芪补气强心；熟附子、五加皮温补肾脾，通阳利水；瓜蒌皮、葶苈子温化痰饮，泻肺平喘；泽兰、益母草利水渗湿；赤芍、丹参、川芎活血化瘀。全方共奏温阳益气、活血利水、温化痰饮之功。因此，治疗心力衰竭在采用常规吸氧、抗感染、利尿、强心、扩血管等西药治疗及静脉滴注丹参或参脉注射液的基础上，口服抗心衰方，可明显增强疗效。

葶苈母丹茯苓汤

【药物组成】　葶苈子 15 g，茯苓、益母草、丹参各 30 g。

【适用病症】　充血性心力衰竭。

【用药方法】　每天 1 剂，水煎至 300 mL，分早、晚服。并予参附注射液 50 mL、黄芪注射液 20 mL 加入 5% 葡糖糖注射液 200 mL 中静脉滴注，每天 1 次，治疗 4 周。配合西药地高辛，每天 0.125 mg；卡托普利，每次 12.5 mg，每天 2 次。治疗 4 周为 1 个疗程。

【临床疗效】　此方配合西药治疗充血性心力衰竭 44 例，显效（治疗后心力衰竭控制，恢复正常，或心力衰竭减轻 1 级）38 例，有效（治疗后心力衰竭基本控制或减轻者如心率减慢，浮肿消失或减轻，体力增加）4 例，无效（治疗前后症状无明显变化）2 例。总有效率 95.5%。

【验方来源】　张国伦，王劲红，卢晓文. 中西医结合治疗充血性心力衰竭 44 例 [J]. 山西中医，1999，15（6）：19.

按：充血性心力衰竭属中医学心悸、喘证、痰饮等范畴，是多种心脏疾病晚期的综合表现，以虚证为多。心气虚是心力衰竭最基本的病机，在心气虚基础上发展为心阳虚，甚则心阳欲脱。心力衰竭日久，心之气阳虚衰，久则累及脾肾，脾肾阳虚，水液不化，泛滥肌肤而为水肿，上凌心肺则心悸怔忡、喘咳不能平卧。心气不足，心阳虚衰，无力推动血脉运行，必致心脉瘀阻而见唇甲发绀、胁下癥块。心力衰竭的病机实属本虚标实之证，以阳气虚衰为本，水阻血瘀为标。治疗当标本同治，以益气温阳、化瘀行水为基本治则。葶苈母丹茯苓汤中的葶苈子泻肺行水，茯苓健脾利水，益母草活血利水，丹参活血化瘀。全方共奏化瘀行水之功。现代医学研究认为，葶苈子具有强心苷样作用，能增强心肌收缩力，减慢心率，增加心输出量，降低静脉压；茯苓、益母草利水消肿，增加钠盐、尿素的排泄，从而减轻心脏负荷；丹参、益母草活血化瘀，具有扩张冠状动脉血管，增加冠状动脉血流量，降低外周阻力，增加心排血量的作用。参附、黄芪注射液中的人参、黄芪大补元气，附子益气温阳，乃治心力衰竭的根本。因此，口服葶苈母丹茯苓汤、静脉滴注参附、黄芪注射液配合西药治疗充血性心力衰竭，能明显改善心力衰竭症状，恢复心脏功能。

强心利尿方

【药物组成】　红参（另煎）8 g，熟附子 20 g，桂枝、大腹皮各 10 g，白术 12 g，茯苓、楮实子各 30 g，甘草 6 g。

加减：兼痰阻者，加瓜蒌、薤白、法半夏；兼气滞重者，加郁金、降香；血瘀明显者，加三七、红花、益母草、丹参。

【适用病症】　充血性心力衰竭。

【用药方法】　每天 1 剂，水煎 2 次，共取药液 300 mL，分早、晚服。15 天为 1 个疗程。服药期间，停用洋地黄制剂和利尿制剂，根据发病情况给予适当的病因治疗。

【临床疗效】　此方加减治疗充血性心力衰竭 30 例，临床治愈（心功能恢复到Ⅰ级）4 例，好转（心功能改善 1~2 级）22 例，未愈（未好转达到标准）4 例。总有效率 86%。

【病案举例】 钟某，男，71岁。心慌、胸闷气促，反复发作8年，加重1个月。曾诊断为扩张型心肌病，长期服用强心利尿扩血管药物。此次因感冒诱发。诊见：心慌、胸闷、咳白色泡沫痰，喘气、动则尤甚，双下肢浮肿，体倦乏力，畏寒肢冷，尿少，舌质紫暗、苔白腻，脉沉细。心电图提示：窦性心动过速，左心室肥厚并心肌受损。超声心动图提示：左、右心室腔扩大。胸部后前位片：心影呈普大型并肺瘀血。西医诊断：扩张型心肌病，慢性充血性心力衰竭，心功能Ⅳ级。中医诊断：心悸，水肿。证属心气不足、阳虚水泛型。治拟补益心气、温阳利水。予强心利尿方加瓜蒌20g，薤白、法半夏各10g，三七6g，益母草30g。服3剂后，心慌、喘气、浮肿明显减轻。服7剂后，临床症状改善，生活能够自理。后以红参6g，熟附子15g，隔天煎服，以巩固疗效。

【验方来源】 高曼霞.强心利尿方治疗充血性心力衰竭30例［J］.湖北中医杂志，1998，20（6）：34.

按：充血性心力衰竭病位在心，由于心阳亏虚，心气不足，温运失司，阳虚水泛，则见心悸喘促、神疲气短、畏寒肢冷、小便不利、肢体浮肿等症。心气不足、阳虚水泛是其主要病理基础，瘀血、痰浊、水饮为其标实之证。强心利尿方中以红参、白术为君药，红参补益心气、温通血脉，白术健脾益气、燥湿行水，红参、白术配伍，则益气行水作用尤强；熟附子、桂枝为臣，熟附子大辛大热，温肾助阳，古人云"欲温心阳必助肾阳"，桂枝温阳化水，且兼平冲降逆；茯苓健脾渗湿，以利水邪；楮实子化湿利水而不伤阴；大腹皮行气化湿；使以甘草调和诸药。诸药合用，达到补益心气、温阳利水的治疗效果。

强 心 饮

【药物组成】 丹参、麦冬各 30 g，葛根 15 g，人参、甘草各 6 g，桂枝、白术、五味子各 10 g，茯苓 20 g。

加减：水肿明显者，加熟附子、五加皮各 10 g；憋喘吐痰多者，加紫苏子、莱菔子、白芥子各 10 g，葶苈子 15 g；腹胀纳差者，加厚朴 10 g。

【适用病症】 充血性心力衰竭。

【用药方法】 每天 1 剂，加水 400 mL，煎取药液 200 mL，分早、晚温服。根据病情需要选用吸氧及扩张冠状动脉、抗生素、利尿剂等药物对症治疗。15 天为 1 个疗程。

【临床疗效】 此方加减配合西药治疗充血性心力衰竭 36 例，显效（主要症状和体征明显改善，心功能进步 2 级）24 例，有效（主要症状和体征部分得到改善，心功能进步 1 级）11 例，无效（治疗前后无变化）1 例。总有效率 97.2%。

【验方来源】 李宗平，陈吉生. 中西医结合治疗充血性心力衰竭 36 例［J］. 山东中医杂志，2000，19（2）：96.

按：充血性心力衰竭属中医学心悸、怔忡、喘证、水肿、痰饮等病范畴。其病位在心，涉及肺、脾、肾三脏。其病机主要是心阳不足，血脉瘀阻；脾肾亏虚，痰饮内生，凌心壅肺，属本虚标实。治疗应标本兼顾。强心饮由生脉散合苓桂术甘汤加丹参、葛根组成。生脉散能补心肺气阴，苓桂术甘汤温阳化气、健脾化湿利水，丹参、葛根活血化瘀通血脉。现代药理研究证实，生脉散对心肌有正性肌力作用，降低心肌耗氧量，增加冠状动脉供血，提高耐缺氧能力。丹参、桂枝、葛根能扩张冠状动脉，增加其供血量；白术、茯苓有利尿作用，能减轻心脏前负荷。并配合西药治疗，有协同作用，可减少强心苷的用量和缩短用药时间，降低并发症的发生。

强 力 心 汤

【药物组成】　葛根、黄芪、葶苈子各 30 g，熟附子（先煎 30 分钟）、川芎各 15 g。

【适用病症】　充血性心力衰竭。

【用药方法】　每天 1 剂，水煎取药液 300 mL，分早、晚服。2 周为 1 个疗程，治疗 2 个疗程。

【临床疗效】　此方治疗充血性心力衰竭 65 例，显效（症状消失，心率减慢，心功能改善 2 级以上者）43 例，有效（症状改善，心率减慢，心功能改善 1 级以上者）19 例，无效（症状减轻不明显，心率及心功能无改善者）3 例。

【验方来源】　拓步雄，李慧，车玉英. 强力心汤治疗充血性心力衰竭 65 例临床观察［J］. 新中医，2000，32（4）：43.

按：充血性心力衰竭属于中医学心悸、怔忡、水肿等病症的范畴，为本虚标实之证。其病位在心，涉及肺、脾、肾三脏，以心肾阳气亏虚为本；血瘀水泛，上凌心肺，外溢肌肤为标。治以益气温阳、化瘀通络、泻肺行水为法则。强力心汤中以葛根、川芎活血通脉，化瘀行水；黄芪补心气，益心阳，利水消肿；熟附子上助心阳以通脉，下补肾阳以益火，助阳化气；葶苈子泻肺平喘，利水上之源。全方切中病机，故可获满意的疗效。

益气升阳汤

【药物组成】　黄芪 20 g，党参、茯苓各 15 g，白术 12 g，熟附子（先煎）、泽泻、炙甘草各 10 g，桂枝 6 g。

加减：气虚甚者，去党参用人参；阳气虚亏明显者，可加用肉桂、蛤蚧；血瘀者，可加丹参、红花等。

【适用病症】　充血性心力衰竭。

【用药方法】　每天1剂，水煎服。并配合西药强心利尿和预防感染。

【临床疗效】　此方加减配合西药治疗充血性心力衰竭64例，完全有效（心电图、X线、B超及肝肾功能检查各项指标正常，临床症状消失，心功能恢复达Ⅰ～Ⅱ级，恢复工作能力，1年内未复发）36例，基本有效（部分检查指标正常，临床症状消失，体征改善，心功能提高1～2级，生活自理，2年内有轻发作）24例，无效（临床表现及检查指标与治疗前后无明显差异，完全需西药维持，1年内反复发作2次以上）4例。总有效率93.85%。

【验方来源】　尤祥运.益气升阳汤治疗充血性心力衰竭64例［J］.陕西中医，2000，21（2）：55.

按：充血性心力衰竭属中医学的惊悸、怔忡、喘证、痰饮、水肿、心痹等范畴。病机为心血不足，心阳衰弱，水饮内停，瘀血阻络，复感外邪或劳累过度而致气血运行不畅，甚则气滞血瘀，水气凌心，气损阳脱。本质上是心肾脾肺俱虚。本病由于病程长，免疫功能低下，稍有感染或劳累则反复发作，且西药洋地黄易致心律失常和水电解质紊乱，给治疗带来很大困难。益气升阳汤方中黄芪、党参有扶正固本和补中益气的作用。现代医学认为此二药能提高机体的免疫功能；黄芪对正常心脏有加强收缩的作用，尤其对陷于衰竭的心脏，强心作用更加显著，同时还有扩张血管、恢复细胞活力、保护肝脏、抑制细菌和某些病毒感染的作用。白术、茯苓、泽泻健脾利湿；熟附子、桂枝温肾通阳。本方治疗充血性心力衰竭除临床症状、体征改善明显外，对增强机体免疫力，促进心功能恢复，减少洋地黄诱发的心律失常和疾病复发具有特殊临床意义。

桂枝救心汤

【药物组成】 桂枝 30 g，炙甘草、人参（另煎）各 10 g，龙骨、牡蛎各 20 g，猪苓 25 g，赭石 15 g。

加减：四肢冷甚者，加重桂枝至 40 g；气喘甚者，加五味子 10 g；出汗甚，心神恍惚者，龙骨、牡蛎各加至 30 g；双下肢浮肿甚者，加用泽泻 25 g。

【适用病症】 充血性心力衰竭。

【用药方法】 每天 1 剂，水煎 2 次，分早、晚服。5 天为 1 个疗程。并配合西药治疗。

【临床疗效】 此方加减配合西药治疗充血性心力衰竭 20 例，显效（3 天内心功能由 Ⅳ 级转为 Ⅲ 级或以上者）16 例，有效（4～5 天内心功能由 Ⅳ 级转为 Ⅲ 级或以上者）3 例，无效（5 天内心功能仍为 Ⅳ 级者）1 例。总有效率 95%。

【病案举例】 李某，女，78 岁。患者有冠心病、心功能不全病史 2 年。3 天前受凉后病情加重而来诊。诊见：气促，心悸，尿少，双下肢浮肿、按之没指，心神恍惚，夜不能眠，不能平卧，痰多色白，口渴喜热饮，四肢冷，面色苍白，两颧潮红，神萎目暗，端坐呼吸，呼吸气短，时时抬肩，口唇青紫，颈静脉怒张，舌淡而紫暗、苔薄白而润，脉虚数。心率 130 分/次，有早搏 7～8 次/分，心界向左下扩大，心尖部闻及约 Ⅲ 级收缩期杂音，呼吸 32 次/分，双肺底可闻湿啰音，腹稍胀，肝脾未扪及。心脏 B 超示：缺血性心脏病；心电图示：左房负荷过重，频发早搏（房性），心肌劳损。X 线胸片示：肺水肿改变。西医诊断：冠心病，急性左心力衰竭，肺水肿（早期）。中医诊断：喘证。证属心肾阳虚，阴盛格阳，水气凌心。治以温阳利水、降逆镇潜安神。以桂枝救心汤加味：桂枝 40 g，炙甘草、人参（另煎）各 10 g，白芍、龙骨、牡蛎、猪苓各 20 g，赭石 15 g。并用西药 50% 葡萄糖 20 mL 加毛花苷 C 0.2 mg 静脉推注，每天 1 次；5% 葡萄糖 250 mL 加硝酸甘油 10 mg 静脉滴注，15 滴/分，每天 1 次；口服头孢呋辛片 0.25 g，每天 2 次。经治疗 3 天，患者气促大减，下肢浮肿消退，尿量增多，每晚能平卧睡眠 5 小时。继守上方连服 5 天，且渐停西药，调理 1 周出院。仍以上方加减调治约 3 个月，随访 1 年病情稳定。

【验方来源】　李志文，刘慧卿. 桂枝救心汤治疗充血性心力衰竭 20 例临床观察［J］. 新中医，2000，32（11）：30.

按：充血性心力衰竭主要以气促为主，动则喘甚，呼气吸气均感不足，与胸胀气粗、声高息壅之实喘不同。故心力衰竭之喘多属虚喘，病机为心肾阳虚，气不归元，水气凌心，发病可合并外感、血瘀等，但仍以心肾阳虚为根本。桂枝救心汤方中的桂枝辛甘温，温壮心阳，炙甘草益气，两药相配辛甘助阳、甘温扶阳，共奏温壮心肾阳之功；龙骨、牡蛎镇潜安神；猪苓利水；人参大补元气；再以赭石为药引，使药力直趋下焦，以培元气之根基、固阳气之根本。诸药合用，共奏温阳利水、降逆镇潜安神之功。

参麦龙牡汤

【药物组成】　人参 15 g，麦冬 12 g，龙骨、牡蛎各 25 g。加减：阳虚者，加制附子 10 g；血瘀者，加参三七 10 g。

【适用病症】　充血性心力衰竭。

【用药方法】　每天 1 剂，加水 400 mL 浸泡 1 小时，煎煮 40 分钟，取药液 100 mL；复煎 15 分钟，取药液 50 mL。2 次药液混匀，每晚 1 次，适温服用。并配合西药强心、利尿、扩血管药物。

【临床疗效】　此方加减并配合西药治疗充血性心力衰竭42例，显效（心功能改善并提高2级）30例，有效（心功能改善1级）9例，无效（心功能治疗前后无变化）3例。总有效率92.86%。

【验方来源】　曹杰. 参麦龙牡汤结合西药治疗充血性心力衰竭42例［J］. 南京中医药大学学报，2000，16（6）：382.

按：充血性心力衰竭属于中医学心悸、怔忡、水肿等范畴。主要因心气虚、气阴两虚致血脉运行障碍。参麦龙牡汤中以人参益气祛瘀，麦冬养阴生津，而且人参、麦冬具有保护心肌、提高心功能、改善心力衰竭患者临床症状的作用；配伍龙骨、牡蛎旨在加强镇静安神敛气作用。诸药协同，切中病机，结合西药强心、利尿、扩血管治疗，对充血性心力衰竭的心功能改善有较好的疗效。

心　衰　合　剂

【药物组成】　人参、麦冬、桂枝、陈皮各9~12 g，制附子6~12 g，五味子6~9 g，黄芪30~60 g，丹参、泽泻各15~30 g，益母草24~30 g，茯苓12~24 g，葶苈子9~15 g，香加皮3~6 g（研末冲服）。

加减：若心阳暴脱，肾不纳气，喘急不能平卧者，加服蛤蚧散3~6 g；若阴伤较甚，舌质红、少苔，脉细数无力者，上方去制附子、桂枝，加玉竹、天冬各12 g，太子参15 g；若痰浊壅盛，胸满闷痛，舌苔厚腻者，加胆南星6 g，枳实12 g。

【适用病症】　充血性心力衰竭。

【用药方法】　每天1剂，水煎2次，共取药液400 mL，分早、晚服。15天为1个疗程，共治疗2个疗程。并控制感染，治疗原发病及伴发疾病，限制钠盐及水分摄入，吸氧，纠正电解质与酸碱平衡紊乱等。

【临床疗效】 此方加减治疗充血性心力衰竭 46 例，短期临床治愈（心功能纠正至Ⅰ级，相关检查基本恢复正常）10 例，显效（心功能提高 2 级以上，但未达到Ⅰ级标准）24 例，有效（心功能进步 1 级，而未达到Ⅰ级状态）8 例；无效（心功能提高不足 1 级及充血性心力衰竭未能控制）4 例。总有效率 91.30%。

【验方来源】 唐本春．心衰合剂治疗充血性心力衰竭 46 例临床观察［J］．北京中医药大学学报，2000，23（5）：72.

按：充血性心力衰竭主要见于进入较晚期的严重器质性心脏病患者。中医学认为，心气根于肾气，心阳赖肾阳之温煦。久病心疾，"穷必及肾"，故心肾阳虚是其病机关键。心肾阳虚，血脉失于温运，心主血脉功能低下，不能将血液输布于全身。同时肾不纳气，阳衰无以化水，上则水气凌心，致咳逆喘促，心悸怔忡；下则水湿泛滥，出现尿少水肿。本病多为本虚标实之候，即心肾阳虚为本，血脉瘀阻、水液潴留为标。治宜温阳益气、活血利水。心衰合剂方中的制附子、桂枝温肾助阳，化气行水；生脉散（人参、麦冬、五味子）补益心气，保肺生脉；黄芪升补中气，补益心气，人参、黄芪合用补心气；丹参、益母草活血通脉；泽泻、茯苓利水消肿；陈皮理气化滞。诸药合用，使心肾之阳得以温补，瘀血水湿得以清除，可收标本兼治之效。

益气活血利水方

【药物组成】 黄芪 30 g，丹参、桔梗、制附子、白术各 10 g，红花、人参各 5 g，葶苈子、泽泻、猪苓、益母草各 15 g。

【适用病症】 充血性心力衰竭。

【用药方法】 每天 1 剂，头煎加水 400 mL，煎取药液 150 mL；

复煎加水 300 mL，煎取药液 150 mL，两煎混合，分 2 次口服或鼻饲。并配合运用利尿、强心、扩血管、平喘、抗感染、吸氧等西医常规治疗。15 天为 1 个疗程。

【临床疗效】　此方治疗充血性心力衰竭 50 例，临床近期痊愈（心功能纠正至 I 级，症状和体征基本消失，各项检查基本恢复正常）3 例，显效（心功能进步 2 级以上。而未达到 I 级心功能，症状、体征及各项检查明显改善）30 例，有效（心功能进步 1 级，而未达到 I 级心功能，症状、体征及各项检查有所改善）15 例，无效（心功能无明显变化或加重或死亡）2 例。总有效率 96%。

【验方来源】　易法云，岳元春. 中西医结合治疗充血性心力衰竭 50 例疗效观察［J］. 湖南中医杂志，2000，16（3）：4.

按：充血性心力衰竭是临床常见危重病症，为多种心血管疾病发展的严重阶段。现代医学常采用强心、利尿、扩血管、抗感染等综合措施治疗。益气活血利水方中以黄芪益气利水；丹参、益母草、红花活血化瘀；葶苈子泻肺平喘；人参益气补虚；泽泻、猪苓利水消肿；桔梗利水道，宣肺气，取其"提壶揭盖"之意，为益气活血化瘀、利水消肿之要药；制附子温阳益气，行水消肿；白术健脾益气利水。现代药理研究表明：人参、制附子、黄芪均具有增强心肌收缩力及心排出量作用；丹参、红花、益母草具有改善微循环、降低血黏度的功能；葶苈子具有强心利尿之功；泽泻、猪苓、桔梗、白术均具有利尿作用，并很少引起水电解质紊乱。本方配合西药常规治疗充血性心力衰竭较单纯西药治疗效果更具优势。

附子人参抗心衰方

【药物组成】　制附子、人参（另煎）、猪苓各 10 g，黄芪

30 g，葶苈子、泽泻各 15 g，炙甘草 5 g。

【适用病症】 充血性心力衰竭。

【用药方法】 每天 1 剂，水煎 2 次，分早、晚服。并配合常规吸氧、强心、利尿和抗感染等综合治疗。15 天为 1 个疗程。

【临床疗效】 此方配合西药常规治疗充血性心力衰竭 55 例，临床短期痊愈（心功能纠正至Ⅰ级，症状、体征基本消失，各项检查基本恢复正常）12 例，显效（心功能进步 2 级以上，而未达到Ⅰ级心功能，症状、体征及各项检查明显改善）18 例，有效（心功能进步 1 级，而未达到Ⅰ级心功能，症状、体征及各项检查有所改善）20 例；无效（心功能无明显变化）5 例。总有效率 90.91%。

【验方来源】 陈晓萍. 中西医结合治疗充血性心力衰竭 55 例疗效观察［J］. 湖南中医杂志，2000，16（1）：12.

按：充血性心力衰竭是临床常见危重病症，是各种心血管疾病发展的严重阶段。现代西医治疗常采用强心、利尿、扩血管、抗感染等综合治疗措施，但是当患者合并有休克、电解质紊乱、洋地黄药物中毒等情况时，这些治疗措施常受到限制。依据充血性心力衰竭的临床表现，进行中医辨证施治可获得较好的疗效。心肾阳虚型充血性心力衰竭的基本病机为心肾两脏阳气亏虚，因此，益气温阳成为其主要治法。附子人参抗心衰方由制附子、人参、黄芪、葶苈子、泽泻、猪苓、炙甘草等组成，功能温阳益气利水。现代药理研究认为，人参、制附子具有强心之功，增强心肌收缩力，改善心功能及心排除量；黄芪对衰竭心脏具有显著强心、正性肌力作用，调节电解质平衡，增加尿量，减轻心脏负荷；葶苈子能增加心肌收缩力，减慢心率，增加心输出量，具有强心利尿效应，消除水肿，减轻心脏负荷；泽泻、猪苓具有利尿作用。因此，中西医结合治疗本病作用可靠。

益气温阳汤

【药物组成】 人参、猪苓、茯苓、川芎各 10 g，黄芪 30 g，熟附子、丹参各 15 g，干姜 5 g。

【适用病症】 充血性心力衰竭。

【用药方法】 每天 1 剂，水煎 2 次，分早、晚服。并配合西药强心剂、利尿剂、血管扩张剂及对症支持疗法（包括能量合剂应用，维持水、电解质平衡）等。临床上根据病因及疾病的轻重，采用单用、联用或多种药物联合应用，并根据并发症的不同，采取抗感染，扩张冠状动脉，降压等处理。

【临床疗效】 此方配合西药治疗充血性心力衰竭 31 例，显效（心力衰竭症状明显改善，心功能改善 2 级或 2 级以上）21 例，有效（心力衰竭症状部分改善，心功能改善 1 级以上）7 例，无效（心力衰竭症状及心功能无改善）3 例。总有效率 90.32%。

【验方来源】 汪祥斌. 益气温阳汤合西药治疗充血性心力衰竭 31 例［J］. 安徽中医学院学报，2000，19（4）：23.

按：充血性心力衰竭属中医学心悸、怔忡、痰饮、喘证、水肿等疾病的范畴。脾肾亏损、湿瘀交阻，实、虚、湿、瘀是本病主要病机。治宜益气温阳、活血利水。益气温阳汤方中以人参、黄芪、干姜、熟附子益气补阳；猪苓、茯苓利水消肿；丹参、川芎活血化瘀。诸药合用，补益心肺元气，加强心肺功能；温通脾肾之阳，改善脾之运化、肾之温煦，消除痰饮内生根源；利水消肿，减轻心脏负担。益气温阳汤与西药合用能明显提高抗心力衰竭的治疗效果。

强 心 方

【药物组成】 黄芪、益母草各 30 g，丹参、麦冬、茯苓各 15 g，葶苈子 20 g，五味子 5 g，桂枝 6 g。

加减：气虚甚者，加西洋参 10 g；阳虚甚者，加熟附子 10 g；多汗者，加龙骨、牡蛎各 30 g；心悸不寐者，加酸枣仁 15 g，琥珀粉（吞服）1.5 g；便溏，纳差者，加山药、炒扁豆各 15 g，白术 10 g；尿少，水肿者，加车前子 30 g，猪苓 10 g；咳甚者，加川贝母 10 g，瓜蒌皮 15 g。

【适用病症】 充血性心力衰竭。

【用药方法】 每天 1 剂，水煎 2 次，分早、晚服。并配合西药增强心肌收缩力，减轻心脏负荷，控制水钠潴留，清除诱发因素等处理。30 天为 1 个疗程。

【临床疗效】 此方加减治疗充血性心力衰竭 56 例，临床近期治愈（心功能纠正至Ⅰ级，症状、体征基本消失，各项检查基本恢复正常）9 例，显效（心功能进步 2 级以上，而未达到Ⅰ级，症状、体征及各项检查明显改善）26 例，有效（心功能进步 1 级，而未达到Ⅰ级，症状、体征及各项检查有所改善）17 例，无效（心功能无明显变化）4 例。总有效率 92.9%。

【验方来源】 余小平，赵复锦，莫美霞. 中西医结合治疗充血性心力衰竭 56 例疗效观察 [J]. 河北中医，1999，21（3）：171.

按：中医学认为，心病日久，阳气虚衰，运血无力；或气滞血瘀，心脉不畅，血瘀水停，终致心力衰竭。临床表现喘息心悸，不能平卧，咳吐痰涎，水肿少尿。而使用中药益气药能提高心肌收缩力，改善心泵功能；活血化瘀药可扩张血管，增加侧支循环，降低血液黏稠度；利水药则可减轻心脏前负荷，减轻心脏耗氧量。强心方由温阳益气、活血祛瘀、利水消肿诸药组成，具有温阳益气、活血利水之功，切中病机，故可取得较好疗效。本方特别适用于久用西药，而心肌功能不好或易对洋地黄类药产生耐药和毒性反应的患者。因本方以调节人体阴阳平衡为主，即调节人体内环境的平衡，从而减少或避免了西药毒副作用的发生。因此，中西医结合治疗心力衰竭有较好的疗效。

活血强心方[*]

【药物组成】 人参、熟附子、红花、莪术、猪苓、陈皮各10 g，麦冬12 g，五味子6 g，黄芪、泽泻各30 g，丹参20 g，茯苓15 g。

加减：若见肢冷，尿少，浮肿明显者，加桂枝10 g，车前子15 g；阴虚内热，舌红少苔者，加沙参10 g，生地黄12 g。

【适用病症】 充血性心力衰竭。

【用药方法】 每天1剂，水煎，取药液400 mL，分早、晚服。7天为1个疗程，共治疗2个疗程。根据病情予以休息，限制钠盐及水分摄入，常规予正性肌力药物、利尿剂、扩血管剂、抗生素、盐酸多巴胺等综合治疗。

【临床疗效】 此方加减治疗充血性心力衰竭42例，显效（治疗后临床主要症状、体征消失或明显好转，心功能改善2级或2级以上者）27例，有效（临床症状与体征减轻，心功能改善1级者）12例，无效（症状与体征无改善，甚至加重，心功能改善不足1级者）3例。总有效率92.86%。

【验方来源】 张毅，范平. 中西医结合治疗充血性心力衰竭42例临床观察 [J]. 江苏中医，1998，19（9）：22.

按：中医学认为心之阳气充盛，则推动血液畅行以濡养脏腑四肢百骸。如心之阳气虚衰，血运无力，血脉瘀阻，则既可见心悸、气短、乏力、脉结代等心气不足之象，又可见唇面青紫、舌暗络迂、脘腹痞块等血瘀征象。因此，心力衰竭的病机为本虚标实，即心之阳气虚损为本，导致瘀血阻滞、水液潴留为标。故以益气温阳治其本，活血利水治其标。方选生脉散加黄芪、熟附子、丹参、红花、莪术、泽泻、猪苓、茯苓、陈皮为基础方剂。生脉散补益心气，益气养阴；黄芪升补宗气、补益心气，与人参合用补心气、宗气、元气，气旺血行，则瘀血自除；熟附子强心温阳；丹参、红花、莪术活血通脉；泽泻、猪苓、茯苓利水消肿；陈皮理气化滞。诸药合用使心之阳气得以温补，瘀血水湿得以化除，切合病机，收标本兼治之效。而应用中西医结合方法治疗充血性心力衰竭，既取中医治本之优势，又取西药强心、扩血管治疗之优点，标本兼治，取得了较好的疗效。

心力舒康丸

【药物组成】　黄芪、丹参各 333 g，防己、葶苈子各 166 g，红花 66 g。

【适用病症】　充血性心力衰竭。适用于气虚血瘀水停者。症见心悸，气短胸闷，喘息不能平卧，倦怠乏力，咳嗽，面色晦暗，口唇青紫，颈静脉怒张，腹胀，胁下有块，颜面及肢体浮肿或胸水腹水，舌有紫斑、瘀点，苔薄白或白腻，脉细涩、弱或结代。

【用药方法】　将上药分别粉碎成细粉，过筛，混匀，每 100 g 粉末加炼蜜 35~50 g，加适量水，泛丸，干燥，制成水丸。每次服 10 g，每天 3 次。1 个月为 1 个疗程。

【临床疗效】　此方治疗充血性心力衰竭 60 例，临床痊愈（心功能纠正至 I 级，症状、体征基本消失，各项检查基本恢复正常）4 例，显效（心功能进步 2 级，症状、体征基本消失，各

项检查明显改善）36 例，有效（心功能进步 1 级，而未达到 I
级心功能，症状、体征及各项检查有所改善）16 例，无效（心
功能无明显变化）4 例。总有效率 93.33%。

【验方来源】　易似红，郭志华，龙菊香，等. 心力舒康丸
治疗充血性心力衰竭 60 例临床观察［J］. 湖南中医杂志，2000，
16（2）：13.

按：充血性心力衰竭可将归属于中医之心悸、水肿、痰饮、
心痹等范畴，为本虚标实之证。心力舒康丸中以黄芪为益气利水
之要药，与防己配伍，更益利水之功；丹参活血化瘀，去瘀生
新，行而不破；红花散瘀血，通经脉；葶苈子泻肺定喘，利水消
肿。心肺同居上焦，肺朝百脉，为水之上源；心主血脉，为气血
运行之动力。以葶苈子泻肺利水，助心脉正常运行。诸药合用切
中病机，共奏益气活血利水之功。

温通辛散汤

【药物组成】　当归、川芎、羌活、黄芪、泽泻各 15 g，合
欢花、瓜蒌仁、茯苓、猪苓各 20 g，白术、木香各 10 g，细
辛 5 g。

【适用病症】　充血性心力衰竭。适用于气虚血亏，寒湿内
生之证者。症见心悸气短，胸腹胀满，夜晚不能平卧，神倦怯
寒，肢冷，舌暗或暗红、苔薄白，脉沉细或结代。

【用药方法】　每天 1 剂，水煎，取药液 300 mL，每次服
100 mL，每天 3 次。10 天为 1 个疗程。并以低盐饮食。

【临床疗效】　此方治疗充血性心力衰竭 32 例，基本纠正
（呼吸困难、肺部啰音、颈静脉怒张、气短等症状消失，心率在
80 次/分左右，肝大恢复在心力衰竭前水平）16 例，显效（临
床主要症状、体征明显改善，呼吸困难、肺部啰音基本消失，肝

脏回缩 2 cm 以上，尿量 24 小时达 1 500 mL，心功能改善 2 级或不足 2 级）9 例，有效（心力衰竭症状部分消失或大部分减轻，心功能改善 1 级或不足 1 级）4 例，无效（主要症状无改善）3 例。总有效率 93.7%。

【验方来源】 王月红. 温通辛散法治疗充血性心力衰竭 32 例［J］. 辽宁中医杂志，1999，26（3）：137.

按： 充血性心力衰竭属中医学心悸、怔忡、喘证、痰饮、水肿等范畴。本病的病位在心，肝气郁滞是其过程，肺脾肾虚损是本病的结果。心力衰竭的病机为本虚标实，即心之气血阴阳虚损为本，导致痰瘀阻滞，水液潴留为标。治疗原则以温通辛散、行血化瘀为主。温通辛散汤方中以当归、川芎补血活血散瘀；瓜蒌仁润肺化痰；羌活、细辛、木香、白术行气散寒，胜湿化饮；合欢花养心安神通络；茯苓、猪苓、泽泻利水。诸药合用，使心之气血阴阳得补，痰瘀水湿得以化除。全方作用温和、持久，无毒副作用，对心力衰竭的治疗有较好的疗效。

加味参附五苓汤

【药物组成】 黄芪 30 g，人参、熟附子、白术、桂枝、茯苓、泽泻各 10 g，猪苓 20 g。

【适用病症】 充血性心力衰竭属心肾阳虚证。

【用药方法】 每天 1 剂，水煎，每次服 200~250 mL，每天服 3 次。14 天为 1 个疗程。

【临床疗效】 此方治疗充血性心力衰竭 50 例，显效（心功能改善 2 级，临床症状、体征消失者）28 例，有效（心功能改善 1 级，临床症状、体征基本消失者）18 例，无效（心功能、症状、体征均无改善）4 例。总有效率 92%。

【验方来源】 周晓玲，周志光. 50 例充血性心力衰竭心肾阳虚证的临床观察［J］. 湖南中医药导报，2000，6（7）：26.

按： 充血性心力衰竭可归属于中医学心悸、水肿、心痹等范畴，为心阳不振所致，多为久病正虚、本虚标实之特点。加味参附五苓汤中以黄芪、人参补气扶正，气旺则血行；桂枝、熟附子温补心阳；猪苓、泽泻利水消肿；白术、茯苓健脾宁心。诸药合用切中病机，共奏回阳益气、温阳利水之功。

泻肺逐饮方

【药物组成】 黄芪 60 g，党参、桑白皮各 20 g，葶苈子 30 g，猪苓、泽泻、丹参各 15 g，益母草、赤芍各 12 g。

【适用病症】 慢性充血性心力衰竭。

【用药方法】 每天 1 剂，水煎，取药液 200 mL，分早、晚服。另用西医常规治疗（包括强心、利尿、扩血管等）。

【临床疗效】 此方配合西药治疗充血性心力衰竭 51 例，显效 38 例，有效 10 例，无效 3 例。总有效率 94.11%。

【验方来源】 吴秋枫，喻秀兰. 中西医结合治疗充血性心力衰竭 51 例［J］. 湖北中医杂志，2000，22（8）：18.

按： 慢性充血性心力衰竭属中医心悸、喘证、水肿之范畴，为本虚标实之证。治以益气活血、泻肺逐饮，标本同治。并针对不同病因的心力衰竭配合小剂量的西药合用，疗效较好。方中的黄芪具有补气升阳、益卫固表、托毒生肌、利水退肿之作用。党参具有补中益气生津的作用。现代研究证明：黄芪对衰竭的心脏有明显加强心肌收缩力的作用，可使冠状动脉、肾动脉扩张，能改善冠状动脉循环，有利尿作用。桑白皮、葶苈子泻肺利水平喘，葶苈子也有强心作用，且可减缓心率；猪苓、泽泻利水消肿；益母草活血利水，而且益母草具有降低周围血管阻力、提高血流量、降低血液黏滞性及减少血小板聚集的作用，可明显降低心脏前后负荷，且能增加冠状动脉流量；丹参、赤芍活血化瘀，能改善血流量、扩张血管和改善微循环。全方综合了强心、利尿、扩血管的作用，临床用于治疗心力衰竭，既减少了西药的用量及毒副作用，又可改善心功能及临床症状，还能改善微循环。

生脉活心汤

【药物组成】 太子参、黄芪、丹参各 30 g，茯苓 20 g，黄连 3 g，黄柏、三七、鹿角胶（冲服）各 10 g，麦冬、泽泻、川芎、地龙各 15 g，郁金 6 g，五味子 12 g，甘草 5 g。

【适用病症】 慢性充血性心力衰竭。

【用药方法】 每天 1 剂，水煎，取药液 300 mL，分早、晚温服。饮食宜清淡、有节制，忌辛辣之品，禁饮酒、咖啡等。

【临床疗效】 此方配合西药治疗慢性充血性心力衰竭 35 例，显效（心力衰竭症状控制，心功能恢复正常或心力衰竭减轻 1 级者，停用洋地黄西药后，病情进一步好转）18 例，有效（心力衰竭症状基本控制或有所减轻，停用洋地黄治疗后，病情维持原状或轻度改善）14 例，无效（治疗前后症状无明显改善，或停用洋地黄后病情有所加重）3 例。总有效率 91.43%。

【验方来源】 张素芹，陆俊芹，刘勇. 生脉活心汤治疗慢性充血性心力衰竭 35 例 [J]. 河北中医，2000，22（1）：71.

按：充血性心力衰竭属中医学心悸、怔忡、喘证、痰饮等范畴。其发病机制主要是脾肾亏虚，心阳不足，血脉瘀阻，气血俱损，饮邪上逆，凌心壅肺。其中以虚为本，气虚、阳虚或阴虚日久，血行迟缓，血脉瘀阻。治宜益气养阳、泻肺利水。生脉活心汤中以太子参、麦冬、五味子益气养阴，养心复脉；黄芪、黄柏、鹿角胶通心阳补心气；茯苓、泽泻、黄连宣肺利尿消肿，增加钠盐、尿素的排泄；甘草补脾益气，调和诸药；丹参、川芎、郁金、三七、地龙等活血化瘀药具有扩张冠状动脉血管、增加冠状动脉血流量、降低外周阻力、增加心排出量的作用，能改善微循环障碍，解除平滑肌痉挛，促进微循环，降低血小板的聚集率，减少心肌损伤，增强心功能，抗心律失常，有效地防治了心力衰竭不良状况。此外，生脉活心汤可增加血容量，减少血管外周阻力，从而显著改善心功能，改善心肌及其他脏器组织的血液灌注。

葶苈防己黄芪汤

【药物组成】 葶苈子、黄芪各20 g，防己、车前子、当归各10 g，泽泻、丹参、赤芍各15 g，益母草30 g，甘草6 g。

【适用病症】 慢性充血性心力衰竭。

【用药方法】 每天1剂，水煎2次，分早、晚服。并用参麦注射液20 mL加入5%葡萄糖200 mL中静脉滴注，每天2次。并采用常规利尿、扩张血管和强心治疗，合并感染者加抗生素治疗。14天为1个疗程。

【临床疗效】 此方配合西药治疗慢性充血性心力衰竭32例，临床近期治愈（心功能纠正至Ⅰ级，症状和体征基本消失，各项检查基本恢复正常）7例，显效（心功能进步2级以上未达到Ⅰ级心功能，症状和体征各项检查明显改善者）14例，有效（心功能进步1级，未到Ⅰ级心功能，症状、体征各项检查有所改善者）9例，无效（心功能无明显变化）2例。总有效率93.7%。

【验方来源】 严萍，陈美华，黄飞翔，等. 中西医结合治疗慢性充血性心力衰竭32例临床观察［J］. 福建中医药，2000，31（1）：13.

按：充血性心脏病引起的心力衰竭，一般属于中医学怔忡、心痹、喘症、水肿等范畴。其病机是本虚标实，以心之阳气亏虚为本，血脉瘀阻，水饮内停为标。瘀血、水饮虽继发于阳气亏虚，但水饮亦与瘀血有关，所谓"血不利而为水"。且瘀血、水饮又可进一步损伤阳气形成由虚致实，由实致虚的恶性循环，故治疗上以参麦注射液温补心之阳气以治本，以中药口服利水消肿、活血化瘀，标本兼顾。

养心复脉合剂

【药物组成】 炙黄芪 50 g，人参、麦冬、当归、制香附、炙甘草各 15 g，熟附子 10 g，丹参 30 g，泽泻 20 g，黄连、五味子、木香各 6 g。

【适用病症】 慢性充血性心力衰竭。

【用药方法】 上药由制剂室按要求制备，每瓶 250 mL，每毫升含生药 2.5 g，每次 50 mL，每天 3 次，饭后温服。另用西药治疗原发心脏病，常规给予吸氧、卧床休息，限盐饮食，合理应用洋地黄、利尿剂、扩血管药治疗。注意维持水、电解质及酸碱平衡。

【临床疗效】 此方配合西药治疗慢性充血性心力衰竭 92 例，显效（临床症状、体征明显减轻，心功能改善 2 级）45 例，有效（临床症状、体征减轻，心功能改善 1 级）42 例，无效（临床症状、体征无变化或恶化，心功能无明显改善）5 例。总有效率 94.56%。

【验方来源】 刘训峰. 中西医结合治疗充血性心力衰竭 92 例［J］. 山西中医，2000，16（2）：26.

按：慢性充血性心力衰竭是多种心血管疾病终末期的共同结局，临床以心悸、面唇发绀、气喘不能平卧、尿少、下肢浮肿等为主要症状，属中医学心悸、喘证、水肿等范畴。多因心气亏虚、心阳不振，病久及脾肾俱损而致气滞、血瘀、水停，形似有余，内实不足。养心复脉合剂以补气温阳益阴、行气活血利水为立法基础，重用人参、炙黄芪、熟附子、炙甘草温阳益气，扶本克标；配用当归、丹参、泽泻活血利水；佐以五味子、麦冬，即《景岳全书》所谓"阴中求阳"之意；制香附、木香理气宽胸以助血行，化水湿；黄连清心安神。诸药相伍，寓攻于补，通补兼施，寒温并用，而达通阳复脉之功。采取中药养心复脉合剂配合西药治疗，两者协同，可缩短疗程，使洋地黄用量减少，毒副作用减轻，充分发挥中西医结合优势，提高临床疗效。

抗 衰 合 剂

【药物组成】　生地黄、丹参、牡蛎、白芍、补骨脂各30 g，牡丹皮、知母、红花、肉桂、桂枝各10 g，阿胶12 g，沉香3 g，熟附子6~15 g。

加减：水肿者，加大腹皮30 g，茯苓、泽泻各10 g；心率快者，加远志10 g，酸枣仁15 g；气虚或汗多者，加黄芪30 g。

【适用病症】　慢性充血性心力衰竭。

【用药方法】　每天1剂，水煎，取药液200 mL，分早、晚服。并用5%葡萄糖250 mL加参麦注射液40~60 mL静脉滴注，每天1次。10天为1个疗程。

【临床疗效】　此方治疗慢性充血性心力衰竭36例，显效（心悸、气促、发绀、咳嗽、夜间阵发性呼吸困难、水肿等基本消失，肺部啰音消失，心率减慢，颈静脉怒张基本消失，心功能提高2级）21例，有效（上述症状及体征均有不同程度减轻，心功能提高1级）13例，无效（上述症状及体征及心功能与治疗前比较无改善）2例。总有效率94.4%。

【病案举例】　杨某，女，72岁。主诉胸闷、憋气、心慌不能平卧，间断发作 7 年，加重 10 天。曾因冠心病，急性下壁心肌梗死住院治疗。予硝酸甘油静脉滴注及地高辛口服 1 周，症状无好转。近 10 天胸闷、心慌、憋气，动则加重，不能平卧。诊见：体温 36.3℃，脉率 110 次／分，呼吸 20 次/分，血压 18.7/9.3 kPa，神清，强迫端坐位，口唇中度发绀，颈静脉充盈；双肺呼吸音清，两肺底可闻及小水泡音；心界向左扩大，心率 110 次／分，律齐，心音遥远；肝大，于右肋下 3 指；脾未触及，双下肢无浮肿。胸部 X 线摄片示：心脏重度增大。心电图示：窦性心动过速，陈旧性心肌梗死，心肌缺血。中医诊断：心悸（水饮凌心型）；西医诊断：冠心病，心功能Ⅳ级，心力衰竭Ⅲ度，陈旧性下壁心肌梗死。治疗予持续吸氧，并用西药治疗 15 天后，症状无明显减轻，仍时胸闷、憋气、心慌、汗出，阵发夜间呼吸困难，遂停止原治疗。予 5% 葡萄糖 250 mL 加参麦注射液 60 mL 静脉滴注，每天 1 次；抗衰合剂每天 1 剂治疗。2 天后症状明显减轻，夜间睡眠好。继续维持治疗 1 个月病情稳定，生活自理。

【验方来源】 邵淑娟. 参麦注射液合抗衰合剂治疗慢性充血性心力衰竭 36 例 ［J］. 四川中医，2000，18（8）：35.

按： 慢性充血性心力衰竭多属于中医心悸、喘证、痰饮、水肿等范畴。病位在心、肾，与肺、脾诸脏有关。心肾阳虚，运血无力，致血脉瘀阻，阳虚水停，凌心射肺而致阴阳两虚。多为本虚标实之证。现代医学认为本病是以心排血量不足、组织的血灌注减少，以及肺循环或体循环静脉系统瘀血为特征的一种临床综合征，多采用强心、利尿、扩血管药物治疗。但有部分患者可产生对洋地黄制剂耐受性降低，或有电解质紊乱等副作用。中药治疗可避免上述毒副作用。抗衰合剂中以熟附子、肉桂、桂枝、补骨脂振奋心肾之阳，丹参、红花活血化瘀通脉，生地黄、牡丹皮、白芍、知母滋阴清热，阿胶补血养血，牡蛎软坚散结、重镇敛阳，沉香理气。水肿加健脾利水之茯苓、泽泻、大腹皮；心率快加养心安神之远志、酸枣仁；气虚加黄芪补脾肺之气，达到标本同治的目的。

生脉抗心衰汤

【药物组成】 红参、香加皮各 6 g，制附子、桂枝、炙甘草各 10 g，茯苓、葶苈子、泽兰各 30 g，白术、白芍各 15 g，丹参 20 g，麦冬、五味子各 10 g。

【适用病症】 慢性充血性心力衰竭。

【用药方法】 每天 1 剂，水煎 2 次，分早、晚温服，连用 14 天。予常规治疗，休息、限盐等，并配合西药对症治疗。肺源性心脏病合并肺部感染者，给予充分的抗菌消炎治疗。

【临床疗效】 此方配合西药治疗慢性充血性心力衰竭 64 例，显效（心悸胸闷、呼吸困难、水肿、肺部啰音消失，心功能改善 2 级或 2 级以上）34 例，有效（心悸胸闷、呼吸困难、水肿、肺部啰音减轻，心功能改善 1 级）26 例，无效（症状及心功能无明显改善或病情恶化）4 例。总有效率 93.75%。

【验方来源】 王小清，李林运，张荣. 自拟抗心衰汤配合西药治疗充血性心力衰竭 64 例疗效观察［J］. 安徽中医临床杂志，2000，12（6）：512.

按：慢性充血性心力衰竭属中医胸痹、水肿范畴。中西医结合治疗能明显减少临床中洋地黄和利尿药应用的剂量。生脉抗心衰汤中的红参、制附子、葶苈子具有较好的强心作用；香加皮，实验已证明有效成分有类强心苷样作用，能明显减慢心率，增加心肌收缩力；红参、麦冬、五味子为生脉散，不但可增加心脏射血指数，还可抗心律失常，降低周围血管阻力及心肌耗氧量，改善心肌缺血；茯苓、桂枝、白术、炙甘草功能温化水饮，健脾渗湿消肿；丹参、泽兰活血化瘀，改善循环；白芍、麦冬养阴利水，且抑制附子、桂枝之燥。中西医结合具有强心、利尿且不伤正气，改善消化，增进食欲，提高患者抵抗力的治疗作用。

心 复 康

【药物组成】　黄芪 30 g，丹参、当归、川芎各 25 g，淫羊藿 15 g，灵芝、人参（另煎）、熟附子（先煎）各 10 g。

【适用病症】　气虚血瘀型充血性心力衰竭。症见心悸、气短乏力，动则尤甚，兼有阳虚者可伴见畏寒肢冷，胸闷胸痛，颈部青筋暴露，右胁下可有痞块，唇发绀，舌质暗或瘀黑，或有瘀斑，舌下静脉怒张，脉细涩或结代。

【用药方法】　上药加 6 倍水，煎 30 分钟，共 2 次。将 2 次药液浓缩为 400 mL，分早、晚服，每次 200 mL。连续治疗 2 周为 1 个疗程。同时嘱患者休息、限盐、吸氧。原服用硝酸酯类药物、卡托普利的患者可继续服用。并用西药对症治疗。

【临床疗效】　此方配合西药治疗气虚血瘀型充血性心力衰竭 41 例，显效（心功能改善 2 级）26 例，有效（心功能改善 1 级）13 例，无效（心功能改善不足 1 级，无变化或恶化）2 例。总有效率 95.1%。经治疗后患者心悸、气短、乏力、自汗、畏寒等症状均有明显改善。

【病案举例】　某男，66 岁。因心悸、气短反复发作 3 年，加重伴不能平卧 1 周入院。既往有冠心病史 6 年，3 年前发生心力衰竭，同时伴有窦性心动过缓，心率多在 50～60 次/分范围内波动。1 周前症状再度加重，以活动后尤为明显，并有夜间阵发性呼吸困难发作。诊见：畏寒，纳差，舌质暗，并可见舌下静脉明显充盈，脉细缓。血压 13/7.5 kPa，高枕位，四肢皮温减低，唇发绀，颈静脉轻度充盈；双肺呼吸音减低，肺底于吸气末可闻

及细小湿啰音；心界轻度向左扩大，心率 55 次/分，心尖区第 1
心音低钝；肝右肋下 1.0 cm，质中，轻触痛；双下肢轻度浮肿。
心电图示：窦性心动过缓，前壁、侧壁心肌缺血。西医诊断：冠
心病，心功能Ⅲ级，心力衰竭Ⅱ度。证属阳气亏虚，瘀血水湿内
阻。给予心复康方治疗 1 周后，患者自觉症状明显减轻，尿量增
多，浮肿消退，夜间能够平卧入眠；治疗 2 周后自觉症状消失，
心功能恢复至Ⅰ级，24 小时动态心电图提示平均心率 62 次/分。

【验方来源】　曹雪滨，黄河玲，张斌，等. 心复康治疗充
血性心力衰竭 41 例 [J]. 陕西中医，2000，21（2）：56.

按：气虚血瘀作为充血性心力衰竭的基本病机特点，贯穿于
本病的发生和发展过程中。所以益气温阳、活血化瘀法的治疗具
有重要意义。心复康中以黄芪、人参、灵芝补益心气，熟附子、
淫羊藿温补心阳，丹参、川芎、当归均有益气活血化瘀的功效。
用于治疗气虚血瘀型充血性心力衰竭具有良好的疗效，在使心功
能明显改善的同时，对患者自觉症状也有显著改善作用。心复康
在改善心功能的同时对缓慢性心律失常也具有治疗作用，为洋地
黄类药物应用受限制的患者提供了一种可供选择的方药，体现了
中医药的优越性。

温阳益气利水方

【药物组成】　红参 6～10 g，熟附子 6～15 g，白术 10～
12 g，车前子（包煎）、茯苓各 10～30 g，丹参 30 g，砂仁、檀
香各 10 g，泽泻 10～20 g。

加减：若兼见肺失肃降，水饮上泛之咳嗽吐白痰，胸闷憋
气，脉浮数者，佐以泻肺利水之葶苈大枣泻肺汤；若气虚神乏无
力者，加黄芪；若高度水肿或伴胸水、腹水者，加五苓散；肝脏
大者，加三棱、莪术；阴虚者，加麦冬。

【适用病症】　肾阳虚型心力衰竭。

【用药方法】　每天 1 剂，水煎 2 次，分早、晚服。20 天为 1 个疗程。对心功能Ⅳ级者，酌情对症处理。

【临床疗效】　此方加减治疗肾阳虚型心力衰竭 60 例，近期临床治愈 30 例，显效 11 例，有效 14 例，无效 5 例。总有效率 91.67%。

【病案举例】　刘某，女，56 岁。心悸呼吸喘促，形寒怕冷，腹胀纳呆 2 个月，下肢浮肿、尿少、咳嗽、咯泡沫痰 20 天。患者原有风湿性心脏病 10 年，长期服用强心利尿药物，配合对症治疗，近来病情加重。诊见：舌质暗有瘀斑，舌体胖大、苔白，脉滑数；体温 36.7 ℃，血压 16/10 kPa，脉搏 118 次/分，呼吸喘促，口唇发绀，颈静脉怒张，双肺底可闻细湿啰音；心界向左右增大，心率 118 次/分，律齐，心尖部可闻及收缩期Ⅲ级吹风样及舒张期隆隆样杂音，向左腋下传导；肝肋下 1.5 cm，腹水征（-），双下肢浮肿。西医诊断：风湿性心脏病，二尖瓣狭窄并闭锁不全；左心增大；心功能Ⅲ级。中医诊断：喘证，水肿。证属气虚阳衰，水肿血瘀。治以温阳益气、活瘀利水为主。处方：红参（另煎）、甘草各 6 g，熟附子、桂枝、檀香、三棱、莪术各 10 g，白术 12 g，茯苓、猪苓、丹参各 30 g，车前子（包煎）20 g，葶苈子、泽泻、砂仁各 15 g，大枣 5 枚。服药 10 剂，尿量增加，浮肿渐退，咳嗽、胸闷、气喘平缓，咯泡沫痰停止，但仍下肢浮肿、纳呆。守原方去葶苈子续服 10 剂后，心功能纠正达Ⅰ级，症状、体征基本消失。后随症状加减，2 天服 1 剂巩固治疗一段时间，病情稳定。

【验方来源】　董宝真，陈丽鸽. 真武汤合丹参饮治疗肾阳虚型心力衰竭 [J]. 河南中医，2000，20（6）：42.

按：心力衰竭多属本虚标实之证。气虚阳虚为本，血瘀、水阻为标，辨治应从虚、从瘀、从饮入手。方中重用熟附子辛热补火助阳，红参大补元气，两药相伍具有上助心阳，下补肾阳，中健脾气之妙用；茯苓、白术益气健脾；车前子、泽泻利水渗湿；丹参、檀香、砂仁活血化瘀通络。全方合用，一方面温阳化气行水，另一方面改善心脉的气血瘀阻，共奏温阳益气活瘀利水之功。

强 心 汤

【药物组成】 黄芪 100 g，葶苈子 10 g，水蛭 12 g，当归、大腹皮各 15 g，泽泻 30 g，丹参 20 g。

【适用病症】 难治性心力衰竭。

【用药方法】 每天 1 剂，水煎 2 次，分早、晚服。并予综合治疗（包括氧疗、休息、限盐、强心、利尿、扩张血管等）。15 天为 1 个疗程。

【临床疗效】 此方配合西药治疗难治性心力衰竭 41 例，显效（心功能进步 2 级以上，临床症状体征明显改善）19 例，有效（心功能进步 1 级，症状体征有改善）16 例，无效（心功能无明显变化或加重）6 例。总有效率 85.37%。

【验方来源】 王新鹤. 中西医结合治疗难治性心力衰竭 41 例［J］. 湖北中医杂志，2000，22（8）：18.

按：中医学认为，难治性心力衰竭属心悸、怔忡、水肿等范畴。病因病机与心、肺、肾虚损有关，主要是心气不足、水泛血瘀。强心汤中以黄芪益气强心，葶苈子宽胸理气、泻肺平喘，当归、丹参、水蛭活血化瘀通络，大腹皮、泽泻行气利水。现代药理研究证实，黄芪有正性肌力作用，可明显改善左心功能及排出量，扩张外周血管，减轻心脏负荷等，且益气与活血、利水有相互协同作用。全方能协调心、肺、肾功能而治疗心力衰竭，且无明显不良反应。

强 心 合 剂

【药物组成】 人参 6 g 或太子参 30 g，香加皮 6 g，麦冬 15 g，五味子、熟附子、白术各 10 g，葶苈子 30 g，茯苓 12 g，车前子、丹参各 20 g。

加减：水肿甚者，加泽泻；发绀甚者，加桃仁、红花；心阳不振者，加桂枝甘草汤；汗出肢冷者，重用熟附子，加龙骨、牡蛎；阴虚内热者，加沙参、生地黄；气喘者，加炙麻黄、厚朴；失眠者，加远志、酸枣仁、夜交藤。

【适用病症】 难治性心力衰竭。症见有不同程度的心悸，气短，不能平卧，双下肢水肿，口唇发绀，尿少，肝大等。

【用药方法】 每天 1 剂，水煎 2 次，分早、午、晚温服，每次 60 ~ 70 mL。15 天为 1 个疗程，治疗 2 ~ 4 个疗程。服药期间应注意预防感染，卧床休息，限制钠盐摄入。

【临床疗效】 此方加减治疗难治性心力衰竭 51 例，显效（心功能改善 1 级或 1 级以上）34 例，有效（心功能改善不足 1 级，但自觉症状及体征有好转）13 例，无效（心功能无改善）4 例。总有效率 92.1%。

【病案举例】 李某，女，70 岁。心悸气短 15 年，水肿 8 年，加重 3 天入院。患者 15 年前因心悸、气短，曾多次就诊，诊为：风湿性心脏病，心力衰竭。经治疗好转出院。以后病情反复发作，多次住院治疗。本次发病仍以心悸气短，双下肢水肿，不能平卧住院治疗。入院体检：体温 37 ℃，脉率 114 次/分，呼吸 26 次/分，血压 14.7/9.33 kPa。患者端坐呼吸，口唇发绀，颈静脉怒张，心律不齐，心率 120 次/分，肝肋缘下 3 cm，腹水征（＋），双下肢指凹陷性水肿，尿少。X 线胸片示：心脏扩大，肺门阴影增宽，右侧胸腔积液。心电图示：房颤，心室率

120 次/分。诊断：风湿性心脏病，二尖瓣狭窄关闭不全。心力衰竭Ⅲ度，心功能Ⅳ级。入院常规给予抗感染、强心、利尿、扩血管治疗 1 周后，症状无明显改善。后加用强心合剂治疗 1 周后，心悸气短、水肿等症明显减轻。治疗 2 个疗程，心力衰竭症状基本得以控制，并能在室内轻微活动。治疗 3 个疗程后，症状明显改善，后出院带药在家中治疗。

【验方来源】　赵金忠. 强心合剂治疗难治性心力衰竭[J]. 天津中医，2000，17（2）：7.

按：难治性心力衰竭是各种原因引起的心力衰竭，属中医学心悸、水肿、喘证等范畴。其病机可归纳为心气虚衰，无力运血，血脉瘀阻，水饮停聚，上凌心肺。强心合剂具有益气活血、泻肺利水之效。方中用生脉散，以人参补气生津，麦冬养阴清热，五味子敛肺止汗、补益心气，三药合用，药性平和，具有补虚固脱、复脉救逆作用，临床常用来治疗各种原因引起的心力衰竭，能增强心肌收缩力，但不增加心肌能量的消耗，在心肌缺血缺氧的情况下有一定的保护作用。葶苈子辛苦寒，入肺、膀胱经，具有泻肺定喘、行水消肿之功；熟附子大辛大热，入心、脾、肾经，既温通心肾之阳，又温运脾阳，力专温阳强心；香加皮重在强心利水；白术、茯苓健脾利水；车前子清热利尿；葶苈子、车前子、白术、茯苓均具有利尿作用，可以减轻心脏前负荷；丹参活血通经，祛瘀止痛，具有扩张血管作用，能够降低心脏后负荷。诸药合用，具有强心扶阳、益气活血、利尿消肿之功效，故能起到纠正心力衰竭之作用。

益气活血温阳利水剂

【药物组成】　人参（另煎）、桂枝、麦冬、赤芍、甘草、生姜各 15 g，黄芪 30 g，五味子、制附子（先煎、久煎）各

10 g，川芎 12 g，当归、丹参各 20 g，三七粉（冲服）3 g，茯苓、白术各 24 g。

【适用病症】　难治性心力衰竭。

【用药方法】　每天 1 剂，将制附子先煎 1 小时再和其他药物同煎 30 分钟，取药液约 150 mL；第二次水煎 30 分钟，取药液约 100 mL；人参另煎 1 小时后取药液约 50 mL。将上述药液混合均匀，分别于早、午、晚餐后 2 小时各温热服用 100 mL，同时各冲服三七粉 1 g。并配合西药对症治疗。10 ~ 14 天为 1 个疗程。

【临床疗效】　此方配合西药对症治疗难治性心力衰竭 100 例，显效（心功能改善 2 级或 2 级以上）46 例，有效（心功能改善 1 级）42 例，无效（心功能无变化或恶化）12 例。总有效率 88%。

【验方来源】　吴湘华，姜希才．中西医结合治疗难治性心力衰竭 100 例［J］．国医论坛，2000，15（3）：44．

按：难治性心力衰竭属中医学胸痹、水肿等范畴。辨证多属于气虚（心气虚、脾气虚）、阳虚（心阳虚、脾阳虚、肾阳虚）、血瘀、水湿内停，为本虚标实、虚实夹杂之证。治当补虚泻实，标本兼顾，益气、温阳以治其本，活血、利水以治其标。方中的人参、黄芪以补气，共为主药。制附子、桂枝温阳散寒，共为辅药。麦冬养心阴，五味子敛心气，并防制附子之燥烈，可于阴中求阳而使源泉不竭；川芎、当归、赤芍、丹参、三七粉活血化瘀，茯苓、白术益气健脾利水，共为佐药。生姜温阳散寒，甘草调和诸药并解制附子之毒，共为使药。诸药合用，共奏益气活血、温阳利水之功，因切中难治性心力衰竭之病机，故收效良好。

强心泻肺方

【药物组成】 万年青根 30～50 g，葶苈子 15～30 g，椒目 15～20 g，桑白皮、丹参、车前草、灵芝各 30 g，淫羊藿 15 g。

加减：心阴虚者，加麦冬 15 g，五味子 9 g；心肾阳虚者，加熟附子 6～9 g，鹿角片 9 g；脾虚水湿者，加白术 15 g，茯苓 20～30 g；腹部水肿者，加大腹皮 15～30 g；腹胀大便不畅者，加柴胡 15 g，枳壳 12 g，厚朴 9 g；纳差者，加鸡内金 12 g，谷芽、麦芽各 15 g。

【适用病症】 难治性心力衰竭。症见心悸，呼吸困难不能平卧，尿少，腹水，双下肢水肿等。

【用药方法】 每天 1 剂，水煎服。并配合应用强心苷类药物、呋塞米、丁脲胺等西药。

【临床疗效】 此方加减治疗难治性心力衰竭 30 例，全部有效。其中 8 例Ⅳ级心力衰竭治疗后降至Ⅲ级，3 例Ⅳ级心力衰竭治疗后降至Ⅱ级，4 例Ⅲ级心力衰竭治疗后降至Ⅱ级，6 例Ⅲ级心力衰竭治疗后降至Ⅰ级，还有 9 例Ⅲ级心力衰竭治疗后降至Ⅰ级。

【验方来源】 金长娟. 强心泻肺方治难治性心衰 30 例 [J]. 中医杂志，1997，38（11）：661.

按：心力衰竭乃标实本虚之证。其本在心、肺、肾，其标在水气、瘀血，治疗时乃标本兼治。治宜重在益心气，泻肺气，除水湿，控制心力衰竭。方中以万年青根、灵芝补益心气，现代药理学证实灵芝有明显的强心利尿作用。重用葶苈子、椒目、桑白皮、车前草泻肺气以利水邪。现代药理学证实葶苈子三醇提取物有强心作用，可使心肌收缩力加强，心率减慢，对衰竭的心脏可增加输出量，降低肺静脉压。桑白皮、车前草现代药理学提示有明显增加心肌收缩力和利尿的作用，有利于控制心力衰竭。淫羊藿温阳利水，具有明显增强心肌收缩力，增加心输出量，增加冠状动脉血流量，抗心肌缺血的功能。丹参活血化瘀利水。本方还重用椒目一味，行气利水，减轻心脏后负荷，对改善心力衰竭有一定的作用。

强心复律汤

【药物组成】　枳实、川芎各 15 g，黄芪、丹参、苦参各 30 g，水蛭 10 g。

【适用病症】　难治性心力衰竭伴发心律失常。

【用药方法】　每天 1 剂，水煎服。7 天为 1 个疗程。并配合西药治疗。

【临床疗效】　此方配合西药治疗难治性心力衰竭伴发心律失常 28 例，显效（治疗后心功能提高 2 级，心律恢复正常）18 例，有效（心功能提高 1 级，室早偶发，房颤转为窦性心律）8 例，无效（治疗前后心力衰竭程度和心律失常无改善）2 例。总有效率 92.9%。

【验方来源】　柏秀玲，宋文采. 中西医结合治疗难治性心力衰竭伴发心律失常 ［J］. 黑龙江中医药，2000，（4）：26.

按：强心复律汤中以黄芪补益元气，具有增强心脏储备力和正性肌力作用；丹参、水蛭、川芎活血化瘀抗血小板聚积，使血液黏稠度减低，扩张血管，降低外周阻力，增加心脏输出量，降低后负荷作用；苦参有奎尼丁样效应，有改变心律失常作用；枳实的有效成分为羟福林，α－受体兴奋剂，对心脏 β－受体有兴奋作用，可增强心肌收缩力，增加心脏排血量。同时配合西药治有利于缺血心肌恢复正常，达到减少心律失常发生的作用。

救 心 汤

【药物组成】 人参 18 g，麦冬 12 g，五味子、三七各 6 g，熟附子（先煎）、干姜、丹参、炙甘草各 15 g，防己 40 g。

加减：冠心病心力衰竭，症见心悸、气短者，加柏子仁、龙眼肉；烦躁者，加少量栀子反佐；心律失常者，加炙甘草（用量宜大）。风湿性心脏病心力衰竭，房颤者，加苦参、仙鹤草；喘、咳较重者，加麻黄、苦杏仁。肺源性心脏病心力衰竭，痰涎壅盛者，加瓜蒌、制半夏、葶苈子（小量）；咳喘不能平卧者，加麻黄、杏仁、蛤蚧。

【适用病症】 各种原因引起的慢性心功能不全（心力衰竭）。

【用药方法】 每天 1 剂，水煎，取药液 200 mL，分早、午、晚温服。必要时配合应用西药毛花苷 C。

【临床疗效】 此方加减治疗各种原因引起的慢性心功能不全（心力衰竭）60 例，痊愈（心力衰竭症状完全消失，浮肿消退，肝脏回缩，静脉压降至正常，冠心病患者无胸闷、胸痛；肺源性心脏病患者肺内啰音消失；风湿性心脏病患者无冷汗、哮喘）48 例，显效（心力衰竭症状缓解，肺内啰音不明显，浮肿基本消退，发绀不显著，肝脏明显缩小）6 例，有效（症状和体征明显改善）2 例，无效（症状和体征无变化）4 例。总有效率 93.33%。

【病案举例】 薛某，男，69 岁。咳嗽、喘息反复发作 25 年，病情加重伴心悸 10 天。诊见：短气，喘促，头晕，烦躁，汗出肢冷，咯吐黄稠痰，面唇青紫，舌暗、少苔，脉细数偶结代；体温 38.5℃，呼吸 30 次/分，血压 17.2/11.0 kPa，颈静脉怒张，肝颈静脉回流征阳性；两肺呼吸音减弱，下野可闻及中、小水泡音，上野干鸣音；剑突下可见心尖冲动，心率 120 次/分，律不齐，心尖区闻及收缩期杂音；双下肢指凹性水肿。X 线胸片

示：右心室明显增大；心电图示：肺型 P 波，ST 段 $V_1 \sim V_5$ 下移
≤0.2mV。诊断为肺源性心脏病心力衰竭。治宜温阳益气、利水
解热、化瘀平喘。用救心汤加减：人参 15 g，麦冬、丹参各
12 g，五味子 6 g，炙甘草 16 g，防己 40 g，熟附子（先煎）
10 g，鱼腥草 24 g。服药 7 天，热除喘平，黄稠痰转稀薄、量
少，诸症亦轻。后减防己至 24 g，加龙眼肉、生地黄各 10 g 以
益气养阴。继服药 2 周后，心力衰竭症状完全缓解，能下床活
动，夜间能平卧。再服药 2 周，诸症状平复出院。

【验方来源】 潘勇，曹力力. 救心汤治疗慢性心功能不全
60 例［J］. 河北中医，1999，21（1）：19.

按： 慢性心功能不全，主要涉及心、肺、脾及肾四脏。心阳
不足，鼓动无力，血行缓慢，瘀血停滞；肺气虚损，宣发肃降无
力；肾阳不足，水液不能蒸化；脾阳不运，水湿不化，停于体
内，为痰为饮。痰饮之邪，阻塞经脉，流于肢体，必一身悉肿；
水湿内生，留而不去，随气上泛，则咳喘不止。本病属本虚标实
之证，临床可见瘀血、水肿及咳喘。故治宜回阳救逆，兼化瘀、
逐水及平喘。慢性心功能不全患者的瘀血征象，除四肢逆冷、脉
沉细微外，主要表现为面青、发绀、舌暗红等。救心汤重用熟附
子救心阳以温通血脉，丹参活血行血，配三七行气化瘀。三药合
用，共奏活血行气散瘀之功。水肿之症，以心水为主，水势泛
滥，阴邪极盛，阳气衰微，心阳衰败，故用熟附子、干姜回阳救
逆、化气利水。防己利尿消肿，但用量宜大，可使阳回气转，水
湿化气，水肿自消。而心阳衰微之咳喘，为阳气不能通达，肾气
不能摄纳所致。心肾水火相济，心阳肾火煦化正常，阳气才能通
达摄纳。熟附子、干姜救阳，使阳回气转，自然真气归于肾元。
人参、麦冬、五味子益气养阴。实验研究证实，生脉散有营养心
肌，双向调节血压功效，在改善心脏功能，调整心肌作用的治疗
过程中起到重要作用。诸药合用，心阳恢复，心气逆转，机体功

能渐趋正常，诸症状缓解，病情向愈。

补心泻肺利水汤

【药物组成】　万年青 30 ~ 50 g，灵芝、桑白皮、车前草、丹参各 30 g，葶苈子 15 ~ 30 g，椒目 15 ~ 20 g，淫羊藿 15 g。

加减：心阴虚型者，加麦冬 15 g，五味子 9 g；心肾阳虚型者，加熟附子 6 g，鹿角片 9 g；脾虚水湿型者，加白术 15 g；腹胀、大便不畅者，加柴胡 15 g，枳壳 10 g，厚朴 8 g；食欲不振者，加鸡内金、谷芽、麦芽各 10 g。

【适用病症】　心功能衰竭。

【用药方法】　每天 1 剂，水煎服。并配合西药对症治疗。

【临床疗效】　此方加减配合西药对症治疗心功能衰竭 40 例，其中 19 例Ⅳ级心力衰竭，治疗后降至Ⅲ级 11 例，治疗后降至Ⅱ级 8 例；17 例Ⅲ级心力衰竭治疗后降至Ⅱ级 8 例，治疗后降至Ⅰ级 9 例；还有 4 例Ⅱ级心力衰竭治疗后降至Ⅰ级。

【验方来源】　范淑云，刘凯. 补心泻肺利水法治疗心功能衰竭 40 例［J］. 吉林中医药，2000，20（1）：17.

按：心力衰竭乃本虚标实之证。其本在心、肺、肾，其标为水气、瘀血。治疗时应标本兼治，补心气、泻肺气、利水湿、化瘀血，控制心力衰竭。方中的万年青、灵芝补益心气，葶苈子、椒目、桑白皮、车前草泻肺气以利水湿，淫羊藿温阳利水，丹参活血化瘀。全方攻补兼施，实为治疗心力衰竭的有效方药。

抗 心 衰 汤

【药物组成】　白参（另煎）、白术、茯苓、桂枝、柏子仁各 10 g，麦冬、丹参各 15 g，五味子、炙甘草、砂仁（后下）

各 5 g，檀香（后下）3 g。

加减：气虚甚者，加炙黄芪 20 g；尿少、水肿甚者，加猪苓、泽泻各 15 g；喘息气短甚者，加葶苈子（包煎）10 g；脉结代者，加细辛（后下）3 g；脉促者，加苦参10 g。

【适用病症】 冠心病心力衰竭。症见喘息，心悸，胸闷痛，不能平卧，水肿少尿，口干少津，倦怠乏力，舌质淡红、苔少，脉细涩或微细欲绝。

【用药方法】 每天 1 剂，水煎服。同时予西药硝酸异山梨酯、卡托普利、阿司匹林、氨苯喋啶、地高辛及能量合剂支持治疗。

【临床疗效】 此方加减治疗冠心病心力衰竭 32 例，显效（喘息气短、胸闷痛、心悸、水肿基本消失，能从事一般体力活动，心功能Ⅳ级转为Ⅰ级，心功能Ⅲ级转为正常或基本正常）18 例，有效（临床症状部分消失，心功能患者恢复轻微体力活动，Ⅳ级转为Ⅲ级或Ⅱ级，Ⅲ级转为Ⅱ级或Ⅰ级者）11 例，无效（治疗 10 天心力衰竭未见改善，临床症状和体征无明显变化者）3 例。总有效率90.6%。

【验方来源】 陈础峰. 中西医结合治疗冠心病心力衰竭 32 例 [J]. 湖南中医杂志，1999，15（2）：22.

按：冠心病属中医学胸痹范畴。心力衰竭多因冠心病日久，阳气虚衰，运血无力；或气滞血瘀，心脉不畅，血瘀水停，耗损所致。主要表现为喘息，心悸，胸闷痛，心痛隐隐，不能平卧，苔少，脉细涩等。治宜益心气，养心营，行气活血。抗心衰汤方中以白参大补元气；白术、茯苓健脾益气；柏子仁、麦冬、五味子、炙甘草养阴营心；丹参、檀香、砂仁行气活血化瘀；桂枝与炙甘草配伍复心阳；桂枝与白术、茯苓配伍能温阳化饮，通阳利水。诸药合用，使患者心肌收缩力增强，冠状动脉血流量改善，减轻心肌耗氧，心肌得到充足营养，使心力衰竭患者的心功能得到明显改善和好转，提高患者的生活质量。

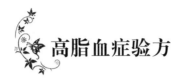

高脂血症验方

十味降脂饮

【药物组成】 黄芪、山楂、茵陈、全瓜蒌、决明子各15 g，枸杞子20 g，白术、火麻仁、泽泻、槐花各10 g。

加减：脾虚不运者，加人参、苍术；肝肾亏虚者，加何首乌、黄精；气虚血瘀者，加当归、姜黄；痰浊闭阻者，加橘皮、制半夏；湿热郁阻者，加大黄、车前草。

【适用病症】 高脂血症。

【用药方法】 每天1剂，水煎，分早、晚饭后服。1个月为1个疗程。

【临床疗效】 此方加减治疗高脂血症56例，临床控制（临床症状、体征消失，血脂各项化验检查恢复正常）21例，显效（临床症状消失，血脂检测达到下列其中一项者：总胆固醇下降 ≥ 20%，三酰甘油下降 ≥ 40%，高密度脂蛋白上升 ≥0.26 mmol/L）19例，有效（血脂检测达到以下其中之一者：总胆固醇下降10% ~20%，三酰甘油下降20% ~40%，高密度脂蛋白上升 > 0.104mmol/L）13例，无效（治疗后症状、体征无改善，血脂检测无明显效果）3例。总有效率94.6%。

【验方来源】 任汉阳，李凯军，李华利，等. 十味降脂饮治疗高脂血症56例疗效观察 ［J］. 河南中医，2000，20（6）：34.

按： 高脂血症属中医学痰浊、湿阻范畴。外因为过食膏粱肥甘、烟酒无度，积聚日久酿痰生湿；内因多为年老体衰，脾虚失运，水谷肥甘无以化生气血精微而生痰生湿，肾虚气化无力导致痰浊郁阻，痰浊阻滞又更致脾肾虚损而成恶性循环。其标为痰浊阻闭，其本为脾肾气虚，属本虚标实、虚实夹杂之证。十味降脂饮消补共用，以益气健脾、消导通泄、化痰利浊为主。方中用黄芪、白术健脾益气助运化，枸杞子补先天助气化，治病求本为君。山楂消食化瘀以消脂化积，火麻仁、决明子通泄大便以导滞，与化痰开郁之全瓜蒌相伍共消痰浊积聚为臣。茵陈、泽泻、槐花清泻渗利胃肠肝胆湿浊为佐使。全方兼顾标本，协同化痰降脂，切中病机。从现代中药药理角度看，十味降脂饮中所用药物均有较好的降脂作用，尤其对中老年高脂血症有较好疗效。

涤痰汤加减方

【药物组成】　人参、茯苓各 15 g，制南星、制半夏、枳实、橘红、石菖蒲、竹茹各 10 g，炙甘草 6 g。

【适用病症】　高脂血症。

【用药方法】　每天 1 剂，水煎 2 次，分早、晚服。1 周为 1 个疗程，共治疗 4 个疗程。

【临床疗效】　此方治疗高脂血症 86 例，显效 42 例，有效 36 例，无效 8 例。总有效率 90.7%。

【验方来源】　王颖，梅洁. 涤痰汤加减治疗高脂血症 86 例临床分析 [J]. 安徽中医临床杂志，2000，12（4）：285.

按：高脂血症从临床特点及病变机制来看，可属于痰浊、水湿、瘀血、气滞等范畴。临床多见以痰为主、痰瘀互见证型。中医学认为，痰的产生多为正气不足，外邪入侵或因脏腑功能失调所致，虽"五脏之病皆能生痰"，但尤以脾气为主。因此，高脂血症的形成与脾的关系极为密切。故益气化痰法治疗高脂血症，正是中医治则治法中针对内因的应用。涤痰汤为益气化痰法的代表方剂，临证中在此基础上加减治疗高脂血症，临床疗效显著，且远期疗效稳定。

七味失笑饮

【药物组成】 蒲黄、五灵脂、没药各 10 g，虎杖、泽泻各 15 g，决明子、山楂各 30 g。

【适用病症】 高脂血症。

【用药方法】 每天 1 剂，水煎 2 次，分早、晚服。连服 6 周。保持低脂饮食和平常的生活方式。

【临床疗效】 此方治疗高脂血症 30 例，显效（血清总胆固醇下降 ≥20%，或三酰甘油下降 ≥40%，或高密度脂蛋白胆固醇上升 ≥0.26mmol/L）14 例，有效（血清总胆固醇下降 10% ~ 20%，或三酰甘油下降 20% ~ 40%，或高密度脂蛋白胆固醇上升 0.104 ~ 0.26mmol/L）12 例，无效（达不到有效标准者）4 例。总有效率 86.7%。

【验方来源】 瞿立武. 自拟七味失笑饮治疗高脂血症临床观察［J］. 安徽中医临床杂志，2000，12（2）：77.

按：高脂血症属于中医学痰浊范畴，与肝、脾、肾三脏关系十分密切。过食肥甘厚味损伤脾胃，脾胃蕴热，运化失司，导致痰浊内生，肝气郁结，疏泄不及，而致痰湿浊阻，或因肾虚水泛，聚而成痰。久则痰必致瘀，痰瘀互结，滞于体内，阻塞经脉。治以化瘀滞、泻痰浊。七味失笑饮中以蒲黄、五灵脂、虎杖、没药行气活血，化瘀导滞；泽泻泻肾降浊，决明子疏肝泻热，山楂健脾消滞，三药合用共泻肝、脾、肾三脏之浊。本方用于治疗高脂血症可获较好的疗效。

降 脂 胶 囊

【药物组成】　大黄、水蛭、丹参、淫羊藿、黄芪各等分。

【适用病症】　高脂血症。

【用药方法】　将上药混合研末，装入空心胶囊（每粒含药末 0.25 g）。每次 5 粒，每天服 2 次。45 天为 1 个疗程。

【临床疗效】　此方治疗高脂血症 50 例，显效 35 例，有效 10 例，无效 5 例。总有效率 90%。

【验方来源】　陈得海．降脂胶囊治疗高脂血症 50 例［J］．四川中医，2000，18（2）：27．

按：由于中老年人生理功能减退，肾气始衰，阳气亦虚，脏腑功能减弱，血脉鼓动无力，导致气虚血滞，血脉瘀阻。因此本病以气虚肾亏为本，血瘀为标，是本虚标实之证。治宜益气补肾、活血化瘀，标本兼治。降脂胶囊中以黄芪、淫羊藿益气补肾扶正为先，可升高高密度脂蛋白胆固醇；大黄活血化瘀，可降低毛细血管通透性，降低血液黏滞度，减少脂质沉积，促进胆汁排泄，减少胆固醇在体内沉积，调节脂代谢；水蛭可改善微循环，减少毛细血管脂沉积，使血脂下降；丹参能扩张血管，疏通血脉，降脂祛瘀。全方共同提高机体免疫力，调理胃肠，利胆降脂。

降 脂 散

【药物组成】　山楂、玉竹、泽泻、草决明、何首乌按 1.2：1.2：1.2：1：1 比例配方。

【适用病症】　高脂血症。

【用药方法】　将上药研末，过细筛，消毒装袋，每袋

20 g。每次服 1 袋，每天 2 次，温开水冲服。1 个月为 1 个疗程，一般治疗 2 个疗程。

【临床疗效】 此方治疗高脂血症 60 例，显效（胆固醇 ≤6 mmol/L，三酰甘油 ≤1.5 mmol/L）28 例，有效（胆固醇 ≤6.6 mmol/L，三酰甘油 ≤1.7 mmol/L）24 例，无效（治疗前、后血脂水平无明显变化或达不到上述标准）8 例。总有效率 86.67%。

【验方来源】 唐义泽. 自拟降脂散治疗高脂血症 60 例 [J]. 广西中医药，2000，23（4）：23.

按： 从高脂血症的临床症状及检查结果来看，多属于中医痰湿、瘀阻等证候。本病以中老年患者居多，因肾气渐衰，气血渐虚，加之饮食失节，嗜食肥甘，内伤七情等，易形成痰湿和瘀阻。其病机以肾虚为本，痰湿、浊瘀互结为标，为本虚标实之证。治疗上宜采用补益肝肾、健胃利湿、化痰祛瘀之法。降脂散中以何首乌补肝益肾、通便泻浊，玉竹养阴益胃，山楂健胃利湿、祛浊化瘀，泽泻渗湿泄浊，草决明通便化浊。诸药合用共奏补益肝肾、健胃利湿、化痰祛瘀而降脂之功。

参苓白术散加减方

【药物组成】 人参、白术、茯苓各 10 g，陈皮、泽泻、山楂各 15 g，桔梗、炙甘草各 5 g。

加减：内热者，加大黄、虎杖、槐花；湿盛者，加苍术；肝阳上亢者，加决明子、野菊花；肝火上炎者，加龙胆草；血瘀者加丹参、没药；阴虚者，加沙参、玉竹、女贞子。

【适用病症】 高脂血症。

【用药方法】 每天 1 剂，水煎服。2 个月为 1 个疗程。

【临床疗效】 此方加减治疗高脂血症 50 例，显效 37 例，有效 11 例，无效 2 例。总有效率 96%。

【病案举例】 车某，男，62 岁。眩晕时发作 10 年余，近半个月来加重。诊见：眩晕如坐舟车，嗜睡，体胖，面浮足肿，身困乏力，口干而黏，心烦，胸闷，精神抑郁，嘈杂易饥而食后又觉腹胀，大便或秘或溏，肢体麻木，记忆力减退，舌体胖大有齿痕，舌质淡隐紫、苔白微厚腻，脉沉弦滑。体重 87 kg，血压 26/14 kPa，总胆固醇 8.1 mmol/L，三酰甘油 1.95 mmol/L，高密度脂蛋白胆固醇 1.036 mmol/L。综观脉症，证属脾失健运，痰湿中阻。治疗当标本兼顾，以治本为主。用基本方加苍术、姜半夏各 10 g。经治疗半个月，眩晕、嗜睡逐渐好转，大便渐趋正常。治疗 1 个月后复查，总胆固醇、三酰甘油已开始下降，腹胀、浮肿逐渐减轻。1 个疗程结束后复查体重下降 10 kg，血压 19.9/11.9 kPa，总胆固醇 5.52 mmol/L，三酰甘油 1.17 mmol/L，高密度脂蛋白胆固醇 1.217 mmol/L，眩晕、肢体麻木诸症状均消失，精神愉悦。追访 2 年，总胆固醇、三酰甘油指标一直正常。

【验方来源】 解冰. 参苓白术散加减治疗高脂血症 50 例临床观察 [J]. 国医论坛，2000，15（1）：31.

按：随着人们生活水平的提高，高脂血症已经成为常见病、多发病。高脂血症患者多数合并单纯性肥胖。中医认为，肥人多痰湿，血脂过多属"无形之痰"。痰浊的形成乃由饮食不节，过食肥甘，嗜酒无度，损伤脾胃，酿成湿痰；或脾虚气弱，运化无权，水谷精微聚成湿痰。参苓白术散加减方中人参益气健脾，可降低总胆固醇、升高高密度脂蛋白胆固醇；白术燥湿健脾；炙甘草和中益气，缓和药性；陈皮化痰和脾，理气燥湿；泽泻泄热，以防本方过于温燥，且能利水，可宣通内脏之湿，从而减少痰浊生成，抑制胆固醇的吸收；茯苓为治痰主药，行水化湿；山楂醒脾气，消肉食，破瘀血，化痰浊，临床及实验研究证明能明显降低血总胆固醇、三酰甘油；桔梗载药上行，宣肺利气，借肺之布津而养全身。诸药合用，健脾祛湿，升清泄浊，杜绝痰源，可获佳效。

降 脂 灵

【药物组成】　山楂、丹参各 40 g，蒲黄、葛根各 20 g，何首乌 25 g。

【适用病症】　高脂血症。

【用药方法】　上药水煎浓缩待用。每次服 100 mL，每天 2 次。21 天为 1 个疗程。

【临床疗效】　此方治疗高脂血症 51 例，其中对三酰甘油的改变：显效（治疗后三酰甘油下降 0.57mmol/L）33 例，有效（治疗后三酰甘油下降 0.34～0.55mmol/L）13 例，无效（治疗后三酰甘油下降低于 0.34mmol/L）5 例。总有效率 90.2%。

对 β-脂蛋白的改变：显效（β-脂蛋白下降 1.56g/L）32 例，有效（β-脂蛋白下降 0.78～1.53g/L）13 例，无效（β-脂蛋白下降低于 0.78g/L）6 例。总有效率 88.24%。

对总胆固醇的改变：显效（总胆固醇下降 1.30mmol/L 以上者）28 例，有效（血总胆固醇下降 0.78～1.27mmol/L 者）19 例，无效（总胆固醇下降低于 0.78mmol/L 或反而升高者）4 例。总有效率 92.16%。

【验方来源】　石喜之，王济峰，张万福，等. 中药降脂灵治疗高脂血症疗效观察［J］. 吉林中医药，2000，20（3）：15.

按： 随着人们生活水平的不断提高及年龄的增长，高脂血症已经成为中老年人的多发病、常见病，而且其患病率呈逐年增加趋势。多由于饮食不节，过食膏粱厚味，可产生瘀血而致百病。治宜活血化瘀法。降脂灵中的何首乌、蒲黄等药含有蒽醌类及其衍生物，能促进胆固醇的代谢，同时还有阻滞类脂质在血清内滞留或渗透到动脉内膜的能力，并能显著抑制血浆中总胆固醇、三酰甘油，提高血浆中高密度脂蛋白和总胆固醇的比值，延缓动脉粥样硬化形成和发展。研究证明，丹参、蒲黄等活血化瘀药物可降低血小板黏附率和血小板聚集性，改变血脂成分，并可预防动脉硬化斑块的形成。

复方调脂合剂

【药物组成】 桑寄生 50 g，淫羊藿、制何首乌、黄芪、僵蚕、全瓜蒌各 40 g，泽泻、决明子、丹参各 60 g，山楂、大黄各 30 g，三七 10 g。

【适用病症】 高脂血症。

【用药方法】 上药拣净，决明子研粗末，共煎煮 3 次，煎液合并过滤浓缩，制成合剂 1 000 mL。每次服 50 mL，于晨起空腹和晚睡前各 1 次。连续用药 4 周为 1 个疗程。

【临床疗效】 此方治疗高脂血症 90 例，临床控制（临床症状、体征消失，实验室各项检查恢复正常）67 例，显效（临床症状、体征基本消失，血脂检测达到以下任 1 项者：总胆固醇下降≥20%，三酰甘油下降≥40%，高密度脂蛋白胆固醇上升≥0.26 mmol/L）20 例；无效（治疗后症状、体征与血脂检测无明显改善者）3 例。总有效率 96%。

【验方来源】 杜蓓. 复方调脂合剂治疗高脂血症的研究[J]. 吉林中医药，2000，20（4）：13.

按：高脂血症主要病机在于脾肾两虚、痰瘀互结，证属本虚标实。治宜补肾益气、活血化痰、利湿泄浊，标本同治。复方调脂合剂在降低血清胆固醇、三酰甘油及升高高密度脂蛋白，改善全身症状等方面均有较好的效果。

清 脂 汤

【药物组成】 黄芪、熟地黄、当归、桂枝、丹参、何首乌各 30 g，党参、荷叶各 15 g，白术 12 g，茯苓、山楂各 20 g，陈皮 9 g。

【适用病症】 高脂血症。

【用药方法】 每天 1 剂，水煎，取药液 300 mL，分早、晚服。8 周为 1 个疗程。

【临床疗效】 此方治疗高脂血症 36 例，显效 24 例，有效 10 例，无效 2 例。总有效率 94.4%。各项血脂指标均有不同程度的改善。

【验方来源】 宋玉茹，李淑云，齐建强，等. 自拟清脂汤治疗高脂血症的临床研究［J］. 中医药学报，2000，28（2）：11.

按：高脂血症是诱发冠心病、脑血管疾病的主要因素。中医学认为其发病机制属痰、湿、浊、瘀多种病理因素所致的综合病理反应。多为先天不足，脾肾亏虚为本；湿蕴生痰，滞络成瘀为标。针对其本虚标实的病机特点，清脂汤注意补虚泻实，标本兼顾，故疗效较好。

降脂清肝饮

【药物组成】 茵陈、绞股蓝各 30 g，栀子、大黄、郁金、何首乌、柴胡各 10 g，泽泻、石见穿、丹参、山楂、虎杖各 15 g。

【适用病症】 高脂血症。

【用药方法】 每天 1 剂，水煎服。3 个月为 1 个疗程。嘱适当清淡饮食，戒酒。

【临床疗效】　此方治疗高脂血症 32 例，临床治愈者 12 例，有效 14 例，无效 6 例。总有效率 81.2%。

【验方来源】　黄晓鸣. 降脂清肝饮治疗高脂血症－脂肪肝临床研究 [J]. 浙江中医学院学报，2000，24（2）：26.

按：近年来，随着人民生活水平提高，膳食结构改变，高脂血症及脂肪肝的发病率呈明显升高趋势已有显著的年轻化倾向。根据中医理论，高脂血症、脂肪肝的形成多因恣食肥甘厚味，以致脾失健运，不能运湿布津，水谷精微不归正化凝聚为痰湿；土虚木乘，肝失疏泄，气血瘀阻，痰浊瘀滞于血脉则气血运行不畅。故治疗上以利湿化浊、疏肝活血为治疗大法。降脂清肝饮中，以茵陈、栀子、大黄组成的茵陈蒿汤清理脾胃、肝胆湿热；佐以虎杖荡涤脏腑，推陈出新，促进脂肪从肠道排出，减少吸收；山楂消食导滞；何首乌、丹参、郁金行气活血，使体内的痰浊瘀阻得以消散、排除而达降脂的目的；泽泻、石见穿、绞股蓝等均有清利湿浊、导湿下行之功；更兼柴胡疏肝解郁、升举清阳之气。全方共奏升清降浊、行气活血、祛瘀生新之功。降脂清肝饮降脂和护肝两方面的综合疗效明显，且未见任何副作用。

降　脂　汤

【药物组成】　何首乌、枸杞子、黄精各 15 g，山楂、决明子各 30 g，丹参、神曲、陈皮、泽泻各 10 g。

加减：气虚明显者，加黄芪 30 g，党参 10 g；痰盛者，加制半夏 12 g，茯苓、白术各 15 g；血瘀明显者，加红花、赤芍各 15 g。

【适用病症】　高脂血症。

【用药方法】　每天 1 剂，加水 500 mL，文火煎至 200 mL，分早、晚服。3 个月为 1 个疗程。

【临床疗效】　此方加减治疗高脂血症 66 例，显效（治疗前有 1 项或 2 项血脂增高，治疗后均降至正常范围者）34 例，有效（治疗前有 2 项血脂增高，治疗后均降至正常范围或胆固醇下降 10% ~ 20%，或三酰甘油下降 20% ~ 40%）26 例，无效（治疗后血脂无变化或者未达到上述标准者）6 例。总有效率 91%。

【验方来源】　任俊荣. 自拟降脂汤治疗高脂血症 66 例[J]. 天津中医学院学报，2000，19（4）：24.

按：脂质代谢紊乱引起的高脂血症是心脑血管疾病的重要诱因之一。大量研究资料已证实高脂血症患者的血黏度明显增高，血液流变性呈浓、黏、凝、聚状态，与中医学痰、瘀病理相等，多属痰浊、血瘀范畴。其发病与肝、脾、肾关系最为密切。脾失健运，肝失疏泄，气机不利，升降失调，气血瘀滞，痰浊内阻是发病关键。而肝肾虚为病之本，气血瘀滞、痰浊内阻是病之标。治疗应以滋补肝肾、活血化瘀降浊为主。降脂汤中的何首乌、枸杞子、黄精补肝肾，益精血，为方中主药；丹参祛瘀血生新血；山楂活血化瘀，消食导滞；决明子清肝明目，通腑泻浊；神曲、陈皮健脾化痰；泽泻泻肾火，降痰浊。全方标本兼顾，补泻兼施，共奏补肝肾、化瘀血、降痰浊之功效。而治疗过程中应在主方的基础上随症加减，灵活应用，以期达到良好的治疗效果。

调脂口服液

【药物组成】　柴胡、当归、白术各 10 g，白芍、茯苓各 12 g，山楂叶 15 g。

【适用病症】　高脂血症。

【用药方法】　将上药制成口服液，每次 10 mL，每天服 3

次。4 周为 1 个疗程。

【临床疗效】 此方治疗高脂血症 60 例，临床控制 21 例，显效 22 例，有效 12 例，无效 5 例。总有效率 91.7%。

【验方来源】 韦湘林，方显明，李锡光，等. 调脂口服液治疗高脂血症 60 例临床疗效观察［J］. 新中医，1999，31（6）：12.

按：高脂血症是形成动脉粥样硬化的物质基础和主要因素。中医学认为，高脂血症的发生除与素体痰湿偏盛有关外，主要由于饮食不节、情志失调导致肝脾失和，气血阴阳失调，最终引起无形之痰浊输注于血脉和血脉失养而产生本症。其发病的病理因素主要与痰、湿、瘀、虚有关。情志失调和饮食不节，可伤肝损脾，肝伤则疏泄失常，脾损则运化失职。肝脾两脏在生理上互相促进，在病理上相互影响。郁生于肝，又能害于肝和脾，肝失疏泄，一则导致气机郁滞，血行不畅；二则横克脾土。脾运失职，则气血乏源，痰浊内生。肝脾两脏除与血的生成、贮藏、统摄、调节有关外，尚与血液生成的质量有关。肝脾调和，水谷精微的运化、升清、转输正常，其吸收、输布者悉为至清至精之物。若肝脾失调，不但影响气血调和，同时会影响脾胃的运化受纳和升清降浊。水谷精微不能升清输布而转化为痰浊，无形之痰浊输注于血脉而成本症。日久尚可导致痰瘀互结，而变证多端。可见肝脾失调是本症产生的主要病理基础，痰浊血瘀是其病变之标。调脂口服液以逍遥散为主组方。方中的柴胡疏肝理气；当归、白芍养肝柔肝，理气和血；白术、茯苓、山楂叶健脾化浊消滞。诸药配伍，相辅相成，标本同治，有疏肝健脾、养肝柔肝、理气和血、化痰除湿、升清降浊之功，旨在通过调理肝脾两脏以恢复脂类的正常代谢。

山 楂 茶

【药物组成】 山楂 5～15 g。

加减：个别人可加大枣 2～3 枚。

【适用病症】 高脂血症。

【用药方法】 用新鲜山楂切片晾干，泡水当茶饮，每天服数次。服用 3 个月至 1 年。

【临床疗效】 此方治疗高脂血症 31 例，其中高胆固醇血症 23 例中显效 11 例，有效 9 例，无效 3 例，总有效率 87%。高三酰甘油血症 12 例中显效 5 例，有效 4 例，无效 3 例，总有效率 75%。

【验方来源】 王丽先. 山楂治疗高脂血症 31 例临床观察 [J]. 陕西中医学院学报，2000，23（3）：34.

按：高脂血症促进动脉粥样硬化已被临床研究证实。有效地降低胆固醇、三酰甘油已成为冠心病预防的重要措施，应用调脂药物可使部分动脉硬化斑块退缩，降低心脑血管意外事件的发生率和延缓肾功能衰竭。许多高脂血症的患者，采用改善饮食习惯，或加用调脂药物以达到延缓或阻止动脉粥样硬化，提高生活质量，延年益寿。山楂味酸，性甘温，除有健胃、消食、化痰、破瘀血之作用外，近年来临床常以生山楂用于高血压、冠心病、高脂血症的治疗，收到较好效果。山楂全国各地盛产，药源丰富，价格便宜，特别对老年人胃酸缺乏、消化功能差尤为适宜，可谓食疗保健之佳品。但胃酸多者慎用，或加用抑酸药。

轻身消脂散

【药物组成】 何首乌、泽泻、山楂、冬瓜皮、干荷叶各

30 g，炒草决明、炒白术各 20 g，柴胡 12 g，大黄 5 g，三七粉 8 g，红参、水蛭粉各 6 g。

【适用病症】　高脂血症。

【用药方法】　上药研末，每次 6 g，早、晚各服 1 次。45 天为 1 个疗程。

【临床疗效】　此方治疗高脂血症 36 例，临床治愈（症状消失，胆固醇、三酰甘油降至正常，高密度脂蛋白增加）13 例，显效（症状显著减轻，胆固醇、三酰甘油有一项降至正常，另一项下降 1 级即重度到中度，中度到轻度）19 例，有效（症状减轻，胆固醇、三酰甘油有一项下降 1 级，其余项目变化不大，但无显著加重者）3 例，无效（症状无减轻，胆固醇、三酰甘油未下降 1 级，甚或加重者）1 例。其中 7 例服药 1 个疗程后血脂两项全部降为正常。24 例肥胖患者服药 2 个疗程后，体重平均减轻 3.2 kg，腹围平均缩小 5 cm，在降血脂的同时，明显降低体重。1 年后随访 13 例患者，血脂未升高者 11 例，略增高者 2 例。后者继服本散 1 个疗程后，血脂降至正常。

【病案举例】　雷某，女，65 岁。患高血压病 18 年，高脂血症 12 年，体形肥胖，身高 159 cm，体重 75 kg，腹围 115 cm。常感头晕头木、心慌、胸闷、气短、腰酸肢麻，双下肢时有浮肿、多梦。间断服药血脂不降。本次因过劳而症状加重。诊见：舌淡紫有瘀点、苔白腻，脉弦滑。血压 20/12kPa，心率 84 次/分，律不齐。检查血脂：血清胆固醇 8.62 mmol/L，三酰甘油 3.04 mmol/L，高密度脂蛋白 1.14 mmol/L。心电图示：窦性心律不齐，冠状动脉供血不足。证属阳气亏虚，久病聚湿生痰成瘀，痰瘀中阻。治拟化瘀降浊、补益脾肾为法。方用轻身消脂散治疗 2 个疗程服后复诊，疗效显著。复查血脂胆固醇、三酰甘油均降至正常，诸症状消失，体重下降 7 kg，腹围缩小 10 cm，精神爽朗。再服上药巩固 1 个疗程。1 年后随访各项指标均正常。

【验方来源】 李巧兰，高洁. 轻身消脂散治疗高脂血症 36 例疗效观察［J］. 陕西中医学院学报，2000，23（5）：15.

按： 高脂血症是一组以脏腑功能失调，膏脂输化不利而致痰瘀浊毒内蓄为致病因素的临床综合征。药理研究表明：单味中药如何首乌、草决明、大黄、炒白术等蒽醌类药物能促进肠蠕动，可以促进肠道脂类的排出以减少其吸收；柴胡和红参不仅能降低低密度脂蛋白，还有升高高密度脂蛋白的作用；泽泻、山楂、荷叶、冬瓜皮、三七、水蛭均有消脂，减肥，降压，抗衰老的作用。尤其是以上中药在抑制体内胆固醇合成，抑制肠道对胆固醇的吸收，促进体内胆固醇排泄的各环节均有作用，从而能调节脂质代谢，具有确切疗效。

加味逍遥散

【药物组成】 柴胡、当归、白术、泽泻各 10 g，白芍、茯苓各 12 g，陈皮 6 g，丹参、山楂各 15 g，甘草 4 g。

加减：肝阳上亢者，加天麻、钩藤、地龙；痰浊阻滞者，加石菖蒲、胆南星、法半夏；肾阴亏虚者，加何首乌、枸杞子、旱莲草；肾阳虚者，加补骨脂、锁阳、巴戟天；气虚者，加党参、黄芪；气滞血瘀者，加三七、水蛭、蒲黄。

【适用病症】 高脂血症。

【用药方法】 每天 1 剂，水煎，分早、晚服。1 个月为 1 个疗程。

【临床疗效】 此方加减治疗高脂血症 40 例，临床控制（临床症状、体征消失，实验室各项检查恢复正常）15 例，显效（临床症状消失，血脂检测达到以下任何 1 项者，胆固醇下降≥20%，三酰甘油下降≥40%）14 例，有效（血脂检测达到以下任何 1 项者，胆固醇下降 10%～20%，三酰甘油下降 20%～

40%）8 例，无效（临床症状、体征无改善，血脂检测无明显改善）3 例。总有效率 92.5%。

【病案举例】 范某，男，52 岁。患者于体检时发现血脂偏高，平素嗜食膏粱厚味之品，好烟酒，形体肥胖，咳嗽痰多，偶感胸闷不适，舌苔白腻，脉弦滑。血脂检查：胆固醇 7.2 mmol/L，三酰甘油 2.24 mmol/L。心电图示：轻度 ST－T 段改变。证属痰瘀阻络。治宜健脾化痰、行气活血。方用加味逍遥散：柴胡、法半夏、白术、当归、炒枳壳、泽泻各 10 g，茯苓、白芍各 12 g，陈皮、石菖蒲各 6 g，全瓜蒌、丹参、山楂各 15 g，三七粉（分吞）3 g，甘草 4 g。此方加减治疗 1 个月，诸症状消失，血脂复查正常。

【验方来源】 朱建军. 加味逍遥散治疗高脂血症 40 例[J]. 浙江中医杂志，1999，34（12）：515.

按：高脂血症多为饮食不当，如过食膏粱厚味，或情志失调，肝气郁结，肝阳上亢，木旺克土，均致脾胃受损，运化失健，湿浊化痰，痰阻脉络，气滞血瘀，痰瘀互结。因此宜以疏肝健脾、化痰除湿、行气活血为治则。方中的柴胡疏肝解郁，当归补血活血，白芍养血柔肝、平抑肝阳，白术补气健脾、燥湿利水，茯苓健脾益气、利水渗湿，泽泻利水渗湿，陈皮理气调中、燥湿化痰，丹参活血祛瘀，山楂消食化积、活血散瘀，甘草补脾益气、调和诸药。诸药合用，使肝脾得调，湿痰得化，气机得畅，瘀血得祛，可收良效。

健脾运化汤

【药物组成】 黄芪 20 g，党参、白术、陈皮、制半夏、山楂、丝瓜络、决明子、何首乌、茵陈各 10 g，葛根 15 g。

【适用病症】 高脂血症。

【用药方法】 每天 1 剂，水煎，分早、晚服。并配合采用氦－氖激光血管内照射，输入功率为 1.2 ~ 2 MW，每次照射 60 分钟，每天 1 次。10 次为 1 个疗程，治疗 1 ~ 2 个疗程，疗程间间隔 3 ~ 6 天。治疗期间，均配合进食低脂饮食。

【临床疗效】 此方配合氦－氖激光血管内照射治疗高脂血症 80 例，显效（血清胆固醇下降 > 20%，三酰甘油下降 > 40%，头晕、肢体麻木、乏力、失眠等症状消失或明显减轻）32 例，有效（血清胆固醇下降 10% ~ 20%，三酰甘油下降 20% ~ 40%，头晕、肢体麻木、乏力、失眠等症状减轻或好转）36 例，无效（各项指标均未达到上述标准）12 例。总有效率 85%。

【验方来源】 包巨太，艾发元，高庆宝，等. 低能量氦－氖激光血管内照射配合中医药治疗高脂血症临床观察［J］. 河北中医，1999，21（1）：15.

按：近年来高脂血症发病率呈上升趋势。血脂升高是心脑血管疾病发生的重要危险因素，采取积极措施，防治高脂血症，是降低心脑血管疾病发生的关键之一。本病属于中医学心悸、眩晕、失眠等病范畴。其病因主要是饮食不节，嗜食肥甘厚味，日久脾虚湿盛而致。病机总不外湿、痰、瘀、虚，属于虚实夹杂，本虚标实之证。故用氦－氖激光照射以活血化瘀，结合具有益气健脾、祛痰除湿、活血通脉的健脾运化汤治疗，有明显的降脂作用，且能改善心悸、乏力、头晕、失眠、肢体麻木等伴随症状。由于氦－氖激光血管内照射能够促进血流，增加血流量，改善血液流变学性质，使血液黏度和血脂凝集活性下降，抑制血栓形成，改善血液循环。而健脾运化汤健脾益气、祛痰湿活血脉，标本兼治，相互协同，使血脂得降，伴随症状得除，而且复发率、心脑血管疾病发生率低，疗效较好。

健脾消脂饮

【药物组成】　黄芪、丹参各 30 g，党参、山楂、神曲、川芎各 10 g，茯苓、白术、泽泻各 15 g，陈皮 6 g。

加减：头晕者，加天麻、钩藤；大便秘结者，加大黄、黄连；腰酸膝软者，加桑寄生、杜仲；心前区闷痛者，加郁金、三七；恶心欲呕者，加制半夏、干姜；心悸者，加龙骨、牡蛎。

【适用病症】　高脂血症。

【用药方法】　每天 1 剂，水煎，分早、晚服。1 个月为 1 个疗程。

【临床疗效】　此方加减治疗高脂血症 60 例，显效（胆固醇下降≥20%，或三酰甘油下降≥40%，或高密度脂蛋白胆固醇上升 0.26 mmol/L）42 例，有效（胆固醇下降 10%～20%，或三酰甘油下降 20%～40%，高密度脂蛋白胆固醇上升 0.10～0.26 mmol/L）13 例，无效（未达有效标准）5 例。总有效率 91.7%。

【病案举例】　黄某，男，60 岁。患者因胸闷、心悸 3 年，加重 1 个月而来诊。曾在某医院确诊为高脂血症、冠心病，长期服用中西药治疗未见明显效果。诊见：胸闷，心悸气短，神疲易倦，纳呆，舌胖边有齿痕、舌质暗、苔白腻，脉结而弱。血压 15/11 kPa，心率 80 次/分，心脏听诊早搏 2～3 次/分，心电图示：心肌缺血，偶发室性早搏。血清胆固醇 7.8 mmol/L，三酰甘油 1.8 mmol/L，高密度脂蛋白 0.9 mmol/L。证属脾虚不运，痰湿内生，瘀阻脉络。治宜健脾益气、消食化积、祛瘀通络。以健脾消脂饮加减：黄芪、丹参、龙骨、牡蛎各 30 g，党参、神曲、川芎各 10 g，茯苓 20 g，白术、泽泻、山楂各 15 g，红花、陈皮各 6 g。服药 3 剂，病情好转。随症状加减，续服 1 个月后，诸症状消失。复查胆固醇 6.2 mmol/L，三酰甘油 1.03 mmol/L，高密度脂蛋白 1.2 mmol/L。心电图示：大致正常。心脏听诊未闻及早搏。嘱患者继续调节饮食，随访 1 年血脂正常。

【验方来源】 罗列波. 健脾消脂饮治疗高脂血症 60 例 [J]. 河北中医，1999，21（2）：92.

按： 脂质代谢紊乱引起的高脂血症是心脑血管病的重要诱因之一。高脂血症患者的血黏度明显增高，血液流变性呈浓、黏、聚状态，与中医学痰、瘀病理相似，且多见于中老年人。由于中老年人的五脏渐亏，脾气本虚，或饮食不节，或劳倦过度，损伤脾胃，皆致脾失健运，精微不化，湿聚脂积，气血瘀阻而成痰浊瘀脂，阻于脉络，滞留体内，久之变生诸症。故高脂血症是以虚为本，痰浊瘀血为标的虚实夹杂之证。治疗宜标本兼治，以益气健脾、祛瘀消积为主。健脾消脂饮中的黄芪、党参、白术健脾益气，以固其本，使脾气旺盛，水谷精微得化，清浊得分；茯苓、泽泻健脾渗湿；山楂、神曲消食化积，以消多余之脂积；陈皮理气健脾；丹参、川芎活血祛瘀通脉，并得补气药之力，使气行血行，气顺脉通。全方有攻有补，标本兼施，既能消脂祛瘀，使滞留体内之痰浊瘀脂消散，又可健脾益气，复脾运化传输之力，以杜绝痰浊瘀血滋生之源。药理研究已证实健脾消脂饮方中的泽泻、山楂、丹参等药均具有明显降低血清中胆固醇、三酰甘油，升高高密度脂蛋白作用，可抑制胆固醇、三酰甘油的吸收，并减轻动脉粥样斑块的发生。而丹参、川芎等活血药则具有扩张血管，改善微循环，抑制血小板黏附和聚集作用，降低黏稠度，增强血管弹性等作用，可改善血液的浓、黏、凝、聚状态。全方通过辨证与辨病相结合，切中病机，可达到良好的治疗效果。

益气降浊化瘀汤

【药物组成】 黄芪、茵陈各 30 g，炒白术、茯苓、山楂各 20 g，何首乌、泽泻各 10 g，土鳖虫（研末冲服）、水蛭（研末冲服）各 3 g，白芥子 15 g。

【适用病症】 高脂血症。

【用药方法】 每天 1 剂，水煎，分早、晚服。3 个月为 1 个疗程。并嘱饮食节制，适当增加运动量。

【临床疗效】 此方治疗高脂血症 48 例，治愈（临床症状消失，胆固醇、三酰甘油在正常范围）32 例，有效（自觉症状好转，胆固醇、三酰甘油减少）16 例。

【病案举例】 李某，男，46 岁。长期进食膏粱厚味之品，近年来体重进行性增加，经常头昏头沉，痰多嗜卧，乏力气短，舌质紫暗，脉弦滑。实验室检查胆固醇 10.2 mmol/L，三酰甘油 6.7 mmol/L；血液流变学检查为高黏血症。心电图示：大致正常。西医诊断：高脂血症。证属气虚血瘀，痰浊内阻。方用益气降浊化瘀汤。并嘱节制饮食，增加活动量。每半个月复诊 1 次，经 3 个月治疗，自觉症状消失，复查胆固醇、三酰甘油、血液流变学等均在正常范围。随访 1 年病无复发。

【验方来源】 傅以才，李维华. 益气降浊化瘀法治疗高脂血症疗效观察［J］. 河北中医，1999，21（5）：286.

按：高脂血症是血清中胆固醇和三酰甘油含量长期超过正常标准的疾病，是冠心病、高血压病、动脉硬化等病症的易患因素之一。高脂血症患者多表现为体胖乏力，气短嗜卧，眩晕，胸闷痰多，舌质紫暗、多有瘀斑、苔腻，脉弦滑等。证属中医学痰浊、湿阻、瘀血范畴。本病发病与年龄及饮食习惯有密切关系。其病机复杂，正虚邪实，以脾肾亏虚为本，湿浊血瘀为标。究其病因，或因外感湿邪、内伤饮食、思虑劳倦致脾胃受损，运化无权，水湿内生，聚湿成痰，痰浊阻脉则血黏行迟，留而为疾；或禀赋不足、淫欲过度致肾气亏虚，蒸化无权，脾气失于输运，精化为浊，痰浊入血；或情志刺激，木旺克土，脾失健运，湿浊内生，滞于脉络则为瘀。在正气不足的前提下，痰浊与血瘀贯穿于疾病的整个过程。故治疗采用益气降浊化瘀法。方中的黄芪、炒白术、茯苓补脾益气升阳；何首乌益肾，使浊泻瘀去而不伤正；痰瘀胶结，阻滞脉络，非通络逐瘀之峻猛之品不足以通达，故用土鳖虫、水蛭活血逐瘀；山楂能化瘀血而不伤新血，开郁气而不伤正气；茵陈、泽泻化湿降浊；白芥子辛散走窜，能升气机，豁痰涎。诸药合用，共奏益气扶正、降浊化瘀之功。

山泽降脂方

【药物组成】　山楂、泽泻各 30 g。

【适用病症】　高脂血症。

【用药方法】　每天 1 剂，水煎服。4 周为 1 个疗程。治疗期间，若为高血压病、冠心病者，仍可维持应用治疗高血压病、冠心病药物。

【临床疗效】　此方治疗高脂血症 65 例，显效 28 例，有效 32 例，无效 5 例。总有效率 92.3%。

【验方来源】　吴伟，黄衍寿，李思宁．山泽降脂方治疗高脂血症 65 例［J］．辽宁中医杂志，1997，24（10）：457．

按：高脂血症是导致动脉粥样硬化性心脑血管疾病的主要危险主素，有效地控制高脂血症是防治心脑血管疾病的重要途径。高脂血症病机多责之于痰、湿、瘀。山泽降脂方具有消食化滞利湿、活血化瘀之功。山楂含黄酮、解脂酶等具有降血脂，扩血管及改善心肌代谢的作用；泽泻所含的三萜类化合物能影响脂肪分解，减少胆固醇原料的合成。因此，山泽降脂方有降低胆固醇、三酰甘油和升高高密度脂蛋白的作用。

消 脂 贴

【药物组成】　丹参、川芎、蒲黄、草决明、泽泻、茵陈、苍术、虎杖、葛根各 100 g，山楂、何首乌、枸杞子各 150 g，茺蔚子 50 g，毛冬青、陈皮、梧桐叶、檀香、冰片各 20 g。

【适用病症】　高脂血症。

【用药方法】　将上药研末过筛，加入适量凡士林调和成膏剂。选择膻中、中脘、内关、曲池、合谷、丰隆、足三里、三阴交等穴位，每个穴位取 5 g膏剂外敷，每天 2 次，1 个月为 1 个疗程。

【临床疗效】　此方外贴穴位治疗高脂血症60 例，显效 31 例，有效 24 例，无效 5 例。总有效率91.67％。

【病案举例】　吴某，男，61 岁。患高脂血症 4 年余，长期服用氯贝丁酯及血脂宁，用药时血脂有所下降，停药后随即上升。经常头晕头痛，胸闷憋气，心前区隐痛，四肢无力，大便不爽，舌胖、苔厚腻，脉弦滑。检查血压 25.2/14.6kPa，胆固醇 10.76 mmol/L，三酰甘油 2.63 mmol/L。予消脂贴外敷 1 个疗程，临床症状较前明显好转，复查血压 21.3/12.0 kPa，胆固醇 6.36 mmol/L，三酰甘油 1.90 mmol/L。继续外敷消脂贴 1 个疗程，复查血压 18.7/10.7 kPa，胆固醇 5.26 mmol/L，三酰甘油 1.22 mmol/L。又连续治疗 2 个疗程后停药。随访半年各项指标正常，未见反弹。

【验方来源】　刘少云.外用消脂贴治疗高脂血症 60 例疗效分析 [J]. 天津中医，1999，16（4）：15.

　　按：高脂血症是一种常见的病症，多因嗜食膏粱厚味，肥甘之品，味甘则缓之，缓则脾气滞，不能化浊，而痰湿内生。另外脏腑功能失调，气不化津，痰浊壅滞，气机不畅，脉络瘀阻，治宜祛痰化瘀。目前中西医治疗高脂血症的药物非常多，但多以内治为主，很少用中药外敷穴位的方法。而中药可以通过经络传导，皮肤透入而被人体吸收。中药外治既可避免药物对胃肠道与肝胆的损害，同时也避免胃肠道及肝脏对药物的影响，从而提高了药物的利用度，不失为一种疗效确切、安全稳妥的治法。消脂贴方中的丹参、川芎、蒲黄、山楂、茺蔚子等活血化瘀药有抗血凝，改变血液黏稠度的作用；泽泻、草决明、苍术、虎杖、毛冬青等清热利湿消痰。上药均有不同程度的降血脂作用。加何首乌、枸杞子滋补肝肾，补而不滞，润而不燥；梧桐叶经临床及实验证明有降胆固醇作用，檀香及冰片芳香化浊，有一定的促透作用。

复方山楂汤

【药物组成】 山楂、党参、枸杞子各 20 g，陈皮、赤芍、丹参、何首乌各 10 g，苍术、莱菔子各 15 g。

【适用病症】 高脂血症。

【用药方法】 每天 1 剂，水煎，分早、晚服。1 个月为 1 个疗程。

【临床疗效】 此方治疗高脂血症 30 例，显效（总胆固醇下降≥20%，或三酰甘油下降≥40%）16 例，有效（总胆固醇下降 10%~20% 或三酰甘油下降 20%~40%）11 例，无效（未达到有效标准）3 例。总有效率 90%。

【病案举例】 王某，男，60 岁。有高脂血症 4 年，且有轻度肝功能异常，常年服用脂必妥、维生素 E 等，用药时血脂尚能控制，停药即反跳。诊见：头晕乏力，脘痞纳差，耳鸣口腻，困倦思睡，舌淡胖有紫气、边有齿印、苔白腻，脉弦。检查血压 20/11 kPa，血胆固醇 11.2 mmol/L，三酰甘油 3.1 mmol/L，血谷丙转氨酶 82 U/L，谷草转氨酶 68 U/L；B 超示：肝内脂肪沉积。证属痰瘀中阻。予复方山楂汤。服药 3 周后自觉症状明显好转。连续服药 3 个月，复查血胆固醇 5.18 mmol/L，三酰甘油 1.32 mmol/L，肝功能正常；复查 B 超未见明显异常。半年后随访血脂仍在正常范围。

【验方来源】 黄赛忠，严立平. 复方山楂汤治疗高脂血症 30 例 [J]. 四川中医，2000，18（9）：22.

按： 高脂血症是常见的中老年疾病，属中医学眩晕、痞证等范畴，其发生与脾肾两脏关系最为密切。其病理因素在于痰浊与瘀血。复方山楂汤方中的山楂消食化瘀，软化血管；丹参、赤芍活血化瘀，改善血黏度；陈皮、苍术燥湿化痰，健脾排浊；莱菔子行气，善消谷面痰气之积；何首乌、枸杞子补肝肾，益精血，降血脂，且补而不腻；党参益气健脾，以绝生痰之本。全方补泻兼施，标本兼顾，通过活血化瘀、燥湿化痰，从而起到降血脂作用，故能收到较好的疗效。

导痰汤加减方

【药物组成】 清半夏 12 g，胆南星、橘红、炒枳实各 10 g，茯苓 30 g。

加减：痰浊凝滞型，加白芥子 20 g；痰凝血瘀型，加丹参、蒲黄各 15 g；痰凝阳亢型，加草决明 15 g，石决明（先煎）20 g，夏枯草 10 g；痰凝阴亏型，加熟地黄、枸杞子各 10 g；痰凝脾虚型，加炒白术、绞股蓝各 15 g。

【适用病症】 高脂血症。

【用药方法】 每天 1 剂，水煎服。连用 3 个月。

【临床疗效】 此方加减治疗高脂血症 46 例，显效（临床症状和体征消失，复查血清胆固醇和三酰甘油含量在正常范围）10 例，有效（症状和体征基本消失，胆固醇下降≥20%，三酰甘油下降≥40%，或其中一项虽未达此标准但已降至正常范围）25 例，好转（血脂下降值，胆固醇下降 10% ~ 20%，或三酰甘油下降 20% ~ 40%）9 例，无效（治疗后症状和体征及血脂检查无改善）2 例。总有效率 95.6%。

【验方来源】 王化猛. 以痰凝为核心治疗高脂血症 46 例[J]. 辽宁中医杂志，2000，27（11）：499.

按： 高脂血症与遗传、饮食、酗酒、吸烟、肥胖和缺乏体育锻炼等有关。高脂血症的存在，可以认为是冠心病的促进因子和危险因子，并与诸多疾病密切相关。而痰凝是高脂血症的病理基础，故用清半夏、胆南星辛温性燥而燥湿化痰；橘红、炒枳实理气燥湿，散结化浊，使气顺痰消；茯苓健脾渗湿，使脾旺痰无从生。临证时或益以活血，或平肝，或滋阴，或益气之品，相得益彰，并配合饮食调控，多动少静，防治结合，故能收到满意效果。

消 脂 汤

【药物组成】 制半夏、炒陈皮、山楂、猪苓、茯苓、虎杖、何首乌、桑寄生、丹参各 10 g，泽泻 12 g，甘草 4 g。

【适用病症】 高脂血症。

【用药方法】 每天 1 剂，水煎 2 次，分早、晚服。8 周为 1 个疗程。

【临床疗效】 此方治疗高脂血症 43 例，显效（胆固醇下降 ≥ 20%，三酰甘油下降 ≥ 40%，高密度脂蛋白上升 ≥0.26 mmol/L）20 例，有效（胆固醇下降 10% ~ 20%，三酰甘油下降20%~40%，高密度脂蛋白上升0.14~0.26 mmol/L）16例，无效（实验室检查达不到有效标准者）7例。总有效率83.7%。

【验方来源】　杨雨鸣.消脂汤治疗高脂血症43例临床观察［J］.江苏中医，1999，20（10）：31.

按：高脂血症是引起心脑血管病的主要因素之一。降低血清胆固醇、三酰甘油，升高高密度脂蛋白的水平，有助于阻止动脉粥样硬化的发生和发展，从而有效地控制心脑血管疾病。因此对多数高脂血症患者，通过合理调整饮食结构及生活方式，加用适当药物治疗均可获得较好的疗效。高脂血症按中医辨证，常见肝郁脾虚、痰湿壅盛、瘀血内阻等证型，应以疏肝健脾、祛湿化瘀等综合治疗。消脂汤以二陈汤为主方健脾燥湿，加以消食、利湿、化瘀、益肾等药物共奏降脂之功，且能显著降低血脂，有利于高脂血症的长期治疗。

女贞子单方

【药物组成】　女贞子30~40 g。

加减：苔腻不渴者，加葛根60 g；便溏者，加泽泻30 g。

【适用病症】　高脂血症。

【用药方法】　每天1剂，水煎服或代茶饮。1~2个月为1个疗程。

【临床疗效】　此方治疗高脂血症24例，均取得满意疗效。

【病案举例】　苟某，男，54岁。高脂血症病史10年，经常服用降脂药物，血脂仍不能降至正常。诊见：形体肥胖，平素大便稀薄，进食稍不慎即易腹泻。检查：胆固醇8.6 mmol/L，三酰甘油5.7 mmol/L。心电图示：S-T段轻度下移，T波低平。用女贞子40 g，泽泻30 g，水煎代茶饮。服用2个月后复查血脂降至正常,心电图亦较前明显改善。坚持服用半年后复查胆固醇 5.3 mmol/L,三酰甘油 1.62mmol/L。心电图检查恢复正常。

【验方来源】 张子臻. 女贞子能降血脂、改善心肌供血[J]. 中医杂志,1998,39(9):518.

按:历代医籍皆谓女贞子具有补益肝肾、凉血补血、滋阴清热、清肝明目之功用,擅治腰膝酸软,头晕耳鸣,视物昏花,或虚火上炎之目赤目昏诸症。临床所见多数高脂血症患者具有上述表现,故以女贞子为主治疗,均取得满意疗效。现代药理研究证实,女贞子富含亚油酸、亚麻仁油酸,其煎剂醇溶液能增加离体兔心冠状动脉血流量,同时能抑制心肌收缩力,且不增加心率,这些可能是其降低血脂、改善心肌供血的药理学基础。本药入方常用量为 10 g 左右,但用于降脂、改善心肌供血,须用至 30 ~ 40 g 方有效。

健脾降脂汤

【药物组成】 党参 12 g,白术、法半夏各 9 g,茯苓、泽泻各 20 g,天麻 6 g,山楂 15 g,水蛭 10 g,甘草 5 g。

【适用病症】 高脂血症。

【用药方法】 每天 1 剂,水煎 2 次,混合药液分早、午、晚服。30 天为 1 个疗程。

【临床疗效】 此方治疗高脂血症 31 例,显效 21 例,有效 7 例,无效 3 例。总有效率 90.3%。

【验方来源】 董华. 健脾降脂汤治疗高脂血症 31 例[J]. 四川中医,1998,16(8):26.

按:高脂血症属中医学"痰"的病理范畴,即血中之痰浊,属无形之痰。因脾失健运,水谷精微不能化生,则变成痰湿脂浊内阻,治以健脾、化痰降浊为主。健脾降脂汤方中的党参、白术、茯苓健脾以治本；法半夏、天麻化痰祛湿，泽泻泄浊降脂，山楂消食减脂，水蛭化瘀祛痰通络共治标。本方有降低胆固醇、三酰甘油及升高高密度脂蛋白的作用，对于高脂血症的防治具有一定的效果。

降脂软脉汤

【药物组成】 党参、黄芪各15 g，丹参、泽泻各 30 g，川芎、水蛭、大黄各 10 g，草决明、山楂、茵陈各 20 g。

【适用病症】 高脂血症。

【用药方法】 每天 1 剂，水煎，分早、晚服。30 天为 1 个疗程。

【临床疗效】 此方治疗高脂血症 50 例，显效（治疗后胆固醇下降≥20%，三酰甘油下降≥40%，动脉硬化指数下降≥20%）35 例，有效（治疗后胆固醇下降10%～20%，三酰甘油下降20%～40%，动脉硬化指数下降 10%～20%）10 例，无效（治疗后胆固醇下降＜10%，三酰甘油下降＜20%，动脉硬化指数下降＜10%）5 例。总有效率90%。

【验方来源】 王强，郝兰芳. 益气活血涤痰法治疗高脂血症 50 例 [J]. 天津中医学院学报，1997，16（4）：10.

按：中医学认为痰浊与水饮均为脾气亏虚，水谷精微不能正常敷布，停积所产生的病理产物，且可相互转化。而中老年人高脂血症是以气虚、痰浊、水湿、血瘀、瘀滞为基础，故以降脂软脉汤益气活血、祛湿化痰。本方能明显降低胆固醇和三酰甘油，升高高密度脂蛋白，并能降低血黏度，改善微循环，疗效显著。

活血化痰汤

【药物组成】　三七 6～9 g，桃仁、水蛭、蒲黄、五灵脂、红花、僵蚕、川贝母、天竺黄、法半夏各 10 g，赤芍、何首乌、山楂、决明子各 15 g，丹参 20 g。

加减：血压偏高者，加天麻、钩藤、白芍、菊花、地龙；痰浊重者，加石菖蒲、胆南星；阴虚火旺者，加石决明、炙龟板、牡蛎；水湿重者，加白术、猪苓、茯苓、泽泻；气虚者，加党参、黄芪。

【适用病症】　高脂血症。

【用药方法】　每天 1 剂，水煎 2 次，分早、晚服。连续服用 3 个月为 1 个疗程。

【临床疗效】　此方加减治疗高脂血症 36 例，治愈（临床症状消失，血脂复查在正常值范围）20 例，有效（自觉症状好转，血脂复查部分恢复正常）14 例，无效（自觉症状无变化，血脂异常无改变）2 例。总有效率 94.4%。

【病案举例】　林某，男，56 岁。患者长期进食膏粱厚味之品，近年来体重进行性增加。诊见：经常出现头晕头痛，胸闷心悸，心烦易怒，四肢发麻，口干口苦，全身乏力，咳嗽声亢，痰黏黄稠，伴见精神萎靡，表情呆滞，面色潮红，舌青紫并见瘀点、苔黄腻，脉弦滑。血脂检查各项指标均超出正常范围，血压 22/12 kPa。血液流变学检查提示：红细胞聚集症 Ⅱ 级，高脂血症 Ⅱ 级，高凝血症 Ⅰ 级。血常规、心电图、动态心电图监测均属正常。西医诊断：高脂血症、动脉硬化、高血压 Ⅱ 期。中医诊断：眩晕、胸痹（痰瘀阻络）。治以活血化瘀、涤痰通络。处方：三七、桃仁、僵蚕、天麻、水蛭、法半夏、五灵脂、天竺黄各 10 g，山楂、赤芍、决明子各 15 g，丹参 20 g。每周复诊

1 次，随症加减，经过 2 个月治疗，症状完全消失。3 个月后复查血脂各项数值、血压、血液流变学检查均在正常范围。随访 1 年病无复发。

【验方来源】 黄维良. 活血化痰汤治疗高脂血症 36 例疗效观察 [J]. 新中医，1998，30（9）：16.

按： 高脂血症多因嗜食肥甘厚味，伤及脾胃，导致痰浊内生，上犯心肺，闭阻心阳，致使气机不畅，运行受阻。而痰必致瘀，久病入络，痰瘀互结，造成血脉瘀滞，脑失所养。临床上出现头晕耳鸣，头痛头胀，肢体麻木，胸闷气短，舌质瘀暗等症状。活血化痰汤组成立意在于活血通脉，除痰化浊，推陈致新，促进气血畅通。方中的三七、丹参、桃仁、红花、五灵脂、赤芍、蒲黄等中药具有活血化瘀的作用。药理研究证明，以上药物能改变血小板的结构和功能，改善血液浓、黏、聚状态，促进脂类物质的代谢，扩张血管，增加血流量，改善微循环，调整血液理化特性。丹参、山楂、何首乌、天竺黄、决明子合用可促进脂类物质的代谢和抑制体内对脂类物质的吸收，减少脂类物质在血管壁的沉积，降低血中脂类物质水平。桃仁、红花、赤芍、五灵脂具有祛瘀生新、抗凝通脉的作用，从而使气机畅顺，血随气行；水蛭、僵蚕擅长逐瘀破积，软坚散结；天竺黄、川贝母、法半夏具有除痰化浊、祛瘀通络的作用。诸药合用，共奏痰瘀并治、活血降脂的功效。

补肝益肾降脂汤

【药物组成】 何首乌、杜仲、黄精、丹参、赤芍、红花、法半夏、石菖蒲、泽泻、枳实各 10 g，大黄、甘草各 3 g。

【适用病症】 高脂血症。症见有不同程度的头晕头痛，头胀耳鸣，胸闷心悸，气短无力，腰膝酸软，肢体麻木，痰多咳嗽，腹痛腹胀，舌瘀暗、苔白腻或黄腻，脉弦滑或弦细。

【用药方法】 每天 1 剂，水煎，分早、晚服。3 个月为
1 个疗程。

【临床疗效】 此方治疗高脂血症 82 例，显效（血清总胆
固醇下降≥20%，三酰甘油下降≥40%，达到以上任何 1 项者）
50 例，有效（血清总胆固醇下降 10%～20%，三酰甘油下降
20%～40%，达到以上任何 1 项者）20 例，无效（未达到有效
指标者）12 例。总有效率 85.4%。

【验方来源】 李斌. 自拟降脂汤治疗高脂血症 82 例 [J].
湖南中医杂志，1999，15（2）：19.

按：中医学认为高脂血症的发生是由脏气虚损，过食膏粱厚
味，嗜酒过度，七情劳伤所致，与肝脾肾关系密切，属痰浊、瘀
血为患。治宜补益肝肾、化痰降浊、活血通脉，推陈致新，促进
气血畅通。补肝益肾降脂汤方中的杜仲、何首乌、黄精补益肝
肾；丹参、赤芍、红花活血化瘀通脉；法半夏、石菖蒲、枳实、
泽泻、大黄祛湿化痰除浊；甘草调和诸药。因此全方合用，治疗
高脂血症确能收到较好的临床效果。

六味地黄汤加味

【药物组成】 熟地黄、山茱萸、丹参各 15 g，山药、茯
苓、山楂、枸杞子各 20 g，牡丹皮、泽泻各 10 g，川芎 8 g，陈
皮、甘草各 6 g。

【适用病症】 高脂血症。症见头晕，胸闷，倦怠乏力，舌
苔厚腻，脉滑或弦滑。

【用药方法】 每天 1 剂，加水 500 mL，煎取药液 250 mL，
分早、晚温服。30 天为 1 个疗程，间隔 1 周进行第 2 个疗程，
共治疗 3 个疗程。

【临床疗效】 此方治疗高脂血症 168 例，显效 89 例，有效 67 例，无效 12 例。总有效率 92.8%。

【验方来源】 殷昭红. 六味地黄汤加味治疗高脂血症 168 例 [J]. 国医论坛，2000，15（1）：2.

按： 高脂血症多以头晕、胸闷、倦怠乏力、舌苔厚腻、脉滑或弦滑为主要临床表现，属中医学湿阻、痰浊等范畴。主要病因病机是在脏腑气血虚衰的基础上，因饮食不节、嗜食肥甘、好坐好静、安逸少动、七情劳伤等形成正虚邪实之证。脏腑气血虚衰主要与肝、肾、心、脾有关，邪实则主要表现为湿浊、痰浊、湿热与血瘀。由于高脂血症多见于中老年人，肝肾阴虚，肾精不足，脾失所养，运化失司，膏脂布化失常，痰浊内生或蕴而化生湿热，或阻滞气机，气血运行不畅而生瘀血。治疗的关键在于补益肝肾、健脾祛湿、活血化瘀。六味地黄汤加味方中的熟地黄滋肾阴、益精髓，山茱萸滋肾养肝，山药滋肾补脾，茯苓、泽泻健脾利湿，牡丹皮活血化瘀，山楂消食导滞化脂，川芎、丹参助牡丹皮活血化瘀，陈皮行气健脾、燥湿化痰，甘草补脾益气、调和诸药，枸杞子药理研究有降脂作用。诸药合用，使肝肾得养，脾气健运，水谷膏脂运化正常，气血运行通畅则病愈。因而用于治疗高脂血症可获满意疗效。

降脂化瘀胶囊

【药物组成】 泽泻、葛根各 80 g，何首乌、丹参、荷叶、决明子各 50 g，姜黄、玉竹各 30 g。

【适用病症】 高脂血症。症见有不同程度的头晕，头痛，耳鸣，胸闷，心悸，肢体麻木，健忘，乏力，舌质多暗红、苔白腻或黄腻，脉弦滑或弦细。

【用药方法】 上药共研末，过筛混匀，制成胶囊，每粒含生药 0.5 g。每次服 3 粒，每天 3 次。疗程为 1～3 个月。治疗期间停服其他降脂药。

【临床疗效】 此方治疗高脂血症 20 例，治愈（症状消失，血脂复查在正常范围）11 例，有效（症状好转，检测血脂其中 1 项恢复正常或 2 项较治疗前接近正常）8 例，无效（症状无好转，血脂较治疗前无变化）1 例。总有效率 95%。

【验方来源】 刘国凤，周静. 降脂化瘀胶囊治疗高脂血症 20 例. 河北中医，1999，21（2）：90.

按：高脂血症与动脉硬化的形成和发展有密切关系，因而调整体内脂质代谢，降低血脂，是防治动脉硬化、预防心脑血管疾病发生的重要环节。近年来，随着人民生活水平的提高，高脂、高糖食物的过多摄入，工作压力的增加及诸多社会因素的影响，高脂血症的发病率明显提高。根据高脂血症的临床表现，本病应属于中医学痰浊瘀阻范畴。其病机为饮食不节，恣食肥甘厚味，伤及脾胃；或嗜酒无度，酿湿生痰导致痰浊内生，痰必致瘀，瘀阻脉络，症见头晕、肢麻、胸痹、舌质暗等血脉瘀滞的表现。针对痰浊互结、瘀阻脉络的病机，祛痰化瘀通络应是治疗的关键。降脂化瘀胶囊方中的泽泻、何首乌、荷叶、葛根、决明子、玉竹可促进脂类物质的代谢和抑制对脂类物质的吸收，降低血脂水平，减少脂类物质在血管壁的沉积；丹参、姜黄活血化瘀，扩张血管，增加血流量，改善血液黏稠度，促进脂类物质的代谢。因此降脂化瘀胶囊，对降脂，尤其是降三酰甘油效果显著。

健脾化痰活血汤

【药物组成】 人参 5～10 g，白术、茯苓、泽泻各 12～15 g，葛根 15～30 g，藿香 10～12 g，木香 6～10 g，山楂 15～20 g，绞股蓝、丹参各 30 g，三七粉（冲服）、甘草各 3 g。

【适用病症】 无症状型高脂血症。

【用药方法】 每天1剂,水煎服。2个月为1个疗程。

【临床疗效】 此方治疗无症状型高脂血症60例,显效(血脂降至正常,或三酰甘油下降≥30%,或总胆固醇下降≥20%)18例,有效(三酰甘油下降20%~30%,或总胆固醇下降10%~20%)35例,无效(三酰甘油或总胆固醇下降未达到上述标准)7例。总有效率88.3%。

【验方来源】 许毓政. 健脾化痰活血汤治疗无症状型高脂血症60例 [J]. 湖南中医杂志, 2000, 16 (5): 26.

按:血脂异常是动脉粥样硬化的主要病理基础,是引发冠心病等心脑血管疾病的主要危险因素之一。由于单纯的高脂血症没有明显的自觉症状,往往不易引起患者重视。中医学认为高血脂为血中之痰浊,其形成与脾的关系至为密切,水谷精微的输布无不依赖于脾主运化的功能。如果脾不健运,水谷精微输布失常,聚而成痰。痰之即成,又可成为新的致病因素,阻于血脉,影响气血的运行,导致血瘀。瘀血日久,又可阻碍气机的升降出入功能,导致津液停滞成瘀。痰瘀互为因果,相互转化,最终导致痰瘀同病。而脾胃气虚是影响脂浊转化的关键。脾胃气虚,不仅影响着血液的运行,同时影响脂质的代谢,从而使血中之脂失于转化和排泄,留而为脂浊,导致血脂升高。治疗上运用化痰浊、活瘀血的同时,更应注意健运脾胃,以达到标本同治的目的。健脾化痰活血汤方中的人参、茯苓、白术、藿香、木香、葛根、甘草等具有益气健脾,化湿和胃之功;加用泽泻、绞股蓝以加强祛湿化痰之力;加三七、丹参、山楂以活血散瘀,同时山楂尚有消食化积之功。现代药理研究表明,泽泻、山楂、三七、绞股蓝、丹参、人参均有不同程度的调节血脂作用。本方用于治疗无症状型高脂血症,可获较好的疗效。

女性降脂汤

【药物组成】　人参、何首乌、淫羊藿、黄精、玄明粉、车前子各 10 g，桃仁 6 g。

【适用病症】　女性高脂血症。

【用药方法】　每天 1 剂，水煎，分早、晚服。连用 3 个月。

【临床疗效】　此方治疗女性高脂血症 89 例，显效 22 例，有效 50 例，无效 17 例。总有效率 80.9%。

【验方来源】　何胜国. 降脂汤治疗女性高脂血症 89 例观察 [J]. 黑龙江中医药，2000，(3)：26.

按：中医学认为，高脂血症病机为本虚标实。本虚主要为脾肾亏虚，标实为湿浊痰瘀阻滞血脉。女性降脂汤以益气生津的人参为主药，辅以利水渗湿的车前子，佐以补肾生血的何首乌、淫羊藿，活血化瘀的桃仁及补脾益气的黄精为使药。软坚泻下的玄明粉可促进胃肠蠕动，使胆固醇排泄增加，同时使胆汁酸重吸收减少来实现的。淫羊藿补肾助阳、活血，除有降血脂、降血糖作用外，还有 β-受体阻滞样作用。车前子利水渗湿清肝。诸药共用，用于治疗女性高脂血症，可取得较满意的疗效。

降黏散 I 号

【药物组成】　丹参 15 g，水蛭 6 g，川芎、红花各 10 g，桃仁 12 g，大黄 5 g。

【适用病症】　高黏血症。

【用药方法】　将上方按每天剂量煎熬成浓缩合剂，每次服 50 mL，每天 3 次。20 天为 1 个疗程。

【临床疗效】　此方治疗高黏血症50例，获得较好的疗效。

【验方来源】　刘泽军，王莉，刘丰华. 降黏散治疗高黏血症的血液流变学观察［J］. 辽宁中医杂志，1998，25（6）：253.

按： 高黏血症是由某些血液黏滞因素升高引起的综合病症，能造成微循环障碍，使心、脑、肾、肺等重要器官供血不足而缺氧，主要见于冠心病、脑梗死、高血压病、糖尿病等。用降黏散Ⅰ号主要是降低血液黏度，有活血化瘀之功效。现代药理研究认为，丹参、水蛭除有增强心肌收缩力、扩张血管作用外，还具有抗凝、激活纤溶酶原、抑制血小板聚集作用；辅以大黄荡浊通腑、调血脉；川芎、红花具有降低血小板黏附等作用；桃仁以泄滞血，生新血。故降黏散具有良好的去纤、降黏、解聚作用。因此降黏散是治疗高黏血症较理想的药物。

降黏散Ⅱ号

【药物组成】　黄芪、何首乌、丹参、山楂各90 g，川芎、川牛膝、地龙、淫羊藿、泽泻各60 g，水蛭、大黄各30 g。

【适用病症】　高黏滞血症。

【用药方法】　将上药干燥，共研末。每次6 g，每天3次，温开水冲服。40天为1个疗程。

【临床疗效】　此方治疗高黏滞血症42例，有较好的疗效。

【验方来源】　李勇军. 降黏散治疗高黏滞血症疗效观察［J］. 辽宁中医杂志，1999，26（9）：408.

按： 高黏滞血症以血液中全血黏度、全血还原黏度、血浆黏度、红细胞压积、红细胞聚集指数、纤维蛋白原一系列黏滞因素升高和红细胞变形指数下降为特征。现代医学研究表明，其与中医血瘀证关系密切，与气虚、肾虚也有一定关系。而降黏散Ⅱ号以活血化瘀、益气补肾为组方原则。方中的黄芪补中益气行血，药理研究证实黄芪能够降低血黏度，改善异常的血液流变学指标，具有保护红细胞变形能力和减轻红细胞受损伤程度的作用；川芎、丹参、川牛膝、大黄、水蛭、地龙活血化瘀通络，具有抑制血小板聚集，改善血液流变学状态的作用；何首乌、淫羊藿补肾益精，通过补肾化瘀，肾虚证得到改善后，红细胞变形能力也得到明显改善；山楂消积瘀；泽泻淡渗利湿，能促进脂类的运输和清除，改善血液黏稠度。因此本方具有改善血液流变学部分指标，降低血液黏稠度的作用。

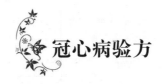

冠心病验方

加味冠通汤

【药物组成】 西洋参、当归、薤白、红花、延胡索、郁金、丹参、制半夏各 12 g，全瓜蒌 30 g，鸡血藤 24 g。

加减：兼表虚易患外感者，加桂枝 12 g；胸闷气短甚者，加枳壳、柴胡各 6 g；心血瘀阻甚者，适当加重活血药用量。

【适用病症】 冠心病。

【用药方法】 每天 1 剂，水煎服。15 剂为 1 个疗程。

【临床疗效】 此方治疗冠心病 50 例，治愈（症状消失，心电图检查恢复正常）42 例，好转（症状减轻，发作次数减少，间歇期延长，心电图检查有改善）3 例，无效（主要症状及心电图无改变）5 例。

【病案举例】 王某，男，40 岁。胸部闷痛，短气多痰 10 余年，近期加重。诊见：劳累、外感及情志不畅容易复发，伴自汗出，恶风寒易患外感，舌质淡暗、苔滑润，脉缓。心电图检查前侧壁 T 波低平。辨证为心血瘀阻，痰浊壅塞。治宜活血化瘀、通阳泄浊。方用加味冠通汤加桂枝 12 g。服药 4 个疗程，诸症状消失，心电图检查正常。随访半年未复发。

【验方来源】 梁宜生. 加味冠通汤治疗胸痹 50 例 [J]. 河南中医，2000，20（3）：44.

按：冠心病由瘀血及痰浊所致者多见，临证中常有易患外感之表现，且大多经久不愈。此因胸中清阳不振致肺气虚弱，表虚不固而易患外感。加味冠通汤方中的全瓜蒌性润，用以涤垢腻之痰；薤白通秽浊之气；合西洋参补气，当归和血，使胸痹得开，心痛得止。更入化瘀生新之品，以理宿疾，如丹参走心经，为理血之专品；红花行散，破瘀活血；郁金辛香，延胡索辛温，均为血中气药，郁金宣气化痰入上焦，能祛心窍中之痰涎恶血，延胡索行血中之气滞，使气顺而血调；鸡血藤行血活血，制半夏化痰消痞。全方对症用药，缓以持之，故可获较好的疗效。

益气化瘀汤

【药物组成】　黄芪 30 g，党参、葛根各 15 g，丹参 20 g，川芎、赤芍、桃仁、降香各 10 g。

加减：兼有痰浊者，加制半夏、瓜蒌、石菖蒲；兼阳虚者，加熟附子、桂枝；兼有寒凝者，加干姜、檀香；兼阴虚者，加麦冬、生地黄。

【适用病症】　冠心病。

【用药方法】　每天 1 剂，水煎，分早、晚服。30 天为 1 个疗程。心绞痛剧烈时可适当给予硝酸甘油片含服。

【临床疗效】　此方加减治疗冠心病 56 例，显效 26 例，有效 25 例，无效 5 例。总有效率 92.4%。

【验方来源】　庄淑美，蔡学熙，何东霞. 益气化瘀汤对冠心病患者心功能的影响 [J]. 福建中医药，1999，30（1）：11.

按：冠心病的基本病机为本虚标实，标实又多为气滞血瘀，治疗当以益气化瘀为根本大法。益气化瘀汤具有益气扶正、活血化瘀的功能。冠心病患者服用后，临床症状和心功能指标均有显著好转，表明本方确有加强心肌收缩力，改善心泵血功能，增加心输出量，并有扩张冠状动脉、改善心肌缺血作用，从而使冠心病心功能有所改善。

丹参川芎红夏汤

【药物组成】 丹参、川芎、红花、姜半夏、薤白各 10 g，降香、三七粉各 3 g，瓜蒌 20 g。

加减：气虚者，加党参、黄芪；阴虚者，去姜半夏，加麦冬、生地黄、北沙参；阳虚者，加桂枝、熟附子、淫羊藿；气滞者，加檀香、木香、枳实；寒凝者，加细辛、高良姜。

【适用病症】 冠心病。

【用药方法】 每天 1 剂，水煎，分早、晚服，30 天为 1 个疗程。心绞痛发作时，应用短效硝酸酯类制剂如硝酸异山梨酯等，原长期服用之降压药、降糖药等仍继续服用。

【临床疗效】 此方加减治疗冠心病 45 例，显效 34 例，有效 6 例，无效 5 例，总有效率 88.9%。

【验方来源】 孔丽君. 痰瘀同治法治疗冠心病 45 例 [J]. 浙江中医杂志，1999，34（6）：237.

按：冠心病其直接原因是"脉不通"。本病属本虚标实之证，其基本病理变化为痰瘀互阻。故治疗当从痰瘀立论，以活血化瘀祛痰为基本法则，来达到痰瘀同治的目的。丹参川芎红夏汤方正是据此而立，并在此基础上辅以益气、温阳、育阴等法，标本兼顾，从而收到良好的治疗效果。本方可改善心脏缺血范围和程度，具有减缓心率、降低血压的作用，同时还具有降血脂的功用，因此治疗是多途径、多环节的。

冠心参龙液

【药物组成】 党参、麦冬、丹参各 15 g，枳实、酸枣仁各 12 g，五味子、郁金、竹茹各 10 g，陈皮、甘草各 6 g，三七粉

（冲服）3 g，五爪龙 30 g。

【适用病症】　冠心病。

【用药方法】　将上药调配成浓缩口服液，每支 10 mL，相当于原方生药量 35 g。每次服 2 支，每天 2 次。4 周为 1 个疗程，治疗 3 个疗程。

【临床疗效】　此方治疗冠心病 90 例，临床症状疗效：显效 38 例，有效 39 例，无效 13 例。总有效率 85.6%。本方对气阴两虚型疗效最好，阴阳两虚型次之，心阳虚型疗效较差。心绞痛症状疗效：显效 42 例，改善 40 例，无效 3 例。总有效率 96.5%。

【病案举例】　李某，男，60 岁。患冠心病史 5 年，近月来劳累后即觉头晕，心悸，气短，继则出现心前区疼痛（含服硝酸甘油片可缓解）。诊见：病发频繁，心中燥热，失眠，面色潮红，小便短赤，舌质偏红，脉细数。心电图提示：心律不齐，偶有早搏，心率 116 次/分，S-T 段抬高。西医诊断：冠心病心绞痛；中医诊断：胸痹、真心痛。证属气阴两虚型。治宜益气养阴、通脉祛瘀。予服冠心参龙液。治疗 2 周后心悸、胸闷止，心前区疼痛减少，睡眠好转，病情稳定。复查心电图示：心律整，未见早搏，S-T 段回升。续服本方 3 个月巩固疗效。

【验方来源】　叶安娜，廖桂棠，侯刚. 冠心参龙液治疗冠心病 90 例临床观察 [J]. 新中医，1998，30（9）：20.

按：冠心病的病机多属本虚标实，气滞血瘀。本虚以气虚、阴虚为主；标实以血瘀、痰浊多见。心气虚则血行迟滞而血瘀，胸阳不振，脾湿不运，津凝为痰，痰湿阻络，心脉不畅而成胸痹、心痛。在气虚基础上血瘀愈甚，痰湿愈剧。痰瘀相兼，使本病发生、加剧和复发。冠心参龙液方中的党参、五爪龙、麦冬、五味子补益心气而养心阴作君药；丹参、三七粉、郁金活血祛瘀为臣药；竹茹、枳实、陈皮、酸枣仁除痰养心安神为佐药；甘草调中为使药。诸药合用有益气养阴、活血祛瘀、除痰止痛的功效。现代药理证明：丹参、三七有扩张冠状动脉，增加冠状动脉血流量，调整心率及降低心肌耗氧量等作用。本方对心悸、胸痹痛的一般临床症状、心绞痛症状改善及心电图的改善都有较好的疗效。特别是对心绞痛气阴两虚型的疗效较佳。

益气活血汤

【药物组成】 党参、丹参、瓜蒌皮 15 g，黄芪、益母草各 30 g，川芎 10 g，当归、郁金各 12 g。

加减：兼有高血压者，加天麻、钩藤、夏枯草；高血脂者，加何首乌、山楂；糖尿病者，加葛根、天花粉；心绞痛者，加檀香、延胡索；窦性心动过缓者，加熟附子、桂枝；窦性心动过速者，加珍珠母、龙齿。

【适用病症】 冠心病。

【用药方法】 每天 1 剂，水煎，分早、晚服。

【临床疗效】 此方加减治疗冠心病 40 例，显效 16 例，好转 22 例，无效 2 例。总有效率 95%。

【病案举例】 王某，男，68 岁。冠心病史 9 年，长期服用丹参片、地奥心血康等药。近日因劳累，自觉胸闷气短，逐日加重，阵发性心前区疼痛，有压榨感 3 天。胸痛时舌下含硝酸甘油片 5 mg，可暂缓解。诊见：伴头晕，乏力，自汗，舌质淡胖边有瘀斑、苔薄白，脉细缓。检查血压 19/11 kPa。神清，无发绀，平卧位，无颈静脉怒张；心界略向左下扩大，心律 56 次/分，律齐，心前区可闻及 Ⅱ 级收缩期吹风样杂音；双下肢无凹陷性水肿。西医诊断：①冠心病心绞痛。②窦性心动过缓。中医诊断：胸痹（心气不足，心脉瘀阻，胸阳不展）。治以益气活血、温阳通脉。处方：黄芪、益母草各 30 g，当归 12 g，党参、丹参、

瓜蒌皮、延胡索各 15 g，川芎、郁金、桂枝、檀香、熟附子各
10 g。同时配合服心宝丸，每次服 4 粒，每天 3 次。经治疗后，
胸痛消失，胸闷大减，头晕好转。嘱其坚持服药 50 余剂，诸症
状缓解，复查心电图大致正常。

【验方来源】 梁艳丽，武平. 自拟益气活血汤治疗冠心病
40 例 [J]. 陕西中医，2000，21（9）：387.

按： 冠心病的病位在心，以心气虚则心阳不
振，可到血脉瘀阻。益气活血为基本治则。药用党参、黄芪补益
心气，帅血运行，为君药；益母草、丹参行瘀通络为臣药；佐以
当归、川芎养血活血；使药选郁金、瓜蒌皮，取其行气宽胸之
意，使气行则血行，补而不滞。君臣佐使益气活血、行气化瘀同
时并举，相得益彰。

软化冠脉汤

【药物组成】 陈皮、制半夏、茯苓、川芎、当归、枸杞子
各 10 g，海藻、昆布各 15 g，白术 12 g，水蛭（研末冲
服）5 g。

【适用病症】 冠心病。

【用药方法】 每天 1 剂，水煎 2 次，共取药液 500 mL，分
早、晚服。连续服药 90 天。

【临床疗效】 此方治疗冠心病 105 例，显效 51 例，有效
45 例，无效 9 例。总有效率 91.4%。

【验方来源】 黄学敏，党毓起. 软化冠脉汤治疗冠心病
105 例 [J]. 陕西中医，1999，20（1）：1.

按： 冠心病发生的主要病理机制是动脉粥样硬化斑块的形
成，而脂质代谢紊乱在其形成及其发展中起重要作用。中医学认
为，痰瘀交阻是脏腑功能失调引起津液、水谷精微代谢紊乱的病

理产物。痰浊既已形成则可阻滞气机，痹阻胸阳，同时又可以直接阻滞心脉气血运行，导致血流凝滞不利，产生瘀血。痰浊瘀血在血脉之中日久不化，相互搏结，凝结于脉管壁之上，即可形成痰瘀结块，相当于动脉粥样硬化斑块，使心与血脉遭受痰瘀结块损害，发为胸痹。治以化痰活血为主。软化冠脉汤用制半夏、茯苓等健脾化痰散结，伍以软坚散结之海藻、昆布既可杜绝生痰之源，又可清除痰浊结块；用水蛭、川芎活血化瘀，疏通血脉，与化痰软坚药共同完成痰瘀散结作用。本方在改善临床症状、心电图及降脂等方面的作用显著。

三七红花煎

【药物组成】　三七、红花各 3 g，山楂 30 g，水蛭（研末服）1 g。

【适用病症】　冠心病。

【用药方法】　每天 1 剂，水煎，分早、晚服。并配合西医疗法，常规给予硝酸异山梨酯、双嘧达莫、维生素等口服。对严重心律失常者，给予抗心律失常药物治疗；严重心功能不全者，给予强心药物治疗；陈旧性心肌梗死出现新的心肌梗死时，给予氧气治疗、止痛治疗，并绝对卧床休息。20 天为 1 个疗程，连续治疗 2 个疗程。

【临床疗效】　此方加减治疗冠心病 108 例，获得较好的疗效。

【验方来源】　杨征宇. 中西医结合治疗冠心病 108 例 [J]. 湖南中医药导报，2000，6（4）：38.

按：冠心病属中医胸痹、心痹、心痛范畴，为本虚标实、虚实错杂之证。其病理关键为气血痹阻、心脉不通。治当宣通心脉。三七红花煎中的三七气味苦温，能化血中之瘀血；红花活血祛瘀、通脉；水蛭破血逐瘀；山楂味酸微甘、性平，善入血分为瘀血之要药，开郁气而不伤正气。诸药合用，共奏行气化滞、活血通脉之功效。三七红花煎加西药治疗，对心绞痛、陈旧性心肌梗死疗效较好，这可能与该方功用偏重于活血化滞通脉有关。

参七粉冲剂

【药物组成】　西洋参、三七粉各等分。

加减：根据气虚血瘀的程度和症状的差异，在西洋参与三七的用量上酌情调整其比例。若气虚为主，西洋参和三七的比例为 2:1 或 3:1；若瘀血为主，西洋参与三七的比例为 1:2；倘若见动则汗出，面色苍白，甚则气喘，踝肿等心阳亏虚症状时，可用红参或高丽参代替西洋参，并加重红参的比例；并见高脂血症之痰多、肥胖、脘胀等痰浊之兼症时，可加入川贝粉，比例为西洋参或红参或高丽参与三七、川贝母为 1:1:2，以增强化痰降浊之力；若见心烦、多梦、唇暗、胸痛等心血瘀阻较重时，可在方中酌情加入珍珠粉，每次 0.15 g，以增强开窍镇静宽胸的效果。

【适用病症】　冠心病。

【用药方法】　将上药分别研末，过 100 目筛，干燥装入较密闭的容器里，每天早、晚空腹白开水送服，每次 1 g。30 天为1 个疗程。有效者给予第 2 个疗程，无效者改用其他药物。半年以后，服药方法简化为每周 1 次，每次 3 g 以巩固疗效。服药期间可酌情配伍其他治疗冠心病的药物，并忌饮食萝卜、茶叶、咖啡。

【临床疗效】　此方加减治疗冠心病 150 例，临床疗效：显效（胸闷、心悸、心前区疼痛、气短消失）者 105 例，改善（治疗后胸闷、心前区疼痛次数减少或程度减轻，或心悸、气短好转者）33 例，无效（用药前后无改变者）12 例。总有效率

92%。心电图疗效：显效（休息时心电图恢复正常或大致正常，或运动试验由阳性转为阴性者）56例，好转（休息时心电图或运动试验 S－T 段下降回升 0.05mV 以上，但未达到正常，在主要导联中倒置 T 波变浅超过 50%，或 T 波由低平转为直立，严重心律失常改善者）50例，无效（治疗前后无改变者）44例。总有效率70.6%。

【验方来源】　周来兴．参七粉冲剂治疗冠心病150例临床观察［J］．福建中医药，2000，31（1）：14．

按：参七粉冲剂对冠心病能防能治。西洋参性凉味甘微苦，归心、肺、肾三经，有补气生津之功效；三七性平味甘苦，入肝、胃、大肠经，具有止血、行血、生血三大功用，特点为止血而无留瘀之弊，活血而无出血之虞，能活血止血且有较强的滋补作用。因此，三七能够祛瘀通络、活血养血。西洋参配三七粉，具有补气生津、活血通络、祛瘀止痛的功效，用于治疗气虚血瘀型的冠心病较好。急性期以西药治疗为主，辅以参七粉冲剂的治疗，对症状的改善，心电图的恢复及胆固醇、三酰甘油、血糖的好转，不论在疗程或治疗效果上都优于单纯西药；在缓解期治疗上可以参七粉冲剂为主方，适当辨证加减，同样也有明显的疗效。参七粉冲剂治疗冠心病疗程宜长期，最好不少于半年，服药时间愈长，效果愈好。参七粉冲剂还可用于中老年人特别是患有动脉硬化、高血压病、高脂血症、糖尿病等患者，小剂量常服，作为保健用药，具有未病先防、有病可治、抗栓防衰、去病延年功效，远期疗效显著。由于冠心病多发于年高体弱的中老年人，临床上纯虚纯实证少见，多见于虚实夹杂证，故治疗本病需补、行配用。参七粉冲剂是根据"补、行"配用原则，并合理调配二药的用量比例，体现了中医扶正祛邪、攻补兼施的治疗原则。

益气开痹汤

【药物组成】 黄芪45 g，丹参、全瓜蒌各30 g，党参、川芎、延胡索各15 g，石菖蒲、远志各10 g，桂枝、炙甘草各6 g。

【适用病症】 冠心病。

【用药方法】 每天1剂，加水浓煎2次，共取药液约500 mL，分早、晚服。

加减：胸痛彻背，兼见面色苍白，舌淡苔白者，重用桂枝，加赤芍、白芍、降香各10 g，荜茇、细辛各6 g；胸闷如室，舌有瘀斑，脉细涩者，加葛根、三七各10 g；烦躁易怒，坐卧不宁，失眠多梦者，加酸枣仁、夜交藤各20 g；血压偏高，头晕目眩者，轻则加菊花、白蒺藜、荷叶，重则加龙骨、牡蛎、怀牛膝、泽泻；血脂高者，加荷叶、决明子各20 g；合并心力衰竭者可随证选用参附汤或四逆汤。

【临床疗效】 此方加减治疗冠心病60例，临床显效35例，好转20例，无效5例。总有效率90.20%。

【病案举例】 王某，男，68岁。曾久嗜烟酒，患高血压病史25年，有冠心病亦已20年。每因情绪不佳或过度劳累后易复发。3天前因工作过度疲劳，而突然心前区闷痛，时牵及至左肩背部，每天发作10余次，每次持续1~3分钟，自服麝香保心丸或含服硝酸甘油片后可暂缓解，但旋即又复发。诊见：心悸气短，面色苍白，舌体胖大、舌质紫暗，脉细涩。心电图示：ST段改变，各导联T波低平。证属心气不足，血脉瘀滞之胸痹。治宜益气活血豁痰，以开胸痹。即以基本方加葛根、降香、三七各10 g，荜茇6 g。连服5剂后，诸症状明显好转，仍时见胸闷。续以基本方随症状加减服15剂后，诸症状消失。随访年余未见复发。

【验方来源】 唐德元. 益气开痹汤治疗冠心病60例［J］. 陕西中医，1998，19（9）：393.

按： 冠心病是中老年主要心血管病之一。其表现为虚（心气虚）实（瘀血、痰阻）互见之证，治宜益气、活血、化痰并举，同时针对临床兼症，酌情加味，标本兼顾。益气开痹汤方中重用黄芪，是因其甘温，善补诸气之虚，合桂枝，可有升阳益气之功。现代研究发现黄芪有正性肌力作用，可增强心肌收缩力，改善心脏功能，且可改善血液黏度，疏通微循环，与党参相配，可防止冠心病的发生与发展，延缓机体老化，还能改善机体代谢，降低胆固醇及三酰甘油。川芎具有活血行气、祛风止痛之功，与延胡索合用，能行气止痛使壅滞得通，气血调顺，冠状动脉得以扩张，改善心肌缺血；丹参活血化瘀、养心安神，现代研究证实丹参有抗血栓形成、扩血管、降血压的作用；全瓜蒌又是宣痹通阳、化痰清浊之佳品，祛痰而不伤阴，是善治胸痹之要药；远志既可辅全瓜蒌化痰之功，又有宁心安神之效；石菖蒲引药归心，开痹化痰；炙甘草调和诸药，兼能益心气，治脉结代之主药，令诸药之力尽归心经，且能上下通畅，气血和顺。全方共奏温阳益气、活血化瘀、化痰开痹之功，疗效显著。

心 脉 康

【药物组成】 黄芪、丹参、葛根、山楂各30 g，何首乌、川芎各20 g，人参、麦冬、桂枝各10 g，三七、甘草各6 g。

加减：心肾阴虚者，加枸杞子、熟地黄各20 g；心肾阳虚者，加熟附子、肉桂各10 g；瘀滞甚者，加桃仁、红花各10 g；痰浊偏盛者，加瓜蒌、薤白各20 g；气滞甚者，加枳壳、陈皮各10 g；血压偏高者，加天麻10 g，钩藤20 g；血脂高者，加大黄 5 g，泽泻 10 g；疼痛甚者，加徐长卿 10 g，檀香 6 g，细辛 3 g。

【适用病症】　冠心病。

【用药方法】　每天 1 剂，水煎 2 次，分早、晚服。

【临床疗效】　此方加减治疗冠心病 30 例，显效（心痛及其他症状消失，心电图显著好转，舌苔、脉象恢复正常，精神体力康复，停药 1 个月后无复发者）14 例，有效（心痛程度减轻，时间缩短，心电图明显改善）15 例，无效（症状、体征及心电图无改变）1 例。总有效率 97%。

【病案举例】　杨某，男，52 岁。心痛、胸闷、心悸 7 年，诊断为冠心病，经用西药治疗效果不佳，病情逐渐加重。诊见：动则胸痛，气短急促，心悸，舌质暗红边尖有瘀点、苔薄白，脉结代。检查：心律不齐；心电图示：心率 44 次/分，频繁室性早搏，ST－T 段改变。西医诊断：①冠心病。②心肌供血不足。③心绞痛。用心脉康加熟附子 10 g，细辛 3 g，檀香 6 g，薤白 20 g。治疗 1 个月后，症状消失。心电图检查：心率 60 次/分，ST－T 段明显好转。5 个月后随访病情稳定，心痛未复发。

【验方来源】　秦泗明，郑世章. 心脉康治疗冠心病 30 例[J]. 陕西中医，1997，18（3）：111.

按：冠心病是中老年人常见病，由于人体衰老，脏器机能减退，气血虚少，以致心气不足，肾精亏耗，气滞血瘀，脉络瘀阻，导致心脉不通，不通则痛。心脉康有扶正祛邪之功，方中的人参、黄芪大补元气；桂枝、甘草入心助阳，与黄芪相伍以增强心力，促进血流；麦冬、何首乌滋阴养血；三七、丹参、川芎有降低血液黏稠度，抑制血小板聚集功能，改善微循环减轻心脏负荷，以防治心绞痛；葛根、山楂活血化瘀，降低血脂，分解吸收瘀血及坏死组织，以起祛瘀生新之功。综观全方，有补气养阴、化瘀止痛的作用，能扩张冠状动脉，增加冠状动脉血流，纠正心肌缺血缺氧，消除心绞痛症状。故本方对冠心病的治疗，收到明显临床效果。

益气通痹方

【药物组成】 党参、黄芪各 30 g，当归、三七、丹参、石菖蒲各 10 g，酸枣仁 20 g，炙甘草 5～10 g。

加减：气虚者，人参易党参；血虚者，加川芎、龙眼肉；心阳虚者，加熟附子、肉桂；心阴虚者，加麦冬、生地黄、太子参；胸痛如刺，舌瘀暗者，加赤芍、川芎；胸痛剧烈者，加延胡索、白芍；胸闷痰多者，加橘红、瓜蒌、法半夏。

【适用病症】 冠心病。

【用药方法】 每天 1 剂，水煎 2 次，分早、晚服。14 天为 1 个疗程。

【临床疗效】 此方加减治疗冠心病 58 例，显效 33 例，有效 22 例，无效 3 例。总有效率 96.7%。

【病案举例】 黄某，男，78 岁。因反复胸闷、气短、心悸、乏力 8 年。3 天前因劳累后加剧。拟诊为冠心病心绞痛入院。诊见：神清，精神困倦，懒言，形体较胖，舌质暗淡体胖边有齿印、苔白，脉结代。检查口唇、甲床轻度发绀；心率 106 次/分，律不齐，心音较低钝；两肺呼吸音粗，未闻干湿啰音；腹软，肝脾肋下未扪及；双下肢无浮肿。心电图检查示：①窦性心动过速。②频发房性早搏。③慢性冠状动脉供血不足（缺血 ST－T 段改变）。西医诊断：冠心病心绞痛，心律失常。中医诊断：胸痹（心阳气虚兼痰浊瘀阻）。治以益气温阳，化痰祛瘀。用益气通痹方加橘红、肉桂、熟附子各 10 g。治疗 7 天，上症状基本消失。照上方加减治疗 14 天。心电图检查恢复至大致正常范围。症状消失，临床治愈出院。为巩固疗效，服用方便，拟人参、三七、丹参、酸枣仁各 100 g 打成粉散剂，早、晚各 10 g，冲开水当茶饮。随访 1 年心绞痛未复发。

【验方来源】 卢翠飞，邹秀珍，余立常. 益气通痹方治疗冠心病 58 例［J］. 湖南中医杂志，2000，16（4）：22.

按：冠心病心绞痛病位在心，心居胸中，为"君主之官"，统领五脏，属火，为阳中之阳，人体的生命活动有赖于心阳的温煦。"血气者，喜温而恶寒，寒则泣而不能流"。故心气虚，心阳不振，则血不行，致脉不通，则产生胸痹而痛。因此心绞痛的主要病因是心阳气虚为主（即本虚），外寒入侵、饮食不当、情志失调等为发病的诱因。临证中往往虚中夹实，痰浊血瘀为其病理产物。治以益气温阳、化痰通痹为主。益气通痹方中的党参、黄芪温阳补气，气旺血自行；当归、三七、丹参活血化瘀止痛；石菖蒲化痰开窍；酸枣仁养心安神；炙甘草健脾益气，缓急止痛。诸药合用，能达益气通痹的功效。

补肾养心汤

【药物组成】 生地黄、山药、茯苓、淫羊藿、丹参、山楂各 15 g，泽泻、山茱萸、牡丹皮各 10 g，黄芪 30 g。

加减：以血瘀为主者，加三七粉冲服；湿阻为主者，加制半夏、石菖蒲；阳虚为主者，加干姜、熟附子。

【适用病症】 冠心病。

【用药方法】 每天 1 剂，水煎，分早、晚服。

【临床疗效】 此方加减治疗冠心病 60 例，显效（症状、体征消失，心电图 S－T 段变化 <0.05 mV，随访半年未见复发）34 例，有效（主要症状基本消失，心电图比治疗前有好转）24 例，无效（治疗前、后症状、体征、心电图无变化）2 例。总有效率 96.67%。

【验方来源】　胡净，张丽华. 补肾养心汤治疗冠心病60例临床观察［J］. 中医药学报，2000，28（1）：19.

按：冠心病的发病机制以血脉失于濡润为本，心血瘀阻为标。其本不只在心，而尤重在肾。若不注意保护肾气则肾虚更甚，肾虚则心脉失于温养或滋养，痹阻不畅而导致心绞痛。补肾养心汤中的生地黄、山茱萸滋肾阴以濡养心脉；淫羊藿补肾阳以温养心脉；牡丹皮凉血能清心火；黄芪补气升阳，为补气之要药；丹参活血化瘀；山楂能活血又健脾；泽泻、茯苓、山药健脾渗湿以防痰湿内生。全方共奏补肾益气养心之功效，肾气充，心气旺，则心脉畅通无阻，疾病乃愈。

益气活血补阴汤 *

【药物组成】　党参、黄芪、麦冬、生地黄、当归、白芍、丹参、郁金、白术、茯苓各15 g，五味子、远志各6 g。

加减：胸闷甚者，加佛手、檀香；胸痛甚者，加延胡索，重用丹参、郁金；气短症状明显者，用党参、黄芪；舌苔厚者，加全瓜蒌；脉结代者，加炙甘草。

【适用病症】　冠心病。

【用药方法】　每天1剂，水煎服，分早、晚温服。

【临床疗效】　此方加减治疗冠心病32例，服药15~30剂后，显效（胸闷、胸痛消失或基本消失，心电图恢复至正常水平，ST-T段缺血改变消失或趋正常）10例，有效（胸闷、胸痛减轻，心电图有明显改善，ST-T段回升，但未达到正常标准）18例，无效（胸闷、胸痛无明显改善，ST-T段无变化或变化不大）4例。合并高血压者8例，治疗后血压降至正常者6例；合并高脂血症者7例，治疗后血脂降至正常者5例。

【病案举例】　邱某，女，52岁。患者突发胸闷胸痛40分钟（呈持续性隐痛），伴心悸，气短，面色少华。自服速效救心丸2粒，但效果不佳。心电图检查：ST段下移，T波低平，伴频发房性早搏。临床诊断为冠心病。住院期间经扩张冠状动脉血管、营养心肌等治疗，病情稳定。但患者自感心悸、气短，神疲乏力。诊见：舌暗红，脉结代。证属心气不足，心血瘀阻。治以益气活血、化瘀止痛。投益气活血汤15剂后，症状明显减轻，频发房性早搏基本控制，但心电图检查ST段未改善。续服上方10剂，自觉胸闷、胸痛症状消失，复查心电图正常，临床治愈出院。带中药7剂，以巩固疗效。

【验方来源】 向世喜. 益气活血补阴汤治疗冠心病32例[J]. 湖北中医杂志，2000，22（4）：29.

按：冠心病是由冠状动脉粥样硬化，导致心脏血液供血发生障碍而引起。临床表现为心绞痛、心功能不全。本病属医学真心痛、厥心痛、胸痹的范畴。气为血帅、血为气母，"气血不和则百病由生"。心气不足，胸阳不振，则运血无力，血滞心脏，不通则痛，故见胸闷、胸痛、心悸、气短、倦怠乏力、舌暗红、脉结代等症状。其病机为本虚标实，虚中夹实。气血不足乃病之本，气滞血瘀为病之标。治以益气活血、化瘀止痛。益气活血补阴汤以党参、黄芪、白术、茯苓补益心气而健脾；麦冬、生地黄、白芍、当归滋肾水以补心阴；远志、五味子养心以安神；丹参、郁金活血以通络，化瘀以止痛。方与证合，故收效显著。

益心通脉片

【药物组成】 黄芪、黄精各30 g，延胡索15 g，三七3 g，土鳖虫6 g，葛根20 g。

【适用病症】 冠心病。

【用药方法】 将延胡索、三七除去杂质洗净烘干粉碎后过

100目筛备用，再将余四味药物煎煮过滤浓缩后加入以上药末均匀搅拌，烘干后压片分装即成。每天3次，每次4片，温开水送服。10天为1个疗程。服药期间，禁食生冷油腻之品，预防外感，保持心情舒畅。孕妇忌用。

【临床疗效】　此方治疗冠心病60例，治愈（症状全部消失，心电图恢复正常，血清胆固醇下降>40%）6例，显效（临床症状消失，心电图显著改善，ST段恢复正常，T波仍低平或倒置；ST段较前移回0.5mV以上，T波无变化；血清胆固醇下降<20%）21例；有效（症状减轻，心电图有改善，但仍需药物维持治疗，血清胆固醇下降<10%）29例，无效（症状及心电图无改善，血清胆固醇下降<5%）4例。总有效率93.33%。

【验方来源】　张恒齐. 益心通脉片治疗冠心病60例［J］. 山东中医杂志，2000，19（4）：203.

按：冠心病属中医真心痛、胸痹、心痛等范畴，与冠状动脉粥样硬化有关。一般认为，冠状动脉粥样硬化斑块属有形之邪，而且与年老体虚、饮食不当、情志失调、寒邪内侵等关系密切，其特点是病情反复，缠绵难愈，为本虚标实之证，气虚与血瘀贯穿于病变的始终。益心通脉片方中的黄芪益气补中，黄精滋养补脾，亦有益气之功，二者协同加强补中益气之功效；延胡索理气活血止痛，三七祛瘀止痛，土鳖虫破瘀活血通经，三者合用共同加强活血祛瘀之力。上五味药共奏益气活血、祛瘀止痛之功效。现代药理研究表明，黄芪有扩张心血管、降低血压的作用，黄精有防止动脉粥样硬化的作用，延胡索、三七、土鳖虫均有扩张冠状动脉、改善微循环作用，葛根含葛根素对改善心肌缺血及扩张冠状动脉有明显作用。全方使气虚得以调补，血瘀得以行散，对冠心病的防治有明显的疗效。

保 心 汤

【药物组成】 红参（先煎）、麦冬、葛根、五味子、郁金、延胡索、甘草、熟附子（先煎）各 10 g，丹参 20 g，三七粉 3 g（冲服），陈皮 15 g。

加减：阳虚甚者，重用熟附子；痰盛者，加瓜蒌；阴虚者，加女贞子、旱莲草。

【适用病症】 冠心病。

【用药方法】 每天 1 剂，水煎，分早、午、晚服。8 周为 1 个疗程。

【临床疗效】 此方加减治疗冠心病 120 例，显效（心悸、胸痛或胸闷、气短等主要症状消失或明显减轻，心电图恢复正常或基本正常）84 例，有效（上述症状减轻 1/2 以上，心电图改善）24 例，无效（主要症状和心电图均无改善）12 例。总有效率 90%。

【验方来源】 张国山，陆连芬，杨文鹤. 保心汤治疗冠心病 120 例临床研究［J］. 山东中医杂志，2000，19（6）：337.

按：冠心病属于中医胸痹、心痛等范畴。多为本虚标实之证。本虚以气（阳）虚、阴虚为主，标实以血瘀痰浊多见。保心汤中以红参大补元气、振奋心阳，熟附子温肾壮阳、回阳救逆，助红参振奋心阳为君药；麦冬、五味子敛气养阴为臣药；丹参、三七粉、葛根、延胡索活血化瘀止痛；陈皮、郁金理气化痰为佐药；甘草调和诸药为使药。全方共奏益气养阴、活血祛瘀、宣痹止痛之功效。现代药理研究证明：红参有对抗心律失常和减少缺血心脏冠状动脉中的乳酸含量和增强心肌抗缺氧能力；麦冬提高心肌抗缺氧能力和缩小心肌梗死范围，对抗心律失常；五味子有强心、改善心肌营养和功能的作用；熟附子有强心、降低心肌耗氧量和增加缺血心肌供血供氧作用；延胡索有镇痛、镇静和抗心律失常作用；丹参、三七粉有降低血黏度，改善微循环、增加冠脉血流量和缩小心肌梗死范围的作用；郁金能防止自由基对心肌的损害；陈皮、甘草有抑制血小板聚集、降脂和扩张冠状动脉等作用。

枳实薤白桂枝汤

【药物组成】 枳实、厚朴、薤白、桂枝各 12 g，瓜蒌 15 g。

加减：气虚甚者，加黄芪 20 g；舌苔厚者，加胆南星、滑石各 12 g；舌光滑少苔者，加黄精 20 g，女贞子 12 g。

【适用病症】 冠心病。

【用药方法】 每天 1 剂，水煎，分早、晚服。60 天为 1 个疗程。

【临床疗效】 此方加减治疗冠心病 58 例，其中心绞痛 42 例中，显效（心绞痛完全消失，或发作次数与治疗前相比减少＞90%者）22 例，有效（发作次数与治疗前相比≥50%，未达90%者）15 例，无效（心绞痛发作次数无减少，或减少次数＜50%者）5 例。总有效率 88.1%。

【验方来源】 倪艺，陈梦磷. 枳实薤白桂枝汤治疗冠心病58 例［J］. 国医论坛，2000，15（1）：8.

按：冠心病属本虚标实之证。病位在心，实为阳气虚、阴寒盛、虚实夹杂之证。枳实薤白桂枝汤用于治疗冠心病，祛邪以扶正，可收标本兼治之功。方中枳实消痞除满，厚朴宽胸下气，桂枝、薤白通阳宣痹，瓜蒌开胸中痰结。诸药配伍，使痞结开、痰浊去、胸阳复，则诸症状自除。现代研究证明：瓜蒌、桂枝、薤白能扩张冠状动脉，增加冠状动脉血流量；枳实、厚朴能改善冠心病患者的心功能，并有抗血栓形成作用。因此，用于冠心病的治疗疗效满意。

加味参芪汤

【药物组成】 太子参、黄芪、丹参各 30 g，何首乌、山楂、葛根、山药各 20 g，五味子、郁金、泽泻、大枣各 10 g。

加减：若兼有心绞痛者，加徐长卿、蒲黄；痰浊甚者，加石菖蒲、瓜蒌、桔梗；血压偏高者，加珍珠母、钩藤；食滞者，加谷芽、麦芽、鸡内金等；气滞血瘀者，加柴胡、枳壳、五灵脂；心神不安，失眠多梦者，加夜交藤、远志、合欢皮等。

【适用病症】 冠心病。

【用药方法】 每天 1 剂，水煎服。10 天为 1 个疗程。

【临床疗效】 此方加减治疗冠心病 40 例，临床主要症状（胸闷、心悸、气短、眩晕等）改善者 38 例，无改善者 2 例；心电图显著改善者 8 例，有改善者 22 例，无改善者 10 例。

【病案举例】 施某，女，54 岁。1 年前初感觉间断性胸闷，心悸气短，经检查诊断为冠心病。近 1 月来，自觉症状加重。诊见：伴肢麻乏力，纳差失眠，舌苔薄白，脉弦细。检查：血压 24/13.3 kPa；心电图提示：窦性心率，100 次/分，S－T 段下降 0.06 mV，慢性冠状动脉供血不足。血脂检查：三酰甘油 3.21 mmol/L，胆固醇 5.46 mmol/L，β－脂蛋白 640 mg/L。此乃心脾两虚、气血瘀阻所致之胸痹。治拟益气健脾为主，辅以活血化瘀。方用加味参芪汤加减：太子参、黄芪、丹参各 30 g，葛根、何首乌、山楂各 20 g，泽泻、钩藤、郁金各 15 g，大枣、五味子、山药各 10 g，珍珠母 30 g。治疗 2 个疗程后，诸症状明显改善，检查血压 20/12 kPa。心电图提示：S－T 段下降 0.04 mV。复查血脂：三酰甘油 2.26 mmol/L，胆固醇

4.37 mmol/L，β-脂蛋白 440 mg/L。继用上方加减治疗 3 个疗程，自觉症状消失，心电图基本恢复正常，血压趋于稳定。后用复方丹参片巩固疗效，随访半年未见复发。

【验方来源】　查丽. 加味参芪汤治疗冠心病 40 例［J］. 湖北中医杂志，2000，22（6）：26.

按：冠心病多见于老年人。究其原因，乃为年高体虚，脏腑机能减退，导致气滞血瘀或痰湿内蕴，或水湿内停。属因虚致实、本虚标实之证。而心气虚是冠心病的发病关键。加味参芪汤旨在益气健脾，调理脾胃之气，以补心气之不足。故重用太子参、黄芪以益气健脾；辅以丹参、郁金以行气化瘀；用何首乌、泽泻、山楂以填精，消食，降浊。临床用之，补而不滞，通而不泻，故可获得较好的治疗效果。

参附温心汤

【药物组成】　人参（先煎）、五味子各 10 g，熟附子（先煎）、桂枝各 15 g，茯苓 30 g。

加减：气虚者，加白术、黄芪、甘草；血瘀明显者，加丹参、水蛭、急性子；血压高者，加草决明；烦躁、不寐者，加麦冬、夜交藤；心绞痛者，加醋延胡索、降香；胸闷，气喘者，加全瓜蒌、葶苈子；脉结代者，加阿胶、炙甘草；阴虚烦热明显者，去桂枝、熟附子，加生地黄、麦冬。

【适用病症】　冠心病。

【用药方法】　每天 1 剂，水煎服。1 个月为 1 个疗程，连服 1~3 个疗程。

【临床疗效】　此方加减治疗冠心病 70 例，显效（心绞痛及主要症状消失，舌脉基本恢复正常，能参加一般性体力劳动，心电图恢复正常，且 1 个月未复发者）8 例，有效（心绞痛明显减轻，发作次数减少，持续时间明显缩短，心电图有所改善或改善不明显）59 例，无效（治疗 1 ~ 3 个疗程，心绞痛及心电图检查无明显改善者）3 例。总有效率 95.71%。

【病案举例】 梁某，男，62 岁。患冠心病 4 年，常觉心中惊悸，惕惕不安，伴气短乏力，倦怠嗜卧，胸闷而痛，形寒肢冷，下肢浮肿。诊见：口唇灰暗，舌质紫、苔白腻，脉沉细无力。心电图提示：ST - T 段呈缺血性改变。西医诊断：冠心病；中医诊断：胸痹。治当温阳益气，佐以祛瘀为法。方用参附温心汤加味：人参（先煎）、五味子各 10 g，熟附子（先煎）、桂枝、焦白术各 15 g，茯苓、黄芪、丹参各 30 g，炙甘草 6 g。15 剂。半月后复诊：气短乏力好转，心不动悸，肢肿稍减，仍感胸闷。续服 10 余剂，诸症状除。为巩固疗效，嘱其隔天 1 剂，连服 1 个疗程。复查心电图正常，随访 1 年未见复发。

【验方来源】 李华，杨相助. 参附温心汤治疗冠心病 70 例 [J]. 湖南中医杂志，1999，15（3）：40.

按： 冠心病属本虚标实之证。本虚为气（阳）不足，标实乃瘀血痹阻。盖血液之运行，全赖阳气之推动。阳气不足，无力鼓动血液运行，是形成瘀血和导致供血不足的主要原因。本病的治疗，活血祛瘀法是重要的一种方法。参附温心汤以温阳益气见长，使阳气得补，则运血有力，血行通畅，循环改善，瘀血自化；供血充沛，心得其养而诸症状自解。临证时若兼顾标本，灵活化裁，其效卓然。

变通血府逐瘀汤

【药物组成】 当归尾、川芎、桂心、红花、桃仁、柴胡各 9 g，瓜蒌、怀牛膝各 18 g，薤白 12 g，桔梗、枳壳各 6 g。

加减：若胸痹心痛彻背、背痛彻心，手足不温，苔白，脉紧者，加熟附子 10 g，细辛 6 g；若心痛畏寒，气短自汗，苔白，脉虚细迟，动则心痛尤甚或脉虚结代者，属心阳衰微，加红参、五味子各 10 g；若胸闷刺痛甚，兼见舌色紫暗、瘀斑，脉弦涩，证属血瘀甚者，加丹参 20 g，水蛭末 3 g（吞服）。

【适用病症】　冠心病。

【用药方法】　每天 1 剂，水煎，分早、晚服。并配合使用扩张冠状动脉西药硝酸异山梨酯、双嘧达莫、肠溶阿司匹林等。

【临床疗效】　此方加减治疗冠心病 80 例，显效（症状消失，体征恢复正常，心电图、心功能恢复正常）16 例，有效（症状改善，体征好转，心电图、心功能好转）58 例，无效（症状与体征无改善，心电图、心功能无好转）6 例。总有效率 92.41%。

【验方来源】　陈长春. 变通血府逐瘀汤治疗冠心病 80 例 [J]. 吉林中医药，2000，20（5）：18.

按：冠心病属中医学胸痹、心痛等范畴。患病者多为年老之人，因新陈代谢迟缓，阳气衰微，浊阴干犯清阳之府。治宜活血化瘀，兼以宣痹行气。变通血府逐瘀汤既有化瘀的当归尾、川芎、桃仁、红花，又有行气之枳壳、桔梗、柴胡，更益以宣痹的瓜蒌、薤白、桂心，使以引血下行的怀牛膝。本方用于治疗冠心病可获良效。

人参芍药汤

【药物组成】　党参 40 g，黄芪 30 ~ 40 g，五味子 10 ~ 15 g，甘草 10 g，当归 20 ~ 25 g，麦冬 25 g，白芍 20 g。

加减：心绞痛明显者，加郁金、延胡索、香附、三七、五灵脂、丹参、瓜蒌；咽干口渴、五心烦热明显者，加沙参、玉竹、生地黄、知母、玄参、牡丹皮；气短憋闷感明显者，加茯苓、白术，并加大黄芪、人参的用量；心慌、心悸明显者，加龙骨、牡蛎；脉数者，加黄连、玄参；脉缓者，加桂枝、熟附子、麻黄；促脉者，加苦参；结、代脉者，加礞石；头晕明显者，加川芎、葛根；倦怠乏力明显者，重用参芪，加白术、苍术、茯苓、香橼、佛手；夜寐欠佳明显者，加酸枣仁、百合。

【适用病症】　冠心病。

【用药方法】　每天 1 剂，水煎，分早、晚温服。1 个月为 1 个疗程。

【临床疗效】　此方加减治疗冠心病 108 例，显效 50 例，改善 44 例，无效 14 例。总有效率 86.8%。

【病案举例】　王某，男，66 岁。经常头晕，胸闷气短，阵发性心前区隐痛 2 年。3 天前因劳累头晕、胸闷、气短加重。诊见：频发心前区疼痛，神疲乏力，口渴欲饮，手足心热，舌质红紫、苔少而干，脉弦细。检查血压 18.7/11.31 kPa，心率 72 次/分，节律不齐，早搏 4 次/分，心尖区可闻及 2 级收缩期杂音，双肺呼吸音正常，未闻及干湿啰音。心电图示：ST-T 段改变。胆固醇 6.89 mmol/L，三酰甘油 1.28 mmol/L。西医诊断：冠心病心绞痛，心律失常；中医诊断：胸痹，证属气阴两虚型。治以益气养阴，拟人参芍药汤加减：黄芪、党参各 30 g，五味子、甘草各 10 g，白芍、当归各 20 g，麦冬、延胡索、龙骨、牡蛎各 25 g，牡丹皮、川芎各 15 g，葛根 40 g。服药 1 周，心前区疼痛、胸闷气短均明显减轻，乏力口渴好转，唯手足心热无显著变化，脉律整，舌质红紫、苔薄白而干。前方改牡丹皮为 25 g，加生地黄 20 g，以增滋阴清热之力。继续服药 2 周，诸症状消失，心电图恢复正常。

【验方来源】　赵秀琴. 健脾养胃法治疗冠心病 108 例疗效观察 [J]. 黑龙江中医药，2000，(6)：12.

按：人参芍药汤中的党参、黄芪益气，当归、白芍养血，麦冬、五味子、甘草滋养胃阴。诸药合用共奏补中益气、养胃生津之功效，使心脉得以濡养，从而使胸痹诸症状自愈。临床上冠心病患者脾胃虚弱见症颇多，从健脾养胃入手，固其后天之本，可取得令人满意的疗效。

益气养心活血方

【药物组成】　党参、生地黄、枸杞子、丹参、赤芍各 15 g，制黄精、黄芪各 30 g，玉竹 12 g，郁金、当归各 10 g，川芎、桃仁、红花各 9 g。

加减：心神不宁，心率偏快者，加柏子仁、酸枣仁、磁石、龙骨、煅牡蛎；胸脘痞满，舌苔白腻者，加瓜蒌、薤白、制半夏、陈皮；形寒怕冷，遇寒痛甚者，加桂枝、淫羊藿；高脂血症者，加茺蔚子、山楂。

【适用病症】　冠心病。

【用药方法】　每天 1 剂，水煎，分早、晚服。另将药渣加水煮沸，连渣带水倒入盆中，每晚临睡前泡脚，水量以完全浸没双足为准，先熏后洗，待水温下降后再加热水，直到头部微微汗出，或周身微汗出为止，时间大约 30 分钟。足浴后再交替按摩双足底部 5~10 分钟。

【临床疗效】　此方加减治疗冠心病 30 例，显效（症状消失，心电图及有关实验室检查明显改善）18 例，好转（症状减轻，发作次数减少，间歇延长，实验室检查和心电图有改善）10 例，无效（主要症状、心电图及有关实验室检查无改善）2 例。总有效率 93.3%。

【验方来源】　陶颖. 益气养心活血方合足浴法治疗冠心病 [J]. 上海中医杂志，2000，34（11）：15.

按： 冠心病属中医学心悸、胸痹、心痛、真心痛范畴，乃本虚标实之证。本虚为心之气血阴阳亏衰，日久则五脏俱损；标实有气滞、痰浊、血瘀、寒凝。其中气虚血瘀型为临床最常见。益气养心活血方中的党参、制黄精、当归、黄芪、枸杞子益气养血；丹参、郁金及桃红四物汤活血化瘀通络；玉竹滋养心阴，与黄精配合有降血脂及防止冠状动脉硬化的作用。诸药合用，益心气，补心血，通心脉。中医学理论有"上病下治""内病外治"之说，因此结合药液足浴法，以内外合治促使全身气旺血行，血脉流畅，协调脏腑机能，达到营卫调和、心脉通畅，对心血管系统起到很好的调节作用。因此，足浴法可以作为养心护心的辅助疗法。

当归补血汤合瓜蒌薤白白酒汤

【药物组成】　黄芪 30 g，当归、瓜蒌、丹参、延胡索各 15 g，薤白、桃仁、红花各 10 g，甘草 6 g，三七粉（冲服）3 g。

加减：胸闷严重者，加枳壳、桔梗；失眠者，加柏子仁、炒酸枣仁；自汗者，加麻黄根、浮小麦；合并高血压者，加龙骨、珍珠母；合并糖尿病者，加山药、沙参。

【适用病症】　冠心病。

【用药方法】　每天 1 剂，水煎服。30 天为 1 个疗程。

【临床疗效】　此方加减治疗冠心病 58 例，痊愈（临床症状消失，心电图恢复正常）3 例，有效（临床症状及心电图有明显改善）12 例，好转（临床症状及心电图有改善或其中 1 项有改善）38 例；无效（临床症状及心电图均无改善）5 例。总有效率 91.4%。

【病案举例】　马某，男，56 岁。主诉左胸前区疼痛呈阵发性发作 3 个月，加重 1 天。经常在劳累后或情绪激动时发生心前区疼痛或胀闷不适，伴胸前区压迫感，气短，心悸，服用硝酸甘油片或速效救心丸后可缓解。近日胸痛发作加重，发作频率也在增加，每天可发作 2～3 次。诊见：面色㿠白，舌质淡边尖有齿痕、舌边有瘀斑，脉弱。证属心气不足，心脉痹阻。治以补益心气、活血止痛。方用当归补血汤合瓜蒌薤白白酒汤去瓜蒌，加党参 15 g，川芎 10 g。3 剂。服药后患者胸痛明显好转，发作次数也明显减少，仍用原方加减化裁。服药 1 个月胸痛等症状明显好转，胸闷、心悸等症状也明显减轻。随访半年未复发。

【验方来源】 周沛根. 益气活血治疗冠心病 58 例 ［J］. 天津中医学院学报，2000，19（4）：26.

按：冠心病的病因虽有瘀血、痰浊、气滞之分，但究其最根本的原因是人体正气不足，心气虚，鼓动无力而导致心经血脉运行不畅，甚则发生心脉痹阻。而瘀血、痰浊、气滞等病理改变又能加重人体正气的损伤。治疗大法以益气活血为主，以开胸散结为辅，在补益心气的前提下配伍活血化瘀行气止痛之品，临床上往往能收到较好的疗效。因此重视扶正固本，运用益气活血法对提高冠心病心绞痛的治疗效果是非常必要的。

心 瘀 通 方

【药物组成】 丹参 40 g，人参、桃仁各 10 g，红花、川芎各 12 g，三七 3 g，牛黄 0.5 g。

加减：胸闷甚，舌苔腻者，加瓜蒌 15 g，石菖蒲 12 g；气促，动则加剧，心律不齐者，加炙甘草 12 g，阿胶 10 g；形寒肢冷，胸背痛者，加桂枝 6 g，干姜 10 g；颜面浮肿，双下肢水肿，尿少者，加黄芪、车前子各 15 g，泽泻 12 g；血压高者，去人参，加天麻 10 g，钩藤 12 g。

【适用病症】 冠心病。

【用药方法】 每天 1 剂，水煎，分早、晚服。并配合应用硝酸甘油注射液 10 mg 加入 10% 葡萄糖溶液 250 mL 中缓慢静脉滴注，每天 1 次。10 天为 1 个疗程。

【临床疗效】 此方加减治疗冠心病 36 例，症状改善全部有效，其中显效 18 例，有效 18 例。33 例心电图疗效：显效 12 例，有效 15 例，无效 6 例。总有效率 82%。

【验方来源】 欧春莲，丁家崇. 中西医结合治疗冠心病 36 例临床观察［J］. 湖南中医杂志，1999，15（3）：3.

按：冠心病的主要病机为气血瘀滞，胸阳不振，故见胸闷胸痛、心悸气促等症状。治宜活血化瘀、开窍止痛。心瘀通方中的丹参、三七均能扩张冠状动脉，增加冠状动脉血流量，减轻心肌缺血的损伤程度，加速心肌缺血或损伤的恢复，有显著的抗凝作用，能抑制血小板聚集，降低血脂；红花还可减慢心率，三七降低心肌耗氧量，并有抗心律失常作用；牛黄对心脏有类似洋地黄作用，兴奋心脏，使血管扩张及抗肾上腺素作用，使血压下降；人参有强心作用；桃仁、川芎均有活血化瘀作用。诸药合用，可明显改善心肌缺血，减少心肌耗氧量，对心脏冠状动脉痉挛有保护作用，能较快地消除或缓解心悸、胸闷等症状。

益气活血生脉汤*

【药物组成】 黄芪 30 g，党参、麦冬、葛根、郁金、白芍、丹参各 15 g，五味子、茯苓、炙甘草各 9 g，水蛭、枳壳、瓜蒌各 12 g。

【适用病症】 冠心病。证属心气虚血瘀型，症见胸闷胸痛，失眠多梦，气短心悸，头晕健忘，自汗，易外感，面色暗，舌胖边有齿痕、舌质紫暗有瘀点。

【用药方法】 每天 1 剂，水煎服。3 个月为 1 个疗程。

【临床疗效】　此方治疗心气虚血瘀型冠心病 35 例，显效 15 例，有效 16 例，无效 4 例。总有效率 89%。

【验方来源】　杨永华，沈小珩. 益气活血法治疗心气虚血瘀型冠心病 35 例［J］. 辽宁中医杂志，2000，27（4）：168.

按：中医学认为，心主血脉。若心气不足，帅血运行无力，血行迟缓而致血瘀。临床上中老年冠心病患者以心气虚血瘀型为常见，若单用活血化瘀药治疗，疗效不甚满意。若同时重用补益心气药物，则心气旺盛，血脉充盈，血瘀征象改变较为明显。因此，益气活血生脉汤重用黄芪，配伍丹参、水蛭活血破瘀；加用葛根、枳壳、郁金、瓜蒌理气宽中；茯苓、白芍、炙甘草养心安神；党参、五味子、麦冬为生脉散，可增强黄芪的补气作用。用于治疗心气虚血瘀型冠心病有较好的疗效。

参麦冠心饮

【药物组成】　太子参、黄芪、葛根各 30 g，麦冬、赤芍、黄精、鹿衔草、丹参各 15 g，五味子、川芎、甘草各 10 g，炒酸枣仁 20 g，琥珀 3 g，三七粉 5 g。

【适用病症】　冠心病。证属气阴两虚型。

【用药方法】　每天 1 剂，水煎，分早、晚服。连服 30 天为 1 个疗程。

【临床疗效】　此方治疗冠心病气阴两虚型 60 例，显效（心前区疼痛、胸闷、心悸、气短等症状消失或基本消失）22 例，有效（心前区疼痛，胸闷发作次数减少或程度减轻，心悸气短好转）34 例，无效（诸症状基本无改善者）4 例。总有效率 93.3%。心电图疗效中显效（治疗后异常心电图恢复正常，或蹬车运动试验由阳性转阴性）20 例，有效（心电图 ST 段的降低，以治疗后回升 0.05mV 以上，但未达正常水平，在主要导联倒置 T 波改变变浅达 25% 以上者，或 T 波由平坦变为直立，房室或室内传导阻滞改善者）26 例，无效 14 例。心电图总有效率 76.6%。

【验方来源】　万启南，张俐．参麦冠心饮治疗冠心病气阴两虚型 60 例临床观察［J］．云南中医中药杂志，2000，21（3）：11.

按：冠心病起病隐匿，病程较长，脏器虚衰，正气不足，脏腑阴阳气血虚损是本病的主要病理基础，虚实夹杂是其重要特点。治疗过程中应抓住其关键病机为气阴两虚，血脉瘀阻，注重整体调节，既注重解决本虚又不忽视标实，用药既重点突出，又兼顾全局，且以徐缓平和为贵，这样，治疗本病才能收到预期的效果。

芪 冬 合 剂

【药物组成】　炙黄芪 30 g，麦冬、葛根、五味子各 15 g，桑寄生 12 g，太子参 20 g，黄精、玄参、赤芍、桃仁、川芎、炙甘草、砂仁、当归各 10 g。

【适用病症】　冠心病。证属气阴两虚证。症见胸闷隐痛，时作时止，心悸气短，倦怠懒言，面色少华，头晕目眩，遇劳则甚，舌偏红或有齿印，脉细弱或结代。

【用药方法】　每天 1 剂，水煎服。4 周为 1 个疗程。

【临床疗效】　此方治疗冠心病（气阴两虚证）92 例，显效 30 例，有效 54 例，无效 8 例。总有效率 91.3%。

【验方来源】　范永步．芪冬合剂治疗冠心病（气阴两虚证）92 例临床观察［J］．江苏中医，1999，20（4）：10.

按：冠心病的临床表现主要为胸闷胸痛，甚则胸痛彻背，背痛彻心，心悸气短，气血、阴阳之虚为致病之本，阴寒、痰浊、瘀血为发病之本，本虚标实为其基本病理特点。治疗应重视治本，兼顾治标，益气养阴，活血通络。芪冬合剂方中的炙黄芪、太子参、炙甘草健脾益气，以助气血生化之源；黄精、麦冬、当归、玄参养阴和血；葛根、赤芍、桃仁、川芎活血通络；五味子能收能敛，引诸药入心；桑寄生补肝益肾，佐以砂仁行气宽中以助流通，使补而不腻。全方对冠心病气阴两虚证的心肌缺血症及心电图有明显的改善作用，并有一定的降血脂作用，因此可获较好的疗效。

二参二血丹

【药物组成】　三七、丹参各 60 g，血竭、血琥珀各 30 g。

【适用病症】　冠心病。证属气滞血瘀、脉络阻滞。

【用药方法】　将上药分别研末，拌匀，装空心胶囊，每次服 3 g（6 粒），每天 3 次，早、中、晚温开水送服。

【临床疗效】　此方治疗气滞血瘀、脉络阻滞引起的冠心病，有较好的疗效。

【病案举例】　陈某，男，50 岁。胸闷心慌、头眩神疲、阵发性心前区掣痛历时 5 年。曾经某医院诊断为冠心病，中西药治疗一度缓解，稍事劳累，再度发作，尤以胸闷痹痛、心悸为主。诊见：舌边尖有青紫点、舌质暗紫、苔薄，脉沉涩间有结代。经服二参二血丹 1 剂量后，胸闷痹痛顿觉轻松，唯间有心悸。前药既效，嘱其再配 1 剂续服，症状基本消除，复查心电图正常。

【验方来源】　梅周元. 梅九如验方 1 则 [J]. 江苏中医，2001，22（4）：11.

按：二参二血丹方中的三七行瘀止血、消肿定痛，丹参活血化瘀、调经止痛，血竭通经散瘀、活血通络，血琥珀安神定悸、利水散瘀、入血止痛。四药合用，既能活血化瘀，又能止血定痛、通经络。可用于治疗气滞血瘀、脉络阻滞引起的冠心病。

理气化痰逐瘀汤

【药物组成】 瓜蒌、茯苓各 20 g，薤白、制半夏、枳壳、厚朴、陈皮各 10 g，红花、甘草各 6 g，丹参 15 g。

加减：发热、头痛者，加金银花、连翘、紫苏叶；胃肠食积，苔黄腐腻，脉滑数者，加焦三仙、莱菔子、鸡内金；脘腹胀气，脉弦者，加柴胡、木香、香附；舌紫暗，心前区刺痛严重者，加桃仁、赤芍、三七，并加大方中红花的用量。

【适用病症】 冠心病急性发作。

【用药方法】 每天 1 剂，水煎（煎前浸泡 30 分钟），取药液 300 mL，分早、午、晚服。

【临床疗效】 此方加减治疗冠心病急性发作者 48 例，显效（临床症状消失，心电图 ST－T 段缺血型改变恢复正常或大致正常）25 例，好转（临床症状明显改善，心电图 ST－T 段缺血型改变好转）21 例，无效（临床部分症状消失或无改变，心电图 ST－T 段缺血型改变无好转，或有好转但反复出现或加重）2 例。总有效率 95.8%。治疗时间最短者 6 天，最长者 30 天，平均 18 天。

【病案举例】 患者，女，67 岁。胸前区憋闷刺痛，反复发作 8 年余，加重伴心悸气短 1 周。心电图示：各导联 ST 段水平下移 0.05～0.12 mV，V₅ 导联 T 波倒置。心向量图示：心肌缺血。诊断为冠心病。入院后每天静脉滴注硝酸甘油 20 mg，效果不显。诊见：患者进食时感心悸气短、汗多，不能下地行走，纳差，口中不爽，肢体困倦，舌质暗紫、苔黄厚腐腻，脉沉弦滑。诊断为胸痹。证属气滞血瘀，痰浊阻胸，兼食积胃肠型。治以宽胸理气、祛痰散结、活血化瘀，兼以消食导滞。以理气化痰逐瘀汤加焦三仙（炒山楂、炒麦芽、炒谷芽）、莱菔子、连翘各 10 g，石膏 30 g。连服 6 剂后，胸闷痛明显改善，进食不感气短，并能下地行走。复查心电图：各导联 ST 段水平下移 ≤0.05 mV，T 波 V$_5$ 导联低平。续服 3 剂后出院。

【验方来源】　吴利平. 理气化痰逐瘀法治疗冠心病急性发作［J］. 湖北中医杂志，2001，23（4）：23.

按：冠心病以心阳、心气不足为病之本，痰浊、瘀血阻滞于脉道为病之标。气滞、痰浊、血瘀是冠心病病机的主要方面，只是偏重程度不同而已。治疗应以"化痰浊以通胸阳，活瘀血以行心脉"为原则。同时注重调脾胃、畅气机。脾胃的升降是人体气机升降的枢纽，枢机不利，痰浊多壅塞于气，瘀阻多凝滞于血。杨仁斋曰："疗痰之法理气为主。""治痰先理气，气顺痰自消。"当代名医关幼波强调："治痰要活血，活血则痰化。"理气化痰逐瘀汤中瓜蒌、薤白化痰通阳，行气止痛；制半夏、厚朴、枳壳行气破痰。由于痰性黏腻，阻于心胸，易于窒塞阳气，滞留血运，甚至导致痰瘀互结，故在祛痰的同时，还宜配用活血行瘀之品，如丹参、桃仁、红花、赤芍、益母草、当归等，可使痰消瘀散，心络通畅，胸闷气促自止。

益气涤痰化瘀汤

【药物组成】　黄芪 30 g，茯苓、川芎各 20 g，陈皮、当归、制半夏、枳实、石菖蒲、桃仁、红花各 15 g，胆南星、郁金各 10 g，甘草 5 g。

【适用病症】　老年肥胖性冠心病。

【用药方法】　每天 1 剂，水煎，分早、晚服。24 天为 1 个疗程，共服用 2 个疗程。个别患者因心绞痛发作，可临时服用硝酸甘油片或速效救心丸。

【临床疗效】　此方治疗老年肥胖性冠心病 128 例，显效 65 例，有效 53 例，无效 10 例。总有效率 92.19%。

【验方来源】　李正树，孙枫，李建军，等. 益气涤痰化瘀汤治疗老年肥胖者冠心病心绞痛 128 例疗效分析 [J]. 中国中医急症，2000，5（4）：145.

按：随着老年肥胖群体的扩大，冠心病心绞痛的发病率也明显增多，成为心血管病学科十分关注的患者群体。老年肥胖者冠心病心绞痛既有与一般冠心病心绞痛发病机制方面的共同之处，在病因、病理、治疗等方面又有许多特殊之处。老年肥胖冠心病心绞痛患者具有老年人脏腑功能衰减、气血（阴阳）虚弱的共同特点，主要以心气虚或气血（阴阳）两虚等致心之气血不足，心失所养，或心气（阳）不足，脉道鼓动乏力，气血运行涩滞，脉络瘀阻而发病。同时，此类患者又有脾胃呆滞、水谷运化失司、气血生化乏源、易聚湿生痰的特点。痰、湿积久化浊，蕴久生变，或为寒凝，或为热化，上犯心胸经脉，致清阳不展、气机不畅、心脉闭阻而发为胸痹心痛。因此，在老年肥胖者冠心病心绞痛患者中，常出现痰瘀互结的病理变化，导致临床出现复杂的变证。根据此类患者本虚标实的临床特点，治疗当以补益心气治本、涤痰化瘀治标为基本原则。益气涤痰化瘀汤中的黄芪配当归以补心之气血；茯苓、制半夏、陈皮健脾化湿；加胆南星、枳实以破涤痰结；配石菖蒲、郁金以通心窍；川芎、桃仁、红花配当归和郁金以行气活血，祛痰通脉；甘草缓急止痛，调和诸药。诸药共奏补益心气、健脾化湿、破涤痰结、行气活血、祛瘀通脉之效，对老年肥胖者冠心病心绞痛的治疗具有可靠的临床效果。

通 脉 汤

【药物组成】　黄芪 30～60 g，苦参、丹参各 15～30 g，石菖蒲 10 ~ 15 g。

加减：气滞血瘀型合血府逐瘀汤，去川牛膝、生地黄；气虚血瘀型合补阳还五汤，去地龙，加党参；气血亏虚型合炙甘草汤，火麻仁易酸枣仁，加鸡血藤；痰浊痹阻型合温胆汤，加瓜蒌、薤白；心阴亏虚型合天王补心丹，去党参、天冬、玄参、朱砂，加太子参；心阳不振型合真武汤，加桂枝。

【适用病症】　冠心病频发早搏。

【用药方法】　每天 1 剂，水煎 2 次，取药液 250 mL，分早、晚服。4 周为 1 个疗程。气虚重者，静脉滴注高丽参注射液；阴虚重者，静脉滴注生脉注射液；血瘀重者，静脉滴注丹参注射液；痰热重者，静脉滴注清开灵注射液。治疗期间出现其他症状时对症处理。

【临床疗效】　此方加减治疗冠心病频发早搏 76 例，显效 38 例，有效 27 例，无效 11 例。总有效率 85.5%。

【病案举例】　陈某，女，48 岁。反复心悸、心慌、阵发胸痛 2 年，加重伴头晕 3 天。既往高血压病史 7 年，常服复方降压素片、心血康等，症状反复。诊见：患者体胖，面色㿠白，气短易惊，舌淡、苔薄白，脉沉细结代。心界不大，心率 80 次/分，早搏 7 ~ 8 次/分，未闻杂音。血压 9/12 kPa；心电图示：频发多源性室性早搏，部分呈二联律或三联律。超声心动图：左心室心肌增厚，心肌节段运动异常；左冠状动脉窄小。诊断为胸痹心悸，证属气血亏虚。以通脉汤合炙甘草汤加减：黄芪、苦参、丹参、鸡血藤各 30 g，炙甘草、党参、麦冬、阿胶（烊化）、酸枣仁各 15 g，石菖蒲 10 g，桂枝 8 g。并用丽参注射液 10 mL，加入 5% 葡萄糖 250 mL 中静脉滴注，每天 1 次。治疗 4 天后心电图复查：频发房性早搏，未见室性早搏。继治疗 1 周后诸症缓解，复查心电图早搏消失。续服上方至 1 个疗程，复查心电图大致正常。

【验方来源】　曾明，全权. 辨证治疗冠心病频发性早搏76例［J］. 新中医，1998，30（8）：45.

按：通脉汤中以黄芪益心气，苦参调节律，石菖蒲开心窍，丹参理血脉。再结合辨证加减，使心气旺盛，阴阳相济，血脉通畅，从而缓解临床症状，提高心肌缺血缺氧的耐受性及受累心肌细胞的电稳定性，发挥治疗作用，防止病情发展。

调　脉　饮

【药物组成】　何首乌、丹参、珍珠母各20 g，桑寄生、苦参各25 g，生地黄、延胡索、当归、黄连各15 g。

【适用病症】　冠心病快速型心律失常。

【用药方法】　每天1剂，水煎，分早、晚服。连服4周为1个疗程。

【临床疗效】　此方治疗冠心病快速型心律失常30例，显效（心绞痛症状降低Ⅱ级，不用硝酸甘油，休息时心电图恢复到正常或大致正常，心律失常减少2/3）12例，有效（治疗后心绞痛症状降低Ⅰ级，硝酸甘油减用一半以上，休息时心电图或双倍二阶梯运动试验S－T段下降治疗后回升0.05mV以上。心律失常减少1/2以上）11例，无效（症状无改善，硝酸甘油用量无减少，心电图、心律失常无改变）7例。

【验方来源】　黄忠钧，薛丽平. 调脉饮治疗冠心病快速型心律失常30例［J］. 辽宁中医杂志，1998，25（6）：265.

按：冠心病快速型心律失常多见于中老年患者。大多为肾阴亏虚，虚火上炎，瘀血阻滞。治以滋肾济心、祛瘀通络、宁心安神。调脉饮方中的何首乌、生地黄、桑寄生滋阴补肾，益肾治心，使水盛制火；丹参、延胡索、当归养血活血，通络止痛；黄连、苦参、珍珠母等清心降火。诸药配伍，育阴而无滋腻之弊，通降而无燥烈之偏，使早搏得除。药理实验证实，上药合用具有增加冠状动脉血流量，调节心肌细胞代谢功能，改善心肌细胞的电生理特性，达到抗心律失常的目的。

定 心 汤

【药物组成】 西洋参或人参、枳壳各 10 g，酸枣仁、丹参各 15 g。

加减：心气虚者，加黄芪 18 g，玉竹 15 g，炙甘草 10 g，龙齿（先煎）30 g；心阴虚者，加百合、麦冬、龙眼肉各 15 g，当归 10 g，紫贝齿（先煎）20 g；阴虚火旺者，加苦参、黄连、茵陈、栀子各 10 g，牡蛎（先煎）30 g；阴虚阳亢者，加黄芩 10 g，夏枯草、天麻、炙龟板（先煎）各 15 g；心阳不振者，加淫羊藿、白术各 10 g，灵芝 15 g；心血瘀阻者，加川芎、葛根各 15 g，赤芍、红花各 10 g，琥珀末（冲服）1 g；痰湿阻络者，加茵陈、郁金各 10 g，瓜蒌、决明子各 15 g，绞股蓝 30 g。

【适用病症】 冠心病快速型心律失常伴频发室性早搏。

【用药方法】 每天 1 剂，水煎 2 次，取药液 400 mL，分早、晚温服。4 周为 1 个疗程。

【临床疗效】 此方加减治疗冠心病快速型心律失常伴频发室性早搏 100 例，显效（心电图心肌缺血明显改善，室性早搏 ≤3次/分，心率在正常范围）39 例，有效（心电图心肌缺血有改善，心率减慢接近正常，室性早搏减少）52 例，无效（心电图心肌缺血无明显改善，室性早搏无明显减少而加用西药治疗）9 例。总有效率91%。

【验方来源】 董燕平，汪慰寒，薛长玲，等. 定心汤治疗冠心病快速型心律失常伴频发室性早搏 100 例 [J]. 河北中医，1999，21（6）：350.

按： 冠心病患者心肌缺血或梗死及心肌梗死后遗留的瘢痕组织，累及起搏点及传导系统时，可引起各种心律失常，包括早搏、阵发性室上性或室性心动过速、房颤、房扑、窦房结功能不全及各种传导阻滞。一般临床分为快速型心律失常和缓慢型心律失常，二者治疗的原则和药物均有区别。冠心病合并快速型心律失常、频发室性早搏，以胸闷、胸痛、心悸为主要症状，属于中医学胸痹、心悸范畴，气虚血瘀是最基本的病理机制，病位在心，病理因素以痰瘀多见，因此以益气活血、养心安神为治则。定心汤中的西洋参益气养阴，药理实验证明其能明显增加心肌血流量，降低冠状动脉阻力，对心肌缺血有明显保护作用；丹参活血化瘀，能增加心脏血流量，提高心肌氧浓度，减慢心率；酸枣仁养心安神，能减慢心率，降低异位节律点的自律性，对抗心律失常；枳壳理气通脉，能明显改善心脏泵血功能。诸药合用益气活血，故对胸痹引起的心悸有效。临证时根据不同的兼症随症加减，可获得较好的疗效。

通心除痹汤

【药物组成】 人参、丹参、枳实、红花、川芎各9 g，制附子、桂枝、薤白各12 g，郁金15 g。

【适用病症】 冠心病、高血压心脏病、心肌炎及心肌炎后遗症等引起的心电图ST－T段改变。

【用药方法】 每天1剂，水煎，分早、晚服。冠心病心绞痛者加服速效救心丸，高血压患者加服降压药。

【临床疗效】 此方治疗冠心病、高血压心脏病、心肌炎及心肌炎后遗症等引起的心电图ST－T段改变40例，显效（症状消失，ST－T段恢复正常）32例，好转（症状消失，心电图ST－T段正常与异常交替出现）3例，无效（症状消失后复发，心电图 ST 段降低，T 波呈双向）5 例。总有效率 87.5%。

【病案举例】 何某，女，67 岁。患者曾有冠心病心绞痛病史，近 20 多天来，心悸、胸闷如有压榨感，剧烈活动后，感心前区不适，持续时间 1～2 小时，平卧休息后稍有缓解。诊见：伴头晕，舌质暗红有瘀斑、苔薄白，脉弦细涩。心电图检查：ST-T 段改变。诊断为胸痹。证属心阳不振，阴寒内盛，兼有气滞血瘀。治以温阳散寒、行气活血。服通心除痹汤 8 剂，症状基本未发，心电图检查有改善；续服 8 剂后，心电图检查恢复正常。

【验方来源】 黄线，卢小娥，吴虹，等. 通心除痹汤治疗心电图 ST-T 段改变 40 例［J］. 陕西中医，2000，21（9）：391.

按：心电图 ST-T 段改变常见于冠心病、高血压心脏病、心肌炎等疾病中，属于中医学胸痹范畴。临床上以阳虚、阴寒、痰凝、血瘀、气阴两虚等证型为多见。治以温阳散寒、行气化痰活血等。通心除痹汤中的人参、制附子大补元气，温补真阳；桂枝、薤白温通心阳；枳实化痰散结；丹参、红花活血化瘀，以加强温通之功；川芎、郁金行气止痛。全方配合，可改善心肌供血状态，消除和缓解症状。

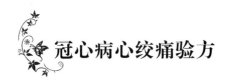

冠心病心绞痛验方

扶阳益气汤

【药物组成】　高丽参、熟附子、炙甘草各 10 g，山楂、泽泻各 15 g。

加减：气虚血滞型，加黄芪、桃仁、丹参各 10 g；气虚痰瘀型，加法半夏、郁金、延胡索各 10 g；气阴两虚型，加女贞子、柏子仁、山茱萸各 10 g。

【适用病症】　冠心病心绞痛。

【用药方法】　每天 1 剂，水煎服。8 周为 1 个疗程。

【临床疗效】　此方加减治疗冠心病心绞痛 96 例，心绞痛疗效：显效 72 例，有效 15 例，无效 9 例。总有效率 90.6%。心电图疗效：显效 48 例，有效 29 例，无效 19 例。总有效率 80.2%。

【病案举例】　李某，女，72 岁。患冠心病 3 年多，常有心悸，气短，活动时加重。近 1 周来胸闷、胸痛发作较频，甚则需舌下含服硝酸甘油片才能止痛。诊见：面色苍黄，神倦，头晕，胸闷，心悸，气短懒言，四肢冷，舌色暗紫、苔白滑，脉细结代。听诊心律不整。心电图检查提示：心肌缺血。双倍二级梯运动试验阳性。西医诊断冠心病心绞痛。中医辨证为胸痹（气虚血滞型）。治宜扶阳补气。方用扶阳益气汤加味：高丽参、熟附子、炙甘草、丹参、桃仁、黄芪各 10 g，山楂、泽泻各 15 g。服药 1 周后，自觉心悸气短症状明显改善，胸痛未有发作；坚持再服药 8 周, 心悸气短、胸闷症状消失, 心电图检查正常。随访 1 年病未发作。

【验方来源】 邱志楠, 潘俊辉, 杨权生. 扶阳益气汤治疗冠心病心绞痛 96 例疗效观察 [J]. 新中医, 1997, 29 (11): 17.

按: 中医学认为, 气为血之帅, 血为气之母, 气行则血行, 气滞则血瘀。而且肾阳虚、肾的阴阳失衡也是诱发冠心病的重要因素。扶阳益气汤方中应用高丽参, 取其大补元气, 振奋心阳, 益气复脉之效。心气旺则血脉通, 通则不痛, 故本品能缓解心绞痛, 对防治心血管疾患有重要作用。肾阳既为五脏元阳之根, 肾阳旺则心气盛, 肾阳衰则心气微, 熟附子能温肾壮阳, 故能助高丽参振奋心阳, 复血脉之流畅; 炙甘草甘温入脾经, 善补益脾阳之气, 助气血之生化; 山楂消积化脂; 泽泻渗湿利水, 助脾化湿消浊。现代药理研究认为, 山楂、泽泻均有降低血脂, 延缓动脉硬化的作用。因此扶阳益气的治法, 不失为治疗冠心病心绞痛的较好方法。

补肾活血方

【药物组成】 何首乌、菟丝子、枸杞子、山药、五灵脂、山茱萸、蒲黄各 15 g, 地龙、红花、丹参各 10 g。

【适用病症】 冠心病心绞痛。

【用药方法】 每天 1 剂, 水煎服。2 个月为 1 个疗程。

【临床疗效】 此方治疗冠心病心绞痛 68 例, 显效 36 例, 有效 27 例, 无效 5 例。总有效率 92.7%。

【验方来源】 叶小汉, 何世东. 补肾活血方治疗冠心病心绞痛 68 例临床观察 [J]. 新中医, 1998, 30 (9): 29.

按: 冠心病心绞痛的病机特点是本虚标实证。本虚不外气虚、阳虚、阴虚等，标实不外气滞、血瘀、痰浊寒凝等。而且本病具有肾虚血瘀的特点，故采用补肾活血法治疗，取得良好效果。补肾活血方中采用何首乌、菟丝子、枸杞子、山茱萸、山药等补肾以治本；红花、五灵脂、蒲黄、地龙、丹参等活血以治标。本方具有改善血液流变学、调节血脂及改善冠状动脉供血状态等多种作用，从而达到补肾活血的目的。

黄 杨 胶 囊

【药物组成】　黄杨 10 g，川芎、木香各 12 g，丹参、益母草各 20 g，细辛 6 g，葶苈子 15 g。

【适用病症】　冠心病心绞痛。

【用药方法】　将上药研末制成胶囊，每粒含原生药 0.2 g，每次 3 粒，每天 3 次口服。2 个月为 1 个疗程。

【临床疗效】　此方治疗冠心病心绞痛 54 例，显效 31 例，改善 19 例，无效 4 例。总有效率 92.59%。

【验方来源】　王新喜，宋文俊，陈凤宇. 黄杨胶囊治疗冠心病心绞痛 54 例临床观察 [J]. 河南中医，2000，20（6）：30.

按：冠心病心绞痛属于中医学胸痹、心痛等范畴。针对本病的病因病机，活血化瘀、理气通脉是解除心绞痛的有效方法之一。黄杨胶囊方中的黄杨、川芎、木香、益母草及丹参能活血化瘀、理气止痛，细辛、葶苈子散心肺壅实之气。诸药相合，理气化瘀，开通血脉，脉络和顺，诸症状自愈。本方不仅能明显改善或消除心绞痛的自觉症状，尤其是明显减少心绞痛的发作频率、缩短心绞痛的持续时间，而且能使本病患者的心电图得到显著改善，还对左心室舒张功能、甲皱微循环有改善作用。这些作用说明黄杨胶囊能改善心肌缺血缺氧，增加冠状动脉血流量，降低外周阻力。

瓜 丹 饮

【药物组成】 瓜蒌 15 g，丹参 18 g，紫石英 25 g，薤白、檀香、砂仁、三棱、莪术各 10 g。

【适用病症】 冠心病心绞痛。

【用药方法】 每天 1 剂，水煎服。并同时口服硝酸异山梨酯每天 10～20 mg，分早、晚服。7 天为 1 个疗程，连用 2 个疗程。

【临床疗效】 此方治疗冠心病心绞痛 52 例，治愈（症状消失，心电图及有关实验室检查恢复正常）32 例，好转（症状减轻，发作次数减少，间歇期延长，实验室检查有改善）18 例，未愈（主要症状及心电图无改变）2 例。总有效率 96.2%。

【验方来源】 柏晋梅，李锡兰. 中西医结合治疗冠心病心绞痛 52 例 [J]. 山西中医，1999，15（1）：20.

按：冠心病心绞痛的病机为本虚标实。本虚以阳气虚为主，标实以痰浊、瘀血多见。治宜理气豁痰、活血化瘀、通阳安神。瓜丹饮方中的瓜蒌开胸散结，畅气涤痰；薤白滑利通阳，行气止痛；丹参、三棱、莪术活血化瘀通络；檀香调理气机；砂仁温胃畅中；紫石英有镇静安神，引药入心之功。西药硝酸异山梨酯配合中药活血药的丹参、三棱、莪术既可增加冠状动脉血流量，改善微循环，尚能抑制凝血功能和促进纤溶系统功能；并通过降血脂和降低心肌耗氧量，减轻心脏负荷，即通过正性肌力的作用来增加心肌排血量而改善心功能。

生脉散合冠心Ⅱ号

【药物组成】 党参、降香、川芎各 15 g，麦冬 12 g，五味子 6 g，赤芍 20 g，丹参 30 g，红花 10 g。

【适用病症】　冠心病心绞痛。

【用药方法】　每天 1 剂，水煎，分早、晚服。30 天为 1 个疗程。心绞痛急性发作时，临时舌下含服硝酸甘油。

【临床疗效】　此方治疗冠心病心绞痛 84 例，其中心绞痛症状改善疗效：显效（劳累型心绞痛治疗后心绞痛症状分级降低 2 级，原为 Ⅰ 级、Ⅱ 级者心绞痛基本消失，不用硝酸甘油；非劳累型心绞痛症状消失或基本消失，心绞痛发作每周不多于 2 次，基本不用硝酸甘油）47 例；改善（劳累型心绞痛治疗后心绞痛症状降低 1 级，硝酸甘油减用一半以上，原为 Ⅰ 级者，心绞痛基本消失，不用硝酸甘油；非劳累型心绞痛治疗后，心绞痛发作次数及硝酸甘油用量减少一半以上）35 例，无效（症状及硝酸甘油用量无改善，或虽有减少，但未达到改善程度）2 例。总有效率 97.6%。

【验方来源】　胡天真，胡蓉. 生脉散合冠心 Ⅱ 号治疗冠心病心绞痛 84 例 [J]. 山东中医杂志，2000，19（10）：596.

按：冠心病心绞痛属中医胸痹范畴。其主要病机是本虚标实。本虚以气阴亏虚为主，标实以血瘀为主。故以生脉散益气养阴治其本，以冠心 Ⅱ 号活血通络治其标。全方共奏益气养阴、活血通络之功，标本兼顾，治疗冠心病心绞痛，具有针对病因、调节代谢、改善症状等一系列作用，故临床效果显著。

通　痹　汤

【药物组成】　丹参、瓜蒌各 30 g，赤芍、郁金各 15 g，川芎、水蛭各 10 g，石菖蒲 12 g。

加减：合并高血脂者，加山楂 30 g，泽泻 15 g；合并高血压者，加天麻 10 g，钩藤 15 g；合并心律失常者，加甘松 6 g，苦参 20 g。

【适用病症】 冠心病心绞痛。

【用药方法】 每天 1 剂，水煎，分早、晚服，30 天为 1 个疗程。同时配合脐疗（用蒲黄、水蛭、檀香、三七研末，每次取 1 g，用醋调成糊状，填敷脐中，胶布固定，3 天换药 1 次），10 次为 1 个疗程。心绞痛发作时可临时含服硝酸异山梨酯或硝苯地平。

【临床疗效】 此方加减治疗冠心病心绞痛 36 例，显效 25 例，有效 9 例，无效 2 例。总有效率 94.4%。

【验方来源】 孟凡一，王敬云. 通痹汤配合脐疗治疗冠心病心绞痛 36 例［J］. 山东中医杂志，2000，19（7）：399.

按：冠心病心绞痛属中医学胸痹、心痛范畴，而痰瘀相交是冠心病心绞痛的主要病机。通痹汤中的丹参、川芎、赤芍、郁金、水蛭活血化瘀，解痉通络止痛；瓜蒌涤痰散结，利气开郁；石菖蒲有祛痰开窍、化湿行气之功。诸药相伍，共奏祛痰化浊、活血化瘀止痛之功。而脐为神气通行之门户，统领诸经百脉，交通五脏六腑，上联心肺，中经脾胃，下通肝肾，加之脐部皮肤的角质层最薄、渗透力强、药物易被吸收的特点，故用少量药物，可刺激神阙穴通过神经体液的作用调节神经、内分泌和免疫系统，从而改善器官的功能活动。因此，通痹汤配合脐疗治疗冠心病心绞痛有较好的疗效。

心脉舒通胶囊

【药物组成】 三七、桂枝各 150 g，黄芪、丹参、全瓜蒌、山楂各 300 g，降香、红花各 90 g，茵陈、泽泻、延胡索各 200 g。

【适用病症】 冠心病心绞痛。

【用药方法】　将上药研末装入胶囊内备用。每次 15 g，每天 3 次口服，21 天为 1 个疗程。并予硝酸异山梨酯每次 10 mg，每天 3 次口服；地奥心血康每次 2 粒，每天 3 次口服；维生素 E 每次 50 mg，每天 1 次口服。

【临床疗效】　此方治疗冠心病心绞痛 92 例，症状疗效：显效（症状消失或基本消失）63 例，有效（发作次数、程度及持续时间明显减轻）23 例，无效（症状基本无变化）6 例。总有效率 93.5%。心电图疗效：显效（心电图恢复正常或大致正常）61 例，有效（S－T 段的降低治疗后回升 0.05mV 以上，但未达正常水平，主要导联倒置 T 波改变变浅达 25% 以上，或 T 波由平坦变为直立，房室或室内传导阻滞改善者）23 例，无效（心电图无改变）8 例。总有效率 91.3%。

【验方来源】　杨临玲，庞巧玲. 中西医结合治疗冠心病心绞痛 92 例疗效观察 ［J］. 山西中医，1999，15（2）：27.

按： 冠心病心绞痛的病机虽较复杂，但归纳起来不外乎本虚标实、虚实夹杂，且贯穿疾病的始终。本虚以气阴两虚者多见，标实以痰浊血瘀者多见。心气虚弱无力推动血液运行，血流缓慢，或心阳不振，鼓动无力，血流不畅，心脉不通或气机阻滞。血行瘀阻、痰浊内阻均可导致心脉瘀阻而不通，不通则痛。心脉舒通胶囊方中的三七、红花、丹参活血化瘀，桂枝、降香温阳通络，茵陈、泽泻、山楂、瓜蒌化痰祛浊、宽中理气，延胡索、降香止痛活血，黄芪大补心气。全方具有补气温阳、活血化瘀、理气降浊、通络止痛功效。现代药理学研究证明：茵陈、山楂、泽泻、瓜蒌均有不同程度的降血脂作用，并有抑制血小板聚积、促进心肌代谢等作用。桂枝、降香、红花、延胡索除有抗凝、改善微循环作用外，还有明显的扩张冠状动脉、增加心血流量、降低心肌耗氧量、促进心肌代谢作用。三七、红花、丹参具有溶解血栓、降血脂的双重作用。因此心脉舒通胶囊治疗冠心病心绞痛，疗效较好，安全方便。

补气强心汤

【药物组成】 黄芪 30 g，党参、川芎各 20 g，丹参、当归、红花各 15 g。

加减：血瘀偏重证，加益母草 30 g，三七粉（冲服）3 g；气滞痰阻证，加瓜蒌 15 g，制半夏、薤白各 10 g，檀香 3 g；阳虚寒凝证，加桂枝、熟附子各 10 g。

【适用病症】 冠心病心绞痛。

【用药方法】 每天 1 剂，水煎 2 次，共取药液 400 mL，分早、晚服。4 周为 1 个疗程。心绞痛发作时可舌下含服硝酸甘油片。

【临床疗效】 此方加减治疗冠心病心绞痛 38 例，显效 15 例，有效 20 例，无效 3 例。总有效率 92.1%。

【病案举例】 冯某，男，67 岁。自述心胸阵痛 2 天，痛如刀绞，固定不移，痛彻左臂，痛剧时汗出肢冷。诊见：面色苍白，伴胸闷、气短、心悸，舌质暗有瘀斑、舌下脉络青紫、苔薄白，脉沉细涩。检查：血压 16/10 kPa，心电图有 ST-T 段改变。西医诊断：冠心病心绞痛。中医诊断：胸痹心痛。证属气虚血瘀。用硝酸甘油片 0.3 mg 舌下含化，中药用补气强心汤加味。处方：黄芪、益母草各 30 g，党参、川芎各 20 g，丹参、当归各 15 g，红花 10 g，三七粉（冲服）3 g。服药 2 周后症状消失，心电图示 T 波异常。继用上方服 2 周，复查心电图大致正常。随访半年症状未复发。

【验方来源】 刘向东. 补气强心汤加味治疗冠心病心绞痛 38 例［J］. 江西中医药，1999，30（2）：12.

按：补气强心汤方中重用黄芪、党参为君臣，两药均味甘而性微温，合用可大补元气，扶植心气，帅血运行，改善心功能；佐以"功同四物"的丹参，理血活络；当归既能活血，又能补血；红花破血化瘀，去瘀生新；"血中之气药"川芎，行气活血。诸药合用共奏益气强心、活血通脉之功效。现代药理研究证实，黄芪、党参有增强心肌细胞代谢的作用，改善心功能，黄芪还具有扩张冠状动脉、降低血液黏稠度和血小板聚集、改善心脏泵血的功能；丹参、当归、红花、川芎具有扩张血管、降低血管阻力、改善微循环、增加冠状动脉血流量的作用，从而有效地改善了因心肌供血、供氧不足引起的心绞痛症状。

通瘀活血汤

【药物组成】　黄芪、党参、麦冬各 15 g，丹参、川芎、延胡索、薤白各 12 g，山楂 30 g，降香、三七粉各 3 g。

【适用病症】　冠心病心绞痛。

【用药方法】　每天 1 剂，水煎 2 次，共取药液 500 mL，分早、晚温服。并口服硝酸异山梨酯片，每次 10 mg，每天 3 次。30 天为 1 个疗程。以往曾用硝酸甘油者，在心绞痛发作时仍可服用。

【临床疗效】　此方结合常规西药治疗冠心病心绞痛 42 例，显效 16 例，有效 24 例，无效 2 例。总有效率 95.2%。

【验方来源】　童燕玲. 通瘀活血汤治疗冠心病心绞痛 42 例［J］. 浙江中医杂志，1999，34（12）：519.

按：冠心病的病机以心气亏虚为本，痰阻寒凝、气滞血瘀为标，造成心脉痹阻不畅，属本虚标实之证。治疗以扶正益气、活血通瘀为主。通瘀活血汤方用党参、黄芪、麦冬益气养心，治病之本；丹参、川芎、延胡索、三七活血化瘀通脉，降香、薤白行气通阳，共治其标。现代药理研究证明本方多种药物具有改善心肌细胞活力，增加心肌对缺氧的耐受性，降低血液黏稠度，改善心肌微循环，修复损伤心肌的效果。因此通瘀活血汤对缓解心绞痛、改善临床症状、降低血脂等有较好的疗效。

益肾化瘀通脉汤

【药物组成】　熟地黄、牛膝各 15 g，黄芪、丹参、葛根各 30 g，淫羊藿、川芎、郁金、降香各 10 g，赤芍 12 g，鸡血藤 20 g，炙甘草 9 g。

加减：阳虚明显者，加熟附子 12 g，桂枝 10 g；偏阴虚者，加太子参、五味子各 10 g，麦冬 12 g；痰浊偏盛者，加制半夏、薤白各 10 g，瓜蒌 15 g；胸部刺痛者，加延胡索 12 g，乳香、没药各 10 g；胸胁胀痛者，加柴胡、枳壳各 10 g；心悸不安、脉律不整者，加苦参 10 g，炒酸枣仁 30 g；高血压者，加天麻 6 g，钩藤 20 g；血脂高者，加山楂 30 g；血糖增高者，加玄参 10 g，天花粉 15 g。

【适用病症】　冠心病心绞痛。

【用药方法】　每天 1 剂，水煎 2 次，煎液合并，分早、晚温服。1 个月为 1 个疗程。心绞痛严重发作者，可加服硝酸甘油，病情好转后逐渐减量至停用。

【临床疗效】　此方加减治疗老年冠心病心绞痛 56 例，显效 31 例，有效 20 例，无效 5 例。总有效率 91.1%。

【病案举例】　郑某，男，67 岁。既往有冠心病史 5 年，因阵发性心前区疼痛 10 天来诊。诊见：心前区疼痛每天发作 1~2 次，每次持续 10 分钟左右，伴胸闷、心悸短气，乏力，舌质暗红边尖有瘀点、苔薄白，脉沉细。检查血压 19/12kPa，心率 84 次/分，律齐，第一心音低钝，未闻及病理性杂音。心电图示：ST-T 段改变。诊断为胸痹。证属心肾气虚，心脉瘀阻。治宜补肾益气、活血化瘀通脉。方用益肾化瘀通脉汤。服 7 剂后，心绞痛发作次数减少，余症状明显好转；续服 15 剂，诸症状消失，心电图示心肌缺血明显改善。后用上方化裁服 1 个月，复查心电图恢复正常。

【验方来源】 曹传明，杨宇红. 益肾化瘀通脉汤治疗老年冠状动脉粥样硬化性心脏病心绞痛 56 例 [J]. 河北中医，1999，21（2）：96.

按：冠心病心绞痛的病机以阴阳气血亏虚为本，血瘀、痰浊、寒凝、气滞交互为患为标。而老年患者因肾气亏虚，心失其资助温养，遂致心肾俱虚，则血行无力，脉络不畅，瘀血内阻而发为胸痹。治宜心肾并治，补通结合，以补肾益气治其本，以活血化瘀通脉治其标。益肾化瘀通脉汤方中的熟地黄、黄芪、淫羊藿、牛膝、炙甘草补肾益气；丹参、川芎、赤芍、葛根在扶正固本基础上活血化瘀，通脉止痛；佐以郁金、降香行气活血，使气行则血行；鸡血藤养血活血。诸药合用，补通结合，标本兼治，切中病机，改善了患者肾虚血瘀的病理生理变化，故取得良好的疗效。

冠脉再通丹

【药物组成】 鹿茸、人参、红花各 60 g，炙龟板、瓜蒌、薤白、陈皮、山楂各 90 g，三七 30 g，琥珀 20 g，水蛭 10 g。

【适用病症】 冠心病心绞痛。

【用药方法】 上药研末制成胶囊，每次口服 5 粒，每天 3 次，饭后温水送服。连续服用 30 天为 1 个疗程，服药 3 个疗程。服药期间忌食辛腻食物。

【临床疗效】 此方治疗冠心病心绞痛 240 例，显效 75 例，改善 150 例，无效 15 例。总有效率 93.75%。

【病案举例】 曾某，男，54 岁。心前区闷痛、气短反复发作 2 年，近 7 天加重。诊见：患者心前区闷痛，每天发作 1～2 次，尤其在活动劳累后加重；常伴有头晕耳鸣，腰酸腿软，舌质淡青、苔白，脉弦紧。检查血压 17/10 kPa；心率 89 次/分，律齐。心电图检查提示：前侧壁、后壁心肌缺血。24 小时动态心电图监测示：S－T 段下移 0.1～0.2 mV，T 波倒置。二维超声心动图检查示：冠心病改变。血液流变学检查示：血液黏度轻度增高。血脂检查：三酰甘油 1.80 mmol/L。西医诊断：冠心病，劳累性心绞痛。中医诊断：胸痹、真心痛。治宜滋阴助阳、活血通脉、宣痹通阳。给予冠脉再通丹。服药 3 天后，心前区闷痛明显减轻；继服 15 天后心前区闷痛一直未发。复查心电图：T 波倒置变浅，S－T 段、V_7、V_8 水平型下移恢复正常。患者坚持服药 3 个月后，情况良好，复查心电图、血脂、血液流变学检查均恢复正常。

【验方来源】 陈国庆. 冠脉再通丹治疗冠心病心绞痛 240 例 [J]. 陕西中医，2000，21（9）：385.

按：冠心病心绞痛属中医胸痹、心痛的范畴，多因肾阴、肾阳不足，不能滋养心脉而致病，治疗上当从心肾论治。冠脉再通丹方中以鹿茸补肾助阳，炙龟板滋补肾阴为主，补阳药与滋阴药并用，体现《景岳全书》"善补阳者，必于阴中求阳，则阳得阴助，而生化无穷"之说；人参大补元气，气行则血行；红花、三七、琥珀、水蛭活血通脉止痛；瓜蒌、薤白宣痹通阳；陈皮、山楂理气化湿，意在补中寓泻，使补而不腻。诸药合用，具有滋阴助阳、活血通脉、宣痹通阳、攻补兼施的功效。药中病机，故能取得良效。

冠心痛安胶囊

【药物组成】 人参、五味子、枳实、葛根、三棱各 10 g，麦冬 15 g，黄芪、赤芍、川芎、檀香、泽泻、炒酸枣仁各 30 g，水蛭 6 g，虎杖、何首乌各 20 g。

【适用病症】 冠心病心绞痛。

【用药方法】 将上方经浓缩提取，按工艺制成中药胶囊制剂，每粒含生药约 1 g，每次 5 粒，每天早、午、晚餐后各服 1 次，1 个月为 1 个疗程。

【临床疗效】 此方治疗冠心病心绞痛 150 例，显效（同等劳累程度不引起心绞痛或心绞痛发作次数减少，疼痛减轻程度以及持续时间缩短 80% 以上，硝酸甘油消耗量减少 80% 以上）102 例，有效（心绞痛发作次数、疼痛程度、持续时间和硝酸甘油消耗量均减少 50% ~80%）43 例，无效（心绞痛发作次数、疼痛程度、持续时间及硝酸甘油消耗量均减少不到 50%）5 例。总有效率 96.67%。

【验方来源】 马丽，王健，张红瑞，等. 冠心痛安胶囊治疗冠心病心绞痛 150 例临床观察 [J]. 河南中医，2000，20（1）：41.

按：冠心病心绞痛属中医学胸痹、心痛范畴。气虚血瘀、痰瘀痹阻心脉为本病的主要病机。现代研究表明，瘀血证与微循环障碍有关；痰浊证与胆固醇、三酰甘油升高、高密度脂蛋白降低有关。在本病发生发展过程中，心脾肾亏损为本，痰瘀为标。过度摄取肥厚之品，或过度劳累，或剧烈情绪变化等诱因，皆可使气机紊乱，痰瘀痹阻心脉而使胸痹发作。治宜益气化瘀、祛痰通络。冠心痛安方中用人参、黄芪、麦冬、五味子、何首乌、酸枣仁益气养阴，健脾补肾，安神定悸为主；赤芍、川芎、檀香、枳实、泽泻、虎杖祛痰化瘀为辅；佐以水蛭、葛根通心络开心窍。诸药合用，可使冠心病心绞痛发作频率降低，硝酸甘油日消耗量明显减少，心绞痛程度减轻，持续时间缩短，甚至使上述症状基本消失。本方还能消除早搏或使早搏次数显著减少、降血脂疗效较明显，另外还可轻微降低血脂、减慢心率和降低血糖及调节自主神经功能。因此本方是治疗冠心病心绞痛和高脂血症理想的方剂。

化瘀止痛汤

【药物组成】 丹参、生地黄各 20 g，何首乌、川芎、降香、土鳖虫各 10 g，路路通、牛膝、延胡索各 12 g，赤芍、白芍、钩藤（后下）各 15 g，柴胡 9 g，桃仁、红花、桔梗、菊花各 6 g，三七粉（冲服）、血竭（研末冲服）各 4 g。

加减：偏寒凝者，加桂枝；偏气滞者，加香附；偏痰浊者，加瓜蒌、薤白；瘀血重者，加乳香、没药；心气不足者，加人参、黄芪；心阴不足者，加黄芪、黄精、天冬；心阳不足者，加人参、熟附子；血压偏高者，加石决明、草决明、罗布麻。

【适用病症】 冠心病心绞痛。

【用药方法】 每天 1 剂，水煎服。

【病案举例】 李某，男，54 岁。冠心病病史 6 年余，心绞痛发作，愈来愈频繁，且持续时间较长。检查血压 24/16 kPa；心电图示：心肌缺血，有 S－T 段压低和 T 波改变。经服化瘀止痛汤加石决明、草决明各 20 g，罗布麻 10 g。连服半个月，复查心电图正常，心绞痛未作。又经本方加减调治月余，随访 2 年余未发作。

【验方来源】 郑素秋. 自拟化瘀止痛汤治疗胸痹心痛 [J]. 河南中医，2000，20（3）：25.

按：冠心病心绞痛属中医学胸痹、真心痛等范畴，常由气滞不畅，瘀血阻滞，络脉不通而发病。气滞血瘀为本病之标，情志失调常为本病之诱因。治宜活血化瘀、理气止痛。化瘀止痛汤正合本病之病机，故可获得较好的疗效。

参芪芎归汤

【药物组成】　黄芪、当归、郁金、瓜蒌皮、香附各 15 g，川芎、赤芍、枳壳、炙甘草各 12 g，山楂、丹参各 20 g，三七粉（冲服）6 ~ 10 g。

加减：气滞血瘀型，加乳香、没药各 8 g，红花、桃仁各 10 g；气虚血瘀型，加党参、杜仲各 16 g，阿胶（烊化）18 g，红花 6 g；胸阳痹阻型，加桂枝 8 g，檀香 10 g，薤白、法半夏各 12 g；痰浊壅塞型，加黄连 6 g，茯苓 20 g，陈皮 14 g，竹茹 10 g，法半夏 12 g，黄芩 18 g；气阴两虚型，加党参、麦冬、夜交藤、五味子各 18 g。胸部疼痛剧烈者，另加延胡索 16 g，疼痛缓解后即停用；兼有高血压病者，另加防己 14 ~ 20 g，钩藤（后下）、木香各 12 g，僵蚕 10 g，待血压降至 21/13 kPa 以下时即停用。

【适用病症】　冠心病心绞痛。

【用药方法】　每天 1 剂，水煎，分早、晚服。15 天为 1 个疗程。并适当配合西药对症治疗。

【临床疗效】　此方加减治疗冠心病心绞痛 107 例，显效（临床症状消失，心电图恢复正常）61 例，有效（临床症状减轻或基本消失，心电图有好转或基本恢复正常）44 例，无效（临床症状无变化，心电图无改善或加重）2 例。总有效率 98.1%。

【病案举例】　刘某，男，61 岁。有心绞痛病史 1 年半。本次突发心前区压榨性疼痛，胸闷，心悸，气短，且症状较前加重、夜间尤甚，乏力，舌质紫暗，脉涩。检查血压 23.62/13.80 kPa；心电图检查 ST－T 段改变；胆固醇 7.76 mmol/L，三酰甘油 3.08 mmol/L。西医诊断：冠心病心绞痛。证属气滞血瘀型。治以行气活血、化瘀止痛。用参芪芎归汤基本方加乳香、没药各 8 g，红花、桃仁各 10 g，延胡索 16 g，三七粉 8 g（冲服）。另每天再用开水冲服三七粉 2 次，每次 8 g。同时含服硝酸甘油片 5 mg（入院时含服 1 次）。治疗 2 天后症状减轻，继治半个月后自觉症状消失，继治 1 个月后治愈。出院时血压 17.1/10.6 kPa。心电图复查正常。胆固醇降至 5.12 mmol/L，三酰甘油降至 2.01 mmol/L。出院后坚持服用上方 2 个疗程，多次复查心电图均正常。随访 1 年心绞痛未再发作。

【验方来源】 张辉河，林云华. 中西医结合治疗冠心病心绞痛 107 例［J］. 江苏中医，2000，21（1）：15.

按：冠心病心绞痛属于中医学胸痹范畴。其病机为老年体弱，心气亏虚，血脉瘀滞，痰浊内阻，属本虚标实证候。心气愈虚则痰浊益盛，痰瘀阻滞则心气日亏。治疗以益心气、活瘀血、化痰浊为基本法组方。方中以当归、川芎、赤芍、丹参、山楂、三七活血化瘀止痛；瓜蒌皮化痰散结，理气宽胸；香附、枳壳、郁金行气解郁，散结消瘀；炙甘草补益心气，调和诸药。本方行气与补气合用，活血化痰并行，相得益彰。气顺则瘀化痰消，痰瘀除则心气复。用本方加减化裁配合西药治疗冠心病心绞痛，疗效肯定。

夺冠丹参饮

【药物组成】 丹参 15～30 g，檀香、砂仁、降香各 5～10 g，红花、川芎、延胡索、五灵脂各 10～15 g。

加减：气滞显著者，可选加乳香、没药各 3～5 g，香附、枳壳各 10～12 g；血瘀甚者，选加桃仁、赤芍各 10～12 g，姜黄、苏木各 5～10 g，三棱、莪术各 3～5 g；痰湿郁滞者，可选加陈皮 12～15 g，法半夏、香橼、佛手、白蔻仁、草果各 10～12 g；寒遏心阳不振者，可选加薤白 10～12 g，桂枝 5～10 g，干姜、吴茱萸各 10～12 g，桔梗 12～18 g；心气虚衰者，选加黄芪30～60 g，人参 10～12 g，党参 10～20 g；气阴两虚者，可选加炙黄芪 20～30 g，西洋参 5～10 g，太子参 15～30 g，麦冬 10～12 g，五味子 10～15 g。

【适用病症】 冠心病心绞痛。

【用药方法】 每天 1 剂，水煎 2 次，共取药液 300 mL，分 2～3 次口服。对伴有严重心律失常（频发早搏）者，同服胺碘酮等以纠正心律；严重高血压者（收缩压超过 20 kPa，舒张压超过 13 kPa），同服复方降压片、降压胶囊等以降血压；对心绞痛程度达"重度"者的急性发作期，含服速效救心丸、硝酸甘油片、硝酸异山梨酯等予以临时缓解。

【临床疗效】 此方加减治疗冠心病心绞痛 76 例，显效 45 例，有效 24 例，无效 7 例。总有效率90.8%。

【验方来源】 苏建华. 夺冠丹参饮治疗冠心病心绞痛 76 例［J］. 陕西中医，2000，21（9）：388.

按：中医学认为胸痹心痛（冠心病心绞痛）的病机关键是各种因素导致心脉"气血不通"。根据"通则不痛"的原理，治疗关键在于"通"，故理气活血为根本大法。夺冠丹参饮中重用丹参活血化瘀，檀香、砂仁、延胡索、五灵脂芳香通散、理气止痛，红花、降香、川芎共助丹参活血化瘀、通络止痛。临证加减得当，故能收效。

参附汤加味方

【药物组成】　红参、三七、蒲黄、乌梢蛇各 10 g，熟附子 18 g（先煎 15 分钟），黄芪 20 g，丹参、延胡索各 15 g。

【适用病症】　冠心病心绞痛。

【用药方法】　每天 1 剂，水煎 2 次，分早、晚服。同时用西药硝酸甘油治疗。10 天为 1 个疗程。

【临床疗效】　此方治疗冠心病心绞痛 35 例，显效 23 例，有效 11 例，无效 1 例。总有效率 97.13%。

【验方来源】　雷衍光，黄绍斌. 中西医结合治疗冠心病心绞痛 35 例 [J]. 湖南中医药导报，2000，6（4）：28.

按：冠心病心绞痛是内科常见急症、重症，属中医学胸痹心痛的范畴，病史较长，病情缠绵反复发作。其病机为久病正虚，心脉痹阻，以气血虚弱为本，气滞血瘀为标，故以益气温阳、活血通脉为法。参附汤加味方中以熟附子、红参、黄芪益气温阳、推动血行，能增强心肌收缩力及降低心肌耗氧量；丹参、三七、蒲黄养血活血、通脉散瘀，可改善心肌缺血，增强冠状动脉血流量；延胡索、乌梢蛇行气活血，通络止痛。全方标本同治，补而不腻不滞，扶正而不留瘀，逐瘀而不伤正。参附汤加味方合硝酸甘油治疗冠心病心绞痛，能收较好疗效，且疗效稳定，副作用少。

加味生脉汤

【药物组成】　丹参 30 g，党参、黄芪、麦冬、瓜蒌、薤白、枳壳、白芍各 15 g，当归 10 g，五味子、红花、甘草各 6 g。

加减：若胸痛较甚者，加三七 6 g，郁金 10 g，以加强活血通络止痛的作用；心悸心烦不寐者，加柏子仁 10 g，酸枣仁 15 g，养血安神；痰浊偏盛者，加制半夏、陈皮各 10 g，理气化痰；合并高血压者，加天麻、钩藤各 10 g，杜仲 15 g；合并高脂血症者，加山楂 30 g；合并心律失常者，加苦参 10 g；合并糖尿病者，加岗梅根、菝葜各 30 g。

【适用病症】　冠心病心绞痛。

【用药方法】　每天 1 剂，水煎，分早、晚服。若心绞痛严重者，临时口服硝酸甘油。

【临床疗效】　此方加减治疗冠心病心绞痛 50 例，心绞痛疗效：显效（同等劳累程度下引起心绞痛发作次数减少 90% 以上）38 例，有效（心绞痛发作次数及硝酸甘油消耗量减少 50% 以上）10 例，无效（心绞痛发作次数及硝酸甘油消耗量减少不到 50%）2 例。总有效率 96%。心电图疗效：显效（心电图基本恢复正常）31 例，有效（缺血性 ST 段治疗后回升 0.05 mV 以上，或主要导联倒置 T 波变浅 50% 以上，或 T 波由平坦转为直立）14 例，无效（心电图治疗后无改善）5 例。总有效率 90%。

【病案举例】　王某，男，78 岁。因反复发作胸前区闷痛 20 年，加重 3 天入院。入院时患者诉发作性胸前区闷痛，甚时出冷汗，气促，持续 10～15 分钟，每天 5～6 次。以前发作含服硝酸甘油片即可控制，本次发病含服硝酸甘油片、速效救心丸无效。诊见：伴有头昏，无力，手足心发热，口干、饮水量一般，夜寐欠安，纳食正常，二便调，舌淡红、苔薄黄，脉细。检查血压 16/8 kPa，形体中等。心电图示：ST 段改变。西医诊断：冠心病心绞痛，心功能 II 级。中医诊断为胸痹（气阴两虚，胸阳不振）。治以滋阴益气、活血通络为法，方用加味生脉汤加郁金 10 g，三七 6 g。服药 7 剂后，心绞痛发作次数减少，胸闷、气短、乏力明显好转。守方继服 20 剂，诸症状消失，心电图示心肌缺血明显改善。后用上方加减治疗 1 个月巩固疗效，复查心电图恢复正常。随访半年未复发。

【验方来源】　颜红红. 加味生脉汤治疗冠心病心绞痛 50 例 [J]. 湖南中医药导报，2000，6（3）：22.

按：冠心病心绞痛属中医学胸痹范畴。其病机主要为本虚标实，以气阴亏虚为本，痰瘀痹阻为标。故以滋阴益气治其本，活血通络治其标。方中的麦冬、五味子、白芍滋阴，党参、黄芪补气，丹参、红花、当归活血止痛，瓜蒌、薤白、枳壳豁痰开结、理气止痛，甘草调和诸药。诸药合用补通结合，标本兼治，切中病机，故可取得良好疗效。

化瘀血口服液

【药物组成】　大黄、当归、赤芍、红花、桃仁各 10 g，土鳖虫、胆南星各 6 g，丹参、生地黄、黄芪各 30 g，细辛 3 g，冰片 1 g。

【适用病症】　冠心病心绞痛。

【用药方法】　上药制成浓缩口服液，每毫升含生药 1 g。每次服 40 mL，每天 4 次。15 天为 1 个疗程，治疗 2 个疗程。发作时可给予镇静或硝酸甘油类药物。

【临床疗效】　此方治疗冠心病心绞痛 60 例，治愈（心绞痛症状消失，停用硝酸甘油；心电图或负荷心电图恢复正常）27 例，好转（心绞痛发作次数明显减少或程度减轻，偶用硝酸甘油；心电图明显好转）29 例，无效（心绞痛症状无改善或恶化；心电图未见好转或缺血加重）4 例。总有效率93.3%。经治疗后，部分患者血压恢复正常，胆固醇和三酰甘油有所下降。多数患者的胸闷、气短、心悸症状也有不同程度的缓解。

【验方来源】 李计存，李文莉. 化瘀血口服液治疗冠心病心绞痛 60 例 [J]. 河北中医，2000，22 (3)：179.

按：冠心病心绞痛的主要病机为心脉痹阻，不通则痛。化瘀血口服液方用大黄、土鳖虫、桃仁化瘀通络，破结通痹；配红花、当归、川芎、赤芍、生地黄、丹参以增强活血化瘀、通络止痛之功效；胆南星、冰片豁痰开窍止痛；伍黄芪益气补虚，取气旺血生、气行血行之意，又能缓和诸破血药峻猛伤正之弊。本方对缓解冠心病心绞痛，改善心肌缺血及胸闷、气短、心悸症状有显著疗效，且无任何毒副作用。

瓜蒌薤白桂枝汤

【药物组成】 全瓜蒌 20 g，薤白、桂枝、枳壳、檀香、厚朴各 12 g，郁金、降香各 10 g，川芎 15 g。

加减：痰浊内阻，胸闷较显著者，加制半夏 12 g，石菖蒲 15 g；苔黄腻、脉滑数、痰热内盛者，去桂枝，加黄连 5 g，栀子 10 g；疼痛较重者，加制川乌头（先煎）6 g。

【适用病症】 冠心病心绞痛。

【用药方法】 每天 1 剂，水煎，分早、晚服。并配合西药对症治疗。

【临床疗效】 此方加减治疗冠心病心绞痛 62 例，显效（疼痛及其他伴随症状消失或基本消失，心电图恢复正常或基本正常）49 例，好转（疼痛减轻，持续时间缩短，发作次数减少一半以上，心电图 ST 段回升 0.5 mV 以上，但未达到正常水平，主要导联倒置 T 波由平坦变直立，房室或室内传导阻滞改善）11 例，无效（治疗后疼痛及心电图无明显改善或加重）2 例。总有效率 96.8%。

【验方来源】 姜淑君，姜兆美. 中西医结合治疗冠心病心绞痛疗效观察［J］．河北中医，2000，22（7）：545.

按：冠心病心绞痛多因年老体弱、阴阳平衡失调，在致病因素的作用下，出现气滞血瘀夹杂痰浊，或寒邪致阳气失展、心脉不通而发病。治疗上应以宣痹通阳、活血化瘀为主先治其标，待症状缓解后再以调补阴阳之法治其本。方中的全瓜蒌、薤白、桂枝宣痹通阳涤痰；郁金、降香、川芎、丹参活血化瘀通心脉；枳壳、檀香、厚朴行气止痛。配合西药扩张血管，减轻心脏负荷，抗血小板聚集和黏附，防止血管阻塞，故获满意疗效。

疏肝理气活血通络方

【药物组成】 柴胡、枳壳、桔梗、郁金、佛手、川芎、当归、防风、前胡各 12 g，玫瑰花 9 g，葛根、丹参各 30 g，甘草 6 g。

加减：气虚者，加黄芪、党参；手足发胀者，加泽泻；纳食后加重者，加山楂、莱菔子；气滞甚者，加砂仁；瘀血甚者，加桃仁、红花。

【适用病症】 冠心病心绞痛。

【用药方法】 每天 1 剂，水煎服。

【临床疗效】 此方加减治疗冠心病心绞痛 50 例，其中心绞痛症状疗效：显效 17 例，改善 29 例，无效 4 例。总有效率92%。心电图疗效：显效 13 例，改善 22 例，无效 15 例。总有效率70%。

【病案举例】 某男，58 岁。因胸部疼痛、憋闷 4 小时入院。患者有冠心病史 4 年，常因情志等因素诱发，胸部闷痛或刺痛，一般持续 3～8 分钟或口服冠心苏合丸等药后 5～10 分钟可缓解。诊见：胸部刺痛，胸闷憋气，头晕乏力，胁肋胀满，善太息，烦躁不安，失眠多梦，舌质暗红、边尖有瘀斑、苔薄白，脉弦紧。血压 16/12 kPa。心电图示：ST－T 段改变。西医诊断：冠心病心绞痛。中医诊断：胸痹心痛（气滞血瘀，心脉痹阻）。治以疏肝理气、活血通络。即予疏肝理气活血通络方加瓜蒌、炒酸枣仁各 30 g。服 3 剂后胸痛、胸闷改善，胁胀善太息减轻。但仍烦躁不安、失眠多梦。上方加生龙骨、夜交藤各 30 g。连服月余病情稳定。复查心电图大致正常。

【验方来源】 杨大国，王君，徐希东. 疏肝理气活血通络法治疗冠心病心绞痛［J］. 吉林中医药，2000，20（1）：23.

按： 冠心病心绞痛属中医学胸痹、心痛范畴，为本虚标实之证。本虚以心、肝、脾、肾虚为主，标实多为气滞、血瘀、痰浊，痹阻心脉。而情志不畅为本病之诱因。本病的病位在心，但与肝的疏泄有密切联系，心之气血运行与肝之疏泄、藏血互相联系，相互影响。若精神抑郁，情志不畅，肝失疏泄，即可形成"气留不行，血壅不濡"的胸闷胸痛等症状。治以疏肝理气、活血通络之法，效果明显。

冠　心　灵

【药物组成】 黄芪、葛根、丹参、炒酸枣仁各 30 g，川芎 12 g，桑寄生 15 g，甘草 6 g。

加减：气虚甚者，加党参、黄精；血瘀重者，加桃仁、红花；气滞明显者加砂仁、佛手，下肢浮肿者加泽兰、益母草。

【适用病症】 冠心病心绞痛。

【用药方法】 每天 1 剂，水煎，分早、晚服。

【临床疗效】 此方加减治疗冠心病心绞痛 40 例，心绞痛症状疗效：显效 15 例，改善 22 例，无效 3 例。总有效率 92.5%。心电图 ST－T 段改变疗效：显效 11 例，改善 16 例，无效 13 例。总有效率 67.5%。

【病案举例】 陈某，男，64岁。因心前区疼痛，伴心慌胸闷3小时入院。既往有冠心病史6年，常因劳累后出现胸部闷痛，向后背部放射，持续5~8分钟，平素自服硝酸甘油片、硝酸异山梨酯等药。近1个月来又因劳累出现胸痛、胸闷，发作次数频繁，每天1~2次。诊见：伴有心悸气短，倦怠乏力，头晕耳鸣，失眠多梦，舌质紫暗有瘀斑，脉沉细结代。心电图示：ST－T段改变。西医诊断：冠心病心绞痛，偶发室性早搏。中医诊断：胸痹（气虚血瘀，心脉痹阻）。治以益气活血、通络止痛。给予冠心灵加瓜蒌30 g，甘松12 g。服6剂后胸痛胸闷改善，心悸气短好转，但仍倦怠乏力，头晕耳鸣，失眠多梦。上方再加党参、夜交藤各30 g。连服30剂后诸症状消失。复查心电图大致正常。

【验方来源】 胡敬宝，冯莉，吕芳芳. 冠心灵治疗冠心病心绞痛40例［J］. 吉林中医药，2000，20（2）：15.

按： 冠心病心绞痛属中医学胸痹、心痛范畴，多属本虚标实。本为心气虚，标为血瘀、痰凝、气滞所致。心气不足无力推动血液正常运行则导致血瘀，血瘀是气虚的结果，气虚是血瘀的原因。治以益气活血。方中以黄芪、甘草、川芎益气活血；丹参活血化瘀；葛根活血通络；桑寄生补肾活血；酸枣仁益气安神。诸药相合，共奏益气活血、通络止痛之功，确为治疗气虚血瘀之冠心病心绞痛的有效方药。

化瘀通脉汤

【药物组成】 丹参、当归、赤芍各20 g，地龙、桃仁、红花、瓜蒌、石菖蒲、益母草、炮穿山甲（代）、薤白各15 g。

加减：若心血瘀阻重，痛甚者，加延胡索、降香、郁金各20 g，以增强化瘀理气止痛之功效；痰浊壅塞，见肢体沉重、形体肥胖、痰多者，加制半夏、陈皮各 15 g，白豆蔻 20 g，以豁痰开结；阴寒凝滞，见面色苍白、四肢厥冷、遇寒痛甚者，加桂枝、熟附子各 15 g，以温通心阳，散寒止痛；心肾阴虚，见心悸盗汗、心烦不寐、腰膝酸软、头晕耳鸣者，加熟地黄、山茱萸、菟丝子、女贞子各 20 g；气阴两虚，见心悸气短、倦怠懒言、面色不华、头晕目眩、遇劳痛甚者，加人参、五味子各 15 g，黄芪 30 g，麦冬 20 g，以益气养阴；阳气虚衰，见心悸气短、畏寒肢冷、面色苍白者，加人参、熟附子、肉桂各 15 g，以益气温阳，回阳救逆。

【适用病症】　冠心病心绞痛。

【用药方法】　每天 1 剂，水煎 3 次，共取药液 450 mL，分早、午、晚服。若出现心绞痛发作，可服用硝酸甘油缓解心绞痛。

【临床疗效】　此方加减治疗冠心病心绞痛 50 例，显效（症状消失或明显减轻，心电图改善并稳定）15 例，有效（症状减轻或疼痛时间变短，次数减少，偶有心电图缺血改变）27 例，无效（症状无变化）8 例。总有效率 84%。

【验方来源】　王宝维. 自拟化瘀通脉汤治疗冠心病心绞痛 50 例 [J]. 辽宁中医杂志，1999，26（6）：282.

按：冠心病心绞痛的病理机制为冠状动脉供血不足，导致心肌急剧缺血、缺氧。所以，在治疗上抗心肌缺血、增加心肌收缩力、提高心的血液输出量、减少心肌的耗氧量是治疗的关键。中医学认为，本病多为寒凝、气滞、痰浊阻滞而致血瘀所致。因此应注重整体治疗，调整脏腑气机、促进经脉气血运行，化解瘀滞是治疗的根本。

舒心通痹汤

【药物组成】　党参 20 g，麦冬 12 g，丹参 15 g，瓜蒌壳、薤白、延胡索、炙甘草各 9 g，桂枝 5 g，蒲黄、降香各 10 g。

加减：若病情重者，可用红参或高丽参、西洋参 10 g 代党参，另煎冲入药液中兑服；因寒诱发胸痛彻背，形寒肢冷，舌苔白腻，脉沉迟无力者，去麦冬，加熟附子 6 g，黄芪 20 g；因七情所致心胸刺痛，胸闷胁胀，舌淡暗或边有瘀点、瘀斑，脉弦者，去麦冬、桂枝，加郁金 10 g，川楝子 9 g；若痰湿重，胸闷泛恶、胃脘胀滞不适者，去麦冬、降香，加法半夏、白术、砂仁各 10 g，陈皮 6 g，茯苓 15 g；气阴两虚，心烦失眠、自汗乏力、口干少津、舌红少苔、脉弦细或结代者，去桂枝、降香，加生地黄、酸枣仁各 15 g，柏子仁 12 g，五味子 6 g。

【适用病症】 冠心病心绞痛。

【用药方法】 每天 1 剂，水煎 2 次，分早、晚服。4 周为 1 个疗程。心绞痛发作时仍可含服硝酸甘油片。

【临床疗效】 此方加减治疗冠心病心绞痛 56 例，显效 40 例，有效 14 例，无效 2 例。总有效率 91.07%。

【验方来源】 余希瑛. 舒心通痹汤治疗冠心病心绞痛 56 例临床观察［J］. 中国中医急症，2000，5（4）：148.

按：冠心病心绞痛由冠状动脉病变引起供血与心肌需求之间不平衡所致，属中医学胸痹心痛范畴。本病的病位在心，病机为虚实夹杂、本虚标实。本虚表现为脏腑功能衰退，心主血脉的功能减退，心之气血亏虚，心阳不振；标实表现为气滞、血瘀、痰湿、寒凝等，但其病理变化总不离心脉瘀阻，"不通则痛"。治疗上应益气活血、通痹止痛。舒心通痹汤方中以党参、麦冬、炙甘草益气生津，养心复脉；瓜蒌壳、薤白、桂枝开胸理气，温通心阳，宣痹散寒；延胡索、蒲黄、降香、丹参行气活血，祛瘀止痛。全方共奏益气活血、通阳宣痹止痛之功。本方见效快，疗效好，使用安全。

益气活血壮肾方 *

【药物组成】　黄芪、丹参、当归各 20 g，党参、熟地黄各 15 g，川芎、降香、红花、赤芍、山茱萸、巴戟各 10 g，三七 6 g，肉桂 3 g。

加减：若肾虚明显者，党参改为人参；气虚明显者，重用黄芪；血瘀明显者，重用丹参。

【适用病症】　冠心病心绞痛。

【用药方法】　每天 1 剂，加水 300 mL 煎取药液 100 mL，药渣再煎取药液 50 mL，合药液分早、午、晚温服。1 个月为 1 个疗程。

【临床疗效】　此方加减治疗冠心病心绞痛 49 例，显效（气短心痛症状消失或明显减轻，其他兼症和心电图恢复正常或明显好转）19 例，有效（气短心痛症状减轻，其他兼症和心电图稳定或有所进步）25 例，无效（诸症状及心电图无变化）5 例。总有效率 89.7%。

【验方来源】　于秀英，罗宪津. 益气活血补肾方治疗冠心病心绞痛 49 例临床观察［J］. 天津中医，2000，17（4）：14.

按：冠心病心绞痛是一种因心肌暂时缺血、缺氧所引起的以发作性胸痛或胸部不适为主要表现的临床综合征。由于缺血、缺氧使冠心病心绞痛患者的血液黏稠度显著增高，造成冠状动脉痉挛、狭窄，血管壁硬化，可促使血小板聚集，使血液出现高凝状态，从而使血栓形成。中医学认为本病在心，但与肾有关。因本病患者大多数为中老年人，肾气渐衰，不能鼓舞五脏之阳，可致心气不足及心阳不振；或肾阴亏虚则不能滋养五脏之阴，引起心阴内耗。心阴亏虚，心阳不振使气血运行不畅，瘀阻脉络而发生本病。治以益气活血补肾为主，可明显改善患者的胸闷心痛症状，使缺血性心电图表现有明显改善。现代医学研究证明：益气活血补肾中药具有扩张血管，降低血黏稠度，抑制血小板聚集，防止血栓形成，降低血脂的作用。因此本方用于治疗冠心病心绞痛能收到明显的疗效。

瓜蒌薤白愈心汤

【药物组成】 瓜蒌 50 g，薤白、桂枝、槟榔、法半夏、红花、川芎、远志、檀香、蒲黄各 10 g，五灵脂 15 g，丹参 20 g。

加减：偏于气阴两虚者，重用丹参 40～50 g，加黄芪 30～60 g，阿胶 10 g；偏于心肾阴虚者，加熟地黄 20 g；血瘀证明显者，加地龙、水蛭等；寒凝心脉与痰浊阻络者，可适量加入威灵仙、山楂等；血压高者，酌情加入夏枯草、牛膝；体态过胖者，加入姜黄适量；糖尿病患者，可考虑加入新鲜猪胰脏。

【适用病症】 冠心病心绞痛。

【用药方法】 每天 1 剂，水煎 2 次，分早、午、晚服。并配合常规服药（丹参片、硝酸酯类、阿司匹林、β-受体阻滞剂、钙拮抗剂）治疗。

【临床疗效】 此方加减治疗冠心病心绞痛 62 例，显效 48 例，有效 12 例，无效 2 例。总有效率 96.77%。

【验方来源】 高玉刚，吴宗群. 瓜蒌薤白愈心汤治疗心绞痛 62 例 [J]. 四川中医，2000，18（9）：30.

按：冠心病心绞痛属于中医学胸痹、真心痛范畴，多为本虚标实之证。治疗的根本不离"化滞通瘀，益气养阴"，补化有方，标本兼治。瓜蒌薤白愈心汤方中以瓜蒌涤除垢腻之痰，开胸行气，气通则血通；薤白温中散结；桂枝通阳平逆；红花行血化瘀，具有使心脏收缩及扩张增加的作用；蒲黄、五灵脂有祛痰止痛的作用；丹参活瘀血生新血，与川芎、地龙等能明显消除冠状动脉阻塞或痉挛的因素，扩张冠状动脉，改善冠状动脉血流和心肌耗氧，促进心肌损伤修复，从而使冠心病心绞痛得以缓解或消除。

仙人舒心汤

【药物组成】 仙灵脾（淫羊藿）、丹参、川芎、檀香各 15 g，山茱萸 12 g，肉桂 5 g，红参（另煎）、桃仁各 10 g，黄芪 30 g，三七粉（冲服）3 g。

加减：胸闷、憋气、脘痞较重者，加全瓜蒌、薤白各 10 g，莱菔子 15 g，以宣痹通阳、除痰降气；胸痛剧烈者，加血竭粉（冲服）1 g，三七加至 6 g，以加强活血祛瘀之功；伴心悸者，加煅龙骨、煅牡蛎各 20 g，以重镇安神；伴不寐、多梦者，加何首乌 20 g，石菖蒲 10 g，炒酸枣仁 30 g，以益脑安神；伴血压高者，加代赭石、石决明（先煎）各 20 g，以重镇平肝潜阳；血脂高者，加山楂 15 g，决明子 20 g，泽泻 10 g，以降脂通脉；大便干者，加火麻仁 30 g，枳实 10 g，以通腑导滞；气短，不能平卧，或颈静脉充盈明显，双下肢水肿者，加炒葶苈子（包煎）、车前子（包煎）、茯苓各 30 g，姜半夏 10 g，以强心利水；畏寒肢冷较重者，加仙茅、鹿角胶（烊化）各 15 g。

【适用病症】 冠心病心绞痛。

【用药方法】 每天 1 剂，水煎服。

【病案举例】 刘某，男，72 岁。近 5 年来常在行走稍快时出现胸部憋闷、气短、心慌，发作时自服"速效救心丸"或"硝酸甘油片"约 10 分钟即可缓解。近 1 年来，发作较前频繁，甚至安静时也发作，且症状有所加重，持续时间延长达 20 分钟左右，含服上述急救药物效果较差，曾服中药 3 月余，均以活血化瘀、祛痰通络法为主，病情如故。近 1 周上述症状无明显诱因加重，夜间平卧时常出现胸闷、憋气，易被恶梦惊醒。诊见：精神极差，面色灰滞，唇色暗淡，舌体胖大边有齿痕瘀斑质暗淡、苔薄白而润，双尺脉沉弱。检查血压16/10 kPa；脉搏98次/分，颈静脉充盈；心界向双侧扩大，以向左下扩大明显，心律齐，心率98次/分，心尖区 S_1 低钝，可闻及杂音，双肺呼吸音粗；肝在左锁骨中线肋缘下3 cm，剑突下6 cm，质中，触痛；双足踝以下水肿。心电图示：ST－T段改变。西医诊断：冠心病心绞痛，心功能Ⅲ级；中医诊断：胸痹。证属心肾阳虚，心脉痹阻。治当标本兼顾，以温肾益心治其本，宣痹通脉、强心利水治其标。方用仙人舒心汤去山茱萸、肉桂、桃仁、三七粉、檀香，加仙茅、鹿角胶（烊化）各15 g，全瓜蒌、薤白、大腹皮、姜半夏各10 g，茯苓、车前子（包煎）、炒葶苈子（包煎）各30 g。服3剂后胸闷痛发作减轻，心悸、气短等症状无显著变化。续服3剂后恶心欲吐，时吐酸水。嘱其停服炒葶苈子，加鲜生姜10 g。服6剂后原有症状明显减轻。前方去大腹皮，10剂。服完药后，精神明显好转，纳食转佳。继服上方6剂，诸症状悉除，生活自理。后以前方组成丸剂，以调善后。随访半年病情稳定。

【验方来源】　张翠英. 杨培君治疗老年男性冠心病心绞痛的经验［J］. 陕西中医学院学报，2000，23（6）：14.

按：冠心病心绞痛其本为肾气亏虚，由此而致心气（阳）、脾气（阳）失于温煦，或心阴失于滋养；其标为瘀血、痰浊内生，寒凝血脉。治疗当温补肾气为基本治法，并应权衡标本轻重而斟酌用药。标实较重，而肾气亏虚不著时，尚应分析血瘀、痰浊、寒凝之侧重。标重则宣痹通脉，酌用温补肾气；久病虚象渐显，可以直用温补肾气，稍佐以宣痹通脉。总之以温补肾气，标本兼顾为治疗原则。老年男性冠心病心绞痛无论何种证型，治疗时适当加用温补肾气，填补肾精之品，确能起到改善冠状动脉循环作用，因而每获捷效。

祛痰化瘀方

【药物组成】 法半夏、竹茹、胆南星、枳实、薤白、当归各 10 g，茯苓 15 g，丹参 30 g，水蛭 6 g，陈皮、甘草各 5 g。

【适用病症】 冠心病心绞痛。

【用药方法】 每天 1 剂，水煎，分早、晚服。1 个月为 1 个疗程，一般治疗 2 个疗程。

【临床疗效】 此方治疗冠心病心绞痛 48 例，显效（临床自觉症状消失或基本消失，并稳定 3 个月以上）28 例，有效（自觉症状明显减轻）17 例，无效（自觉症状无改变或加重）3 例。总有效率 93.74%。

【验方来源】 钱荣江. 祛痰化瘀方治疗冠心病心绞痛 48 例 ［J］. 湖南中医杂志，2000，16（1）：36.

按： 冠心病心绞痛多由于正气亏虚，痰浊、瘀血、气滞、寒凝而引起心脉痹阻不畅发为胸痹，痰与瘀是本病致病的重要因素。因为人过中年，脏气日渐衰退，若饮食不节，嗜食肥甘膏粱厚味，久之必致脏腑功能受损，导致运化失司，从而聚湿生痰，而痰湿内阻，血行不畅，则易于导致瘀血内生。痰瘀互结，心脉痹阻，遂发为胸痹心痛。因此，痰瘀互结为胸痹心痛的常见证型之一。故采用祛痰化瘀方治疗，有利于痰浊、瘀血等邪实的祛除。本方以温胆汤加减而成。方中以法半夏、竹茹燥湿化痰；枳实行气消痰，使痰随气下；佐以陈皮理气燥湿；茯苓健脾渗湿；薤白宣痹通阳，化湿浊，散痰结；丹参、水蛭、当归活血化瘀；甘草调和诸药。全方合用，祛痰化瘀，血行流畅，故疗效满意。

温阳益心汤

【药物组成】 黄芪 20～30 g；桂枝、薤白、人参、川芎各 10～15 g。

加减：兼痰浊者，加瓜蒌、制半夏、白术、茯苓等；兼血瘀者，加桃仁、红花、赤芍、丹参、郁金等；兼气滞者，加枳实、厚朴、柴胡等；阴寒盛者，加熟附子、红参、仙茅等；兼神志不宁者，加柏子仁、酸枣仁、龙骨、牡蛎等；气阴两虚者，加麦冬、生地黄、当归等。

【适用病症】 冠心病心绞痛。

【用药方法】 每天 1 剂，水煎服。

【临床疗效】 此方加减治疗冠心病心绞痛 120 例，治愈 42 例，显效 38 例，有效 29 例，无效 11 例。总有效率 90.9%。

【验方来源】 曹洪欣，顾江萍，龚其森. 温阳益心法治疗胸痹的临床研究. 中医药学报，2000，28（5）：10.

按： 胸痹多以胸部闷痛、心悸、气短、喘息不得卧为临床主症。轻者可仅感胸闷如窒或气短少气，重者则胸痛、胸痛彻背、背痛彻心，甚则可猝死。与现代医学的冠心病、心绞痛相类似。本病多发于 45 岁以上之人，且多有心阳不足的表现，并在此基础上相继不同程度地出现寒凝、血瘀、痰浊、阴阳俱虚等病机。可见心阳虚是胸痹发生的内在根据，亦是其主要病理基础。在发作期以邪实为主，心阳虚证易被掩盖；在缓解期则以心阳不足为主。温阳益心法是治疗胸痹的基本法则。药用黄芪、桂枝、薤白、人参、川芎等为主药，温阳益心治疗胸痹。并根据其本虚标实的特点，辨证加减。温阳益心法的临床应用又具体体现为温阳益心化痰、温阳益心散寒、温阳益心活血、温阳益心养阴及多法结合应用，故临床取得了满意疗效。

通脉活血汤

【药物组成】　党参、鸡血藤各 20 g，赤芍 15 g，当归尾、桃仁、水蛭、地龙、制香附、郁金各 10 g，人参（另煎）、红花、全蝎各 5 g。

加减：气虚甚者，加黄芪、黄精；血虚甚者，加何首乌、熟地黄；苔腻者，加瓜蒌、川贝母、桔梗、制半夏；阴伤甚者，改人参为西洋参，加沙参、百合。

【适用病症】　冠心病心绞痛。

【用药方法】　每天 1 剂，水煎 2 次，共取药液 300 mL，分早、午、晚服。对伴有频发早搏、高血压者对症治疗；心绞痛症状较重或发作频繁，一时不能控制者予极化液加硝酸甘油 5 ~ 10 mg 静脉滴注，或急性发作时予速效救心丸 10 粒舌下含服。

【临床疗效】　此方加减治疗冠心病心绞痛 80 例，显效 47 例，有效 26 例，无效 7 例。总有效率 92.5%。

【验方来源】　刘金五，鲁国强. 通脉活血汤治疗冠心病心绞痛 80 例 [J]. 中医药学报，2000，20（6）：14.

按：冠心病心绞痛患者大多因年老阳衰，气血不足，加之平素劳逸失当，饮食不节，导致心气不足，痰瘀阻络，本虚标实，不通则痛。通脉活血汤以人参为君，辅以党参，补益心气心阳，阳气旺盛，则血运有力，此图其本；臣以水蛭、全蝎、地龙疏风活血，通络止痛以治其标；佐以当归、赤芍、桃仁、红花、鸡血藤、郁金、制香附等行气活血。诸药配合，标本兼治，血脉通畅，心痛可除。现代药理研究证实：人参含有人参皂苷等活性物质，具有强心、抗心肌缺血、抗血栓等作用，全蝎、赤芍、当归等也都有一定抗心肌缺血作用。因此通脉活血汤用于治疗冠心病心绞痛可以取得肯定疗效。

益气活血化痰方

【药物组成】 瓜蒌、郁金、川芎各 12 g，薤白 9 g，枳壳 6 g，炒白术 10 g，丹参 20 g，山楂、黄芪各 15 g，炙甘草 6 g。

加减：气虚明显者，重用黄芪，加用人参；偏于阴虚者，加麦冬、五味子；血瘀明显者，加降香、延胡索、蒲黄；心悸者，加炒酸枣仁、夜交藤；晕眩者，加天麻、钩藤、菊花。

【适用病症】 冠心病心绞痛。

【用药方法】 每天 1 剂，水煎 2 次，共取药液 300 mL，分早、晚服。15 天为 1 个疗程，治疗 1～2 个疗程。并配合使用西药极化液、肌苷、低分子右旋糖酐等，必要时加用硝酸甘油，或其他对症治疗。

【临床疗效】 此方加减治疗冠心病心绞痛 48 例，显效（心绞痛发作及硝酸甘油用量减少 80%，心电图恢复正常，或运动药物负荷试验转阴或耐量升 2 级） 8 例，有效（心绞痛发作及硝酸甘油用量减少 50%～80%，心电图好转）36 例，无效（心绞痛发作及硝酸甘油用量减少不少于 50%，心电图无改变） 4 例。总有效率 92%。

【验方来源】 郭闫葵. 中西医结合治疗冠心病心绞痛 48 例 [J]. 黑龙江中医药，1999，(3)：39.

按： 冠心病心绞痛属中医学胸痹范畴。其多是人体脏气亏虚，气化不利，津液凝聚成痰，痰阻脉络，血行受阻，血滞则瘀；气虚则血涩，血涩鼓动无力而成瘀，脉道阻塞，津血运行不畅，即是瘀血生痰。如清·唐容川《血证论》中曰："血积即久，亦能化为痰水""须知痰水之塞，由瘀血使然。"方中以川芎、丹参、山楂活血化瘀；瓜蒌、薤白豁痰通阳；枳壳、郁金理气宽胸，气行则津血行；黄芪、白术、炙甘草益气健脾。再根据兼证的不同加减用药，配合常规西药治疗，疗效明显。

益气活血方

【药物组成】　党参 15 ~ 30 g，川芎 10 g，丹参 30 g，水蛭 5 ~ 10 g。

加减：气虚甚者，加黄芪、大枣；阳虚者，加熟附子、淫羊藿；气滞者，加枳壳、砂仁；心律失常者，加炙甘草、苦参；血脂高者，加山楂、决明子；高血压者，加钩藤、天麻、龙骨、牡蛎；胸痛较剧者，加细辛、三七、姜黄。

【适用病症】　冠心病心绞痛。

【用药方法】　每天 1 剂，水煎，分上、下午温服。配合西药常规治疗，必要时含服硝酸甘油片 0.3 mg。并用参麦注射液 20 mL，加入 10% 葡萄糖溶液 250 mL 中静脉滴注，每天 1 次。

【临床疗效】　此方加减治疗冠心病心绞痛 30 例，经半个月至 3 个月治疗后，显效（临床症状消失或减少 90% 以上，心电图显示心肌缺血有一定改善）15 例，好转（临床症状减少 50% 以上，心电图有改善）14 例，无效（临床症状改变未达到好转水平，心电图无改善）1 例。总有效率 97%。

【病案举例】　陆某，女，67 岁。患者在无明显诱因下出现阵发性胸骨后压榨样痛，每次持续约 15 分钟后自行缓解，伴心悸心慌、头晕乏力 3 天。诊见：形体偏胖，唇舌发绀，脉涩。心电图示：窦性心律，急性前间壁心肌梗死，ST - T 段改变。心率 78 次/分，律齐，未闻及病理性杂音。血压 165/90 mmHg，血心肌酶谱示：肌酸激酶 184 U/L，肌酸激酶同工酶 21.7 U/L。血糖 6.7 mmol/L。西医诊断：冠心病，急性心肌梗死；2 型糖尿病。中医诊断：胸痹，证属气滞血瘀型。用参麦注射液 20 mL 加入生理盐水 250 mL 中静脉滴注，每天 1 次；辅酶 A 100 U、门冬氨酸钾镁 20 mL、胰岛素 8 U 加入 5% 葡萄糖溶液 250 mL 中静脉滴注，每天 1 次。硝酸异山梨酯片每次 10 mg，每天 3 次；硝苯地平片每次 10 mg，每天 3 次。硝酸甘油片 0.3 mg 舌下含服（必要时）。中药处方：党参、丹参各 30 g，川芎、水蛭、枳壳各 10 g，砂仁（研末冲服）3 g，山楂 20 g。治疗半个月后，患者症状改善，胸骨后压榨样痛消失。心电图复查示：亚急性心肌梗死，ST - T 段改变。继治疗 1 个月后，症状消失。心电图示：窦性心律，偶发房性早搏。继续中药治疗。3 个月后随访，病未再发。

【验方来源】　夏中伟. 中西医结合治疗冠心病心绞痛 30 例［J］. 浙江中医杂志，1999，34（8）：325.

按：中医学认为冠心病心绞痛主要病理机制为气滞血瘀，不通则痛，故益气活血、化瘀利气是本病的基本治则。由于本病起病大多较急较重，临床多采用中西医结合疗法进行治疗，以求标本同治。用中药益气化瘀，整体调节以治其本，疗效尚满意。

乌 药 粉

【药物组成】　乌药粉 5 ~ 8 g。

加减：有阴虚表现者，加生地黄 15 ~ 20 g。

【适用病症】　冠心病心绞痛。

【用药方法】　上药用开水冲服，每天 2 ~ 3 次。并口服复方丹参片，每次 4 片，每天 3 次。有阴虚表现者，用生地黄水煎送服。

【临床疗效】　此方联合复方丹参片治疗冠心病心绞痛 65 例，获得较好的疗效。

【验方来源】　尹本玉，陈衍翠. 乌药治疗冠心病心绞痛［J］. 中医杂志，1997，38（3）：133.

按：乌药辛开温散，有疏通气机的功能。根据"气滞则血滞""血随气行"之理，用乌药联合复方丹参片治疗冠心病心绞痛，有较好的疗效。但乌药属辛温之品，若患者素体阴虚，或在治疗期间出现阴虚之象者，则又当以生地黄水煎送服为宜。

十味温胆汤加减方

【药物组成】 人参、陈皮、法半夏、枳实、竹茹、远志各10 g，丹参、茯苓、酸枣仁各15 g，甘草6 g。

加减：阴虚者，合生脉散；气虚明显，动则汗出者，加黄芪、浮小麦；胸痛甚者，合丹参饮；胸闷背胀甚，苔厚腻者，加瓜蒌、薤白；心悸失眠者，加龙骨、珍珠母。

【适用病症】 冠心病心绞痛。

【用药方法】 每天1剂，水煎，分早、晚服。4周为1个疗程。

【临床疗效】 此方加减治疗冠心病心绞痛33例，显效23例，好转8例，无效2例。总有效率93.93%。

【验方来源】 徐从容，林柏辉，刘艳清. 十味温胆汤治疗冠心病心绞痛33例临床观察［J］. 湖南中医杂志，2000，16（5）：10.

按：冠心病心绞痛的病机多为本虚标实。本虚以心气虚为主，标实以痰阻血瘀多见。因此，益气活血、祛痰除湿、标本兼治是治疗冠心病心绞痛的组方原则。十味温胆汤方中以人参益气扶正固本；五味子、酸枣仁、远志补心安神；加丹参活血化瘀，开痹止痛；竹茹化痰之功效著。现代药理研究亦证实：丹参具有降低血液黏滞度、改善微循环、扩张冠状动脉、抗缺氧、减轻心脏负荷等多方面综合作用；人参可增加冠状动脉血流量及心肌营养血流量，改善微量元素的代谢，降低心肌细胞中钙浓度。全方有改善心肌及整体机能状态，进一步改善心功能。

三参通脉汤

【药物组成】 太子参、丹参各 30 g，玄参、延胡索各 15 g，当归、白芍、郁金各 10 g，细辛 5 g。

【适用病症】 冠心病心绞痛。

【用药方法】 每天 1 剂，水煎，分早、晚服。8 周为 1 个疗程。

【临床疗效】 此方治疗冠心病心绞痛 82 例，心绞痛症状疗效中显效 30 例，有效 45 例，无效 7 例。总有效率 91.5%。

【验方来源】 叶燕霞，武桂娟，刘兴奎，等. 三参通脉汤治疗冠心病心绞痛疗效观察 [J]. 中医药学报，2000，28（1）：13.

按：治疗冠心病心绞痛应标本兼治，通中寓补，补中有通。三参通脉汤中以太子参、玄参滋阴润燥而无滋腻碍胃之虑。现代医学表明：太子参、玄参是有抗脂质过氧化作用，能消除氧自由基。丹参活血调血、化瘀止痛，内可化脏腑之瘀滞，外可通经而宣导气机。郁金、当归、白芍、延胡索活血养血、理气止痛。细辛温阳散寒止痛。诸药合用，可收佳效。

补心益肾汤

【药物组成】 太子参、黄芪各 15～30 g，麦冬、丹参、川芎、红花、女贞子各 15 g，五味子 6～10 g，杜仲、夜交藤、山茱萸各 10～15 g，玉竹、陈皮各 10 g，三七粉（冲服）1.5 g，砂仁、炙甘草各 6 g。

加减：睡眠欠佳者，夜交藤加至 30 g，加酸枣仁 10 g。

【适用病症】 冠心病心绞痛。

【用药方法】 每天 1 剂，水煎 2 次，共取药液 400 mL，分早、晚服。4 周为 1 个疗程。治疗期间心绞痛发作时，可舌下含服硝酸甘油片。

【临床疗效】 此方加减治疗冠心病心绞痛 80 例，心绞痛疗效：显效（同等劳动强度不引起心绞痛或心绞痛发作次数减少 80% 以上，硝酸甘油消耗量减少 80% 以上）25 例，有效（心绞痛发作次数及硝酸甘油消耗量减少 50%～80%）50 例，无效（心绞痛发作次数及硝酸甘油消耗量减少不到 50% 或加重）5 例。总有效率 93.8%。心电图疗效：显效（心电图恢复正常）26 例，有效（缺血性 ST 段下降治疗后回升 1.5 mm 以上，但未恢复正常，或主要导联倒置 T 波变浅达 50% 以上，或 T 波由平坦转为直立）42 例，无效（与治疗前基本相同或加重）12 例。总有效率 85%。

【病案举例】 李某，女，63 岁。患者 3 个月前因发作心前区疼痛，伴心悸，以冠心病心绞痛住院治疗半个月。近 1 周因劳累后情绪不佳诱发左侧胸痛，来诊时以心前区疼痛为主。诊见：伴心悸，气短，时有头晕，腰酸乏力，睡眠欠佳，饮食较差，二便尚可，舌淡暗、苔白，脉沉细弱。检查血压 16.0/10.7 kPa；心电图示：窦性心率，心率 60 次/分，律齐，ST 段改变，T 波倒置；心肌酶谱无异常。西医诊断：劳累性心绞痛；中医诊断：气阴两虚型胸痹。治以补益心肾、活血化瘀。处方：太子参、夜交藤各 30 g，麦冬、黄芪、杜仲、山茱萸、女贞子、丹参、酸枣仁各 15 g，五味子、川芎、红花、玉竹、陈皮各 10 g，三七粉（冲服）1.5 g，砂仁、炙甘草各 6 g。服药 2 周后，心电图显示明显改善；服至 1 个疗程，复查心电图大致正常。半年后随访未发作。

【验方来源】 徐玉华. 补心益肾汤治疗冠心病心绞痛 80 例临床观察 [J]. 天津中医，2000，17（1）：15.

按：补心益肾汤方中的太子参、麦冬、五味子有益气生津复脉之效；黄芪乃补气要药；炙甘草补益心气兼有调和诸药之效；杜仲温补肾阳；夜交藤补肝肾，益精血；山茱萸为平补肝肾阴阳之要药；女贞子主补中，安五脏，养精神，除百疾；陈皮、砂仁健脾理气和胃，使补而不滞。全方补心气益心阴、滋肾阴补肾阳以治本，活血化瘀通络止痛以治标。

益气活血化瘀汤

【药物组成】　黄芪 60 g，丹参 30 g，赤芍、郁金、当归、麦冬各 15 g，桃仁、红花、地龙、川芎各 10 g。

【适用病症】　冠心病心绞痛。

【用药方法】　每天 1 剂，水煎，取药液 300 mL，分早、晚服。14 天为 1 个疗程。并配合西药治疗，必要时舌下含化硝酸甘油片 0.6 mg。

【临床疗效】　此方配合西药治疗冠心病心绞痛 30 例，心绞痛疗效：显效 15 例，有效 12 例，无效 3 例。总有效率 90%。心电图疗效：显效 8 例，有效 18 例，无效 4 例。总有效率 86.7%。

【验方来源】　张智勇. 中西医结合治疗冠心病心绞痛 30 例 [J]. 湖南中医杂志，2000，16（4）：23.

按：冠心病心绞痛是由于冠状动脉循环改变引起冠状动脉血流和心肌需求之间不平衡而导致的心肌损害。当冠状动脉血流量不能满足心肌代谢的需要，引起心肌急剧的、暂时的缺血缺氧时，即产生心绞痛。本病属中医学的胸痹、真心痛范畴。《灵枢·厥论篇》云："真心痛，手足青至节，心痛甚，旦发夕死，夕发旦死。"由此可知，本病的病情危重。其基本病机为本虚标实，气虚为本，血瘀为标。治宜益气活血化瘀通络。益气活血化瘀汤方中重用黄芪益气扶正治其本；丹参、赤芍、桃仁、红花活血化瘀；地龙通络止痛；配郁金、川芎舒肝行气活血治其标；佐麦冬、当归养血活血。诸药合用，使气旺血行，瘀祛通络，诸症渐愈。现代药理研究证实：黄芪能增强心肌收缩力，扩张冠状动脉，改善心肌供血和心肌代谢，增加心排出量、脉搏量及心脏指数；丹参、川芎、桃仁、红花、地龙能扩张冠状动脉、抗血凝，减少血小板聚集，改善微循环；当归具有钙通道阻断作用。因此益气活血化瘀汤配合西药治疗冠心病心绞痛，有较好的疗效。

通脉活血汤

【药物组成】　人参 10 g，葛根 24 g，黄芪 30 g，郁金、当归各 15 g，川芎、赤芍各 12 g，三七粉（冲）3 g。

加减：瘀血明显者，加桃仁、红花；痰浊阻塞者，加法半夏、瓜蒌；心阳不振者，酌加薤白、桂枝；心阴亏虚者，合生脉饮。

【适用病症】　冠心病心绞痛。

【用药方法】　每天 1 剂，水煎，分早、晚饭后服。并配合口服西药德脉宁缓释胶囊（5 - 单硝酸异山梨醇酯），每次40 mg，每天 1 次，饭后吞服。6 周为 1 个疗程。治疗期间注意饮食调节和起居有度。心绞痛发作时可舌下含化硝酸甘油片或硝酸异山梨酯。

【临床疗效】　此方加减配合西药治疗冠心病心绞痛 64 例，显效 21 例，改善 38 例，无效 5 例。总有效率 92.19%。

【验方来源】　李夫贤，魏茂春，孙敏. 中西医结合治疗冠心病心绞痛 64 例［J］. 四川中医，1999，17（7）：32.

按：冠心病心绞痛属于中医胸痹、心痛范畴。其病位在心，病机为心脉不通，属本虚标实之证。本虚以气虚、阳虚为主，标实以瘀血、痰浊为常见。近年的临床研究提示本病以气虚血瘀型多见。治以益气活血、通脉止痛为主，可选择具有扩张冠状动脉、改善心脏供血及缓解心绞痛发作的中药组成验方，配合西药扩张冠状动脉血管治疗冠心病，可收到满意的疗效。通脉活血汤方中以人参、黄芪补益心气，气旺则血行，络脉通畅；当归、三七、川芎、赤芍活血化瘀，瘀滞化而血运行；郁金行气解郁，活血止痛；葛根生津升阳，心阳充足则血行有力。诸药合用，共奏益气活血、通脉之功效。

二参宣痹汤

【药物组成】 丹参 30 g，太子参、葛根各 25 g，红花、川芎各 10 g，郁金 20 g，细辛 5 g，水蛭末（吞服）6 g。

加减：阴盛阳亢者，加夏枯草、牡蛎各 30 g，钩藤（后下）、何首乌各 25 g，白芍 20 g；气阴两虚者，加五味子 10 g，黄芪、茯苓各 20 g，炙甘草 15 g；脾肾阳虚者，加制附子、桂枝各 10 g；痰饮甚者，加全瓜蒌 30 g，陈皮 10 g，天麻 15 g。

【适用病症】 冠心病心绞痛。

【用药方法】 每天 1 剂，水煎 3 次，共取药液 300 mL，分早、午、晚服，每次 100 mL。1~2 个月为 1 个疗程。对重度心绞痛者可口服硝酸异山梨酯或舌下含化硝酸甘油片。

【临床疗效】 此方加减治疗冠心病心绞痛 60 例，显效 38 例，改善 22 例。

【病案举例】 王某，男，54 岁。患冠心病心绞痛 2 年，高血压病史 1 年。近 1 个月来心胸压榨性绞痛，每天发作 2~5 次，自服硝酸异山梨酯可暂缓，今因心绞痛发作来诊。诊见：面色红润，痛苦貌，心悸胸闷，头晕目眩，面热肢麻，舌质红有紫气，脉弦细涩有力。检查血压 21.5/13.5 kPa，心电图正常，心界不大、心脏无杂音，X 线胸透心肺未见异常，胆固醇 5.2 mmol/L。诊断为冠心病心绞痛合并高血压症（阴虚阳亢型）。治宜滋阴潜阳、活血行瘀、理气止痛。方用二参宣痹汤加何首乌、钩藤（后下）各 25 g，白芍 20 g，夏枯草、牡蛎各 30 g。经治疗 1 个月，心绞痛症状消失，血压 17/11.5 kPa，胆固醇 4.16 mmol/L。续用基本方，每周 5 剂，巩固治疗 1 个月。随访半年病情稳定，心绞痛未再发。

【验方来源】 郑昌发，潘长河. 二参宣痹汤治疗冠心病心绞痛 60 例［J］. 辽宁中医杂志，1996，23（7）：305.

按： 冠心病心绞痛的病机是心阳痹阻，心血瘀滞，痰瘀阻络，不通则痛。治宜温宣通阳、益气活血、理气行痹、化瘀止痛。二参宣痹汤方中以太子参、丹参、葛根、红花、水蛭益气活血，化瘀除痹；川芎、郁金、细辛温通血脉，理气通络止痛。诸药配伍，能改善冠状动脉血液循环，增加心肌供血量，改善心肌缺血状态，因此可缓解心绞痛、改善心电图，并对解除心悸、胸闷、气短、头晕等症状有较好作用，且有一定的降压作用。为了提高疗效，在基本方基础上，随症加减，灵活应用，取得了较好的疗效。

益气化瘀汤

【药物组成】 黄芪、党参各 15 g，丹参 20 g，川芎、赤芍、当归、红花、薤白各 10 g，降香 5 g。

【适用病症】 冠心病心绞痛。

【用药方法】 每天 1 剂，水煎，分早、晚服。30 天为 1 个疗程。

【临床疗效】 此方治疗冠心病心绞痛 65 例，显效（短气、心痛症状消失或明显减轻，其他兼症和心电图恢复正常或明显好转）30 例，有效（短气、心痛症状减轻，其他兼症和心电图稳定或有所进步）27 例，无效（诸症状及心电图无变化）8 例。总有效率 87.7%。

【验方来源】 周月明. 益气化瘀汤治疗冠心病心绞痛 65 例临床观察［J］. 新中医，1998，30（3）：43.

按：冠心病心绞痛多因内伤七情、体虚劳倦等因素引起。由于脏腑亏损，胸阳不振，营气不利，导致气机不畅，脉络郁滞，血瘀不通，不通则痛，故常见胸痹心痛、短气等症状。由于本病患者大多数年龄大、病程长，正气不足，且具有痛处固定、痛如锥刺、舌质紫暗等瘀血阻滞的特点，其主要病机是由于气虚血瘀所致。由于正气不足，心气亏虚，血液运行不畅，瘀阻经络而致胸痹心痛。益气化瘀汤中的药物具有良好的活血化瘀作用，方中的丹参、川芎、红花、当归等能增强心肌收缩力，增加心肌营养血流量，降低血液黏稠度，对抗血小板聚集，防止血栓形成和溶解血栓，并且可降低血脂，对抗自由基的损伤，抑制脂质过氧化反应，延长耐缺氧时间，提高抗应激能力。本方对血脂具有良好的调节作用。因此，本方可明显改善症状，尤其对于心痛、胸闷、眩晕、心烦、失眠等症状具有较好的缓解作用。并且还可改善患者的心电图，减少硝酸甘油的用量，从而充分肯定了本方对冠心病心绞痛具有较好的治疗作用。

保 心 汤

【药物组成】 黄芪 30 g，党参、丹参各 20 g，当归、川芎、赤芍、白芍各 10 g，麦冬 15 g。

加减：如阴寒凝滞者，加桂枝 6 g，熟附子 10 g；痰浊壅塞者，加陈皮、制半夏各 10 g；心悸失眠者，加酸枣仁 10 g；高血压者，加天麻、钩藤各 10 g；血脂高者，加山楂、何首乌各 10 g。

【适用病症】 冠心病心绞痛。

【用药方法】 每天 1 剂，水煎 2 次，共取药液 200 mL，分早、晚服。4 周为 1 个疗程。如心绞痛发作时可舌下含服硝酸甘油片。

【临床疗效】 此方加减治疗冠心病心绞痛 68 例，显效（心痛及其他症状消失，心电图恢复正常或显著好转，停药 1 个月后无复发者）22 例，有效（心痛程度减轻、时间缩短，心电图明显改善）43 例，无效（症状、体征及心电图无改变）3 例。总有效率 95.59%。

【验方来源】 葛立君，袁咏. 保心汤治疗冠心病心绞痛 68 例［J］. 陕西中医，1998，19（9）：391.

按：冠心病心绞痛多发于中老年人。其病因与寒邪内侵、饮食不当、情志失调、年迈体虚等有关。其病机总为本虚标实。本虚为阴阳气血亏虚，标实为阴寒、痰浊、血瘀交互为患，致使血脉不通，故而作痛。因此冠心病既存在着缺血，又存在着瘀血。治疗当益气养阴、活血化瘀。保心汤方中用黄芪、党参补气，气能生血行血，又能摄血；丹参归心经，能通行血脉，活血祛瘀且能养血安神；当归补血，活血止痛；川芎能活血行气，开郁止痛，为血中之气药，具有通达气血的功效，与当归相配伍更增强活血散瘀，行气止痛之功效；赤芍清热凉血，祛瘀止痛；白芍养血敛阴；麦冬养阴生津。诸药合用，共奏益气养阴、活血化瘀之功效。

通心活络汤

【药物组成】 丹参、延胡索各 20 g，三七 25 g，川芎、降香各 10 g，红花、鸡血藤、五加皮、郁金各 15 g。

【适用病症】 冠心病心绞痛。症见胸闷憋气，胸痛、痛有定处，心悸气短，舌紫暗有瘀斑，脉弦细或涩促。心电图均有不同程度的缺血表现。

【用药方法】 每天 1 剂，水煎，取药液 200 mL，分早、晚服。另加用蒲黄、水蛭各 20 g，五灵脂 15 g，烘干研末，早、晚随汤剂口服，每次 5 g。

【临床疗效】 此方加减治疗冠心病心绞痛 60 例，显效（心绞痛症状消失或基本消失，较重度基本消失或减轻到轻度的标准，重度基本消失或减轻到中度的标准；心电图恢复正常或大致正常）27 例，有效（心绞痛重度发作次数、程度及持续时间有明显减轻，中度减轻到轻度标准；较重度减轻到中度标准，重度减轻到较重度的标准以下，心电图 ST 段降低在治疗后回升 0.5 mV 以上，但未达正常水平，在主要导联倒置 T 波改变、变浅，或 T 波由平坦变为直立，房室或室内传导阻滞改善）31 例，无效（症状与心电图基本与治疗前相同）2 例。

【验方来源】 陈军. 通心活络汤治疗冠心病心绞痛 60 例 [J]. 辽宁中医杂志，1999，26（5）：213.

按：胸痹心痛，临床症状以胸痛、疼痛部位固定不移，胸闷，动则心慌气短，舌紫暗或有瘀斑，脉弦涩等为主。证属心脉瘀阻，气滞血瘀。因心气是推动血液运行的原动力，气为血之帅，气行则血行，反之气滞则血瘀，瘀则不通，不通则痛。本病的病理基础在于心肌缺血，血氧供血不足。治宜活血化瘀、行气止痛。通心活络汤方中以丹参、三七、五加皮、川芎、鸡血藤、红花、郁金活血化瘀通络。现代药理研究认为：诸药能扩张血管，增加侧支循环和冠状动脉血流量，减少心肌耗氧量，改善血液循环，营养心肌，增加心功能；降香、郁金、延胡索活血行气止痛。共奏通络祛瘀，达到治疗目的。

补脾和胃汤

【药物组成】 黄芪 30 g，党参 18 g，白术、石菖蒲、葛根各 15 g，茯苓 20 g，砂仁（后下）、莪术、甘松各 10 g，当归、川芎各 12 g，炙甘草 6 g。

【适用病症】 冠心病心绞痛。症见心前区憋闷、疼痛，心悸，汗出，短气，倦怠乏力，面色无华，纳食减少或食后腹胀，睡眠不佳，舌质淡红、苔薄白或腻，脉细弱或结代。

【用药方法】 每天 1 剂，水煎，分早、晚服。21 天为 1 个疗程，治疗 3～5 个疗程。

【临床疗效】 此方治疗冠心病心绞痛 48 例，显效（临床症状消失，体征、心电图或其他检查正常或基本正常）28 例，有效（症状消失或明显减轻，心电图或其他检查均改善）19 例，无效（症状减轻或无变化，体征无改善，心电图无变化）1 例。总有效率 97.9%。

【验方来源】 乔松彦，孙德馨，杨晓. 补脾和胃法治疗冠心病心绞痛 48 例 [J]. 山西中医，1999，15（4）：14.

按：由于心与脾胃在经络方面相互联络，脾为气血生化之源，营卫与宗气皆源于中焦胃，宗气有贯心脉、行气血的功能，所以脾胃病理变化可导致心脏病变。而冠心病患者多有脾胃虚弱之征，常由劳累、进食过饱诱发。故临证采用黄芪、党参、白术、炙甘草补益气；茯苓渗湿健脾；石菖蒲、砂仁、甘松化湿和胃醒脾；葛根升举清阳，鼓舞脾胃之气；莪术不但能行气消滞，兼能活血祛瘀；当归能养血活血；川芎有活血祛瘀，行气止痛之功；且石菖蒲芳香开窍，引诸药入心经，从而起到脾健胃和，气复血运，心神得养，不治心而心病自除的作用。因此采用补脾和胃为主，佐以通络之品治疗脾胃虚弱型心绞痛疗效较好。

益气补肾活血汤

【药物组成】 黄芪 40 g，党参、赤芍、山茱萸、何首乌各 15 g，川芎、桃仁、红花、女贞子、菟丝子各 10 g，丹参 30 g。

加减：心悸气短乏力明显者，黄芪、党参加大量，或用人参易党参，加炙甘草、大枣；兼见心烦不寐、盗汗者，加黄精、麦冬、生地黄、熟地黄、五味子滋阴益肾填精；兼见四肢不温、自汗神倦怯寒，遇寒心痛加剧者，加制附子、桂枝、淫羊藿；兼见纳呆便溏、痰涎壅盛者，加全瓜蒌、薤白、法半夏、茯苓、白术、佩兰、石菖蒲；疼痛较剧、痛如针刺、面色晦暗、舌紫暗或有瘀斑者，加三七、五灵脂、蒲黄、水蛭等。

【适用病症】 冠心病心绞痛。

【用药方法】 每天 1 剂，水煎服。

【临床疗效】 此方加减治疗老年冠心病心绞痛有较好的疗效。

【病案举例】 陈某，男，66 岁。发作性胸闷胸痛 5 年余，伴心悸怔忡，加重 1 个月。诊见：胸部隐痛，每于夜间及情绪激动时加重，心悸不宁，少寐多梦，头晕健忘，腰膝酸软，舌淡红、苔薄，脉沉细。证属气阴两虚。处方：黄芪 50 g，党参、赤芍、川芎、当归、生地黄、熟地黄、麦冬各 15 g，丹参 20 g，桃仁、红花、山茱萸、女贞子、五味子各 10 g，炒酸枣仁 18 g。服药 14 剂后，夜间胸痛、心悸症状消失，睡眠好转，余症状亦明显改善。前方加白芍 18 g，郁金 10 g，琥珀粉（冲服）3 g，继服 14 剂，诸症状悉除。后以安神补心丸合参芍片巩固疗效。

【验方来源】 张梅凤. 益气补肾活血法治疗老年冠心病心绞痛 [J]. 北京中医，2000，19（3）：59.

按：老年冠心病心绞痛为本虚标实之证，临床表现虚实夹杂，复杂多变，治宜通补为原则。益气补肾活血汤方中重用黄芪为主药，合党参大补元气，借其力专性走周身，使气旺血行而瘀去络通，祛瘀而不伤正；川芎消瘀血养新血，为血中气药，功效活血化瘀，芳香走窜，通阳散结；丹参通利血脉，活血散结，行气止痛，具益气之功；赤芍疏通血脉，助川芎行血中之滞；桃仁、红花活血通瘀；当归养血活血；山茱萸、菟丝子、何首乌补肾阳益肾精。诸药合用，共奏益气补肾活血通脉之功。

升 丹 饮

【药物组成】　黄芪、葛根、丹参各 30 g，枳壳 12 g，升麻、柴胡、桔梗、砂仁、檀香、细辛各 9 g。

加减：气虚较甚者，加党参、黄精；血瘀重者，加桃仁、红花；阳虚明显者，加肉桂、熟附子；高血压者，加钩藤、龙骨、牡蛎；手足麻胀者，加泽泻、炒地龙。

【适用病症】　冠心病心绞痛。

【用药方法】　每天 1 剂，水煎，分早、晚服。

【临床疗效】　此方加减治疗老年人冠心病心绞痛 43 例，心绞痛症状疗效中显效 13 例，改善 26 例，无效 4 例。总有效率 90.70%。心电图 ST－T 段改变疗效中显效 9 例，改善 20 例，无效 14 例。总有效率 67.44%。

【病案举例】　某患者，男，69 岁。因心前区疼痛，伴胸闷、心慌 3 小时入院。既往有冠心病病史 13 年，常于劳累后诱发胸闷胸痛，自觉胸及背部有紧缩感，气不足息，一般持续 3 ~ 8 分钟后症状缓解，平时服用速效救心丸、硝酸异山梨酯等药。近 40 天来发作次数频繁，症状加重。诊见：胸痛胸闷，心悸气短，懒言乏力，面色㿠白，头晕耳鸣，四肢酸软，畏寒肢冷，失眠多梦，舌质紫暗有瘀斑，脉细弱。心电图：ST－T 段改变。西医诊断：冠心病心绞痛。中医诊断：胸痹心痛（中气亏虚、肾精亏损）。治以补中益气、温肾活血。给予升丹饮加熟附子 12 g，黄精、炒酸枣仁各 30 g。服 3 剂后胸痛胸闷减轻，发作次数减少；服 6 剂后胸痛胸闷偶作，但睡眠较差，上方再加夜交藤 30 g。服 30 剂后胸痛未再发作，诸症状已平。复查心电图大致正常。

【验方来源】　杨大国，胡敬宝，王秀珍．升丹饮治疗老年人冠心病心绞痛43例［J］．吉林中医药，2000，20（5）：16.

按：冠心病心绞痛是临床较常见的老年性疾病。老年人由于脏器亏损，劳倦内伤等原因均可导致中气亏虚，肾精衰败，从而引起心气不足、心阳不振、心之气血运行不畅，心脉失养而发胸痹心痛。升丹饮方中的黄芪益气升阳，升麻、柴胡升阳举陷，檀香、砂仁、桔梗、枳壳疏肝理气解郁、宽胸止痛，桔梗并能引药上行，葛根、丹参活血化瘀止痛，细辛温阳益气通络止痛。诸药合用，共奏益气温阳举陷、理气活血止痛之效，以使中气足、气滞行、瘀血消、心脉畅，则诸症状悉除。

木香丹参饮

【药物组成】　木香 15 g，白豆蔻、藿香各 12 g，丹参 30 g，丁香、砂仁、檀香、甘草各 6 g。

加减：气虚者，加黄芪、党参；瘀血甚者，加桃仁、红花、葛根；纳食后症状加重者，加山楂、莱菔子、槟榔；伴高血压者，加钩藤、茯苓、泽兰；伴心律失常者，加苦参、甘松。

【适用病症】　冠心病心绞痛，证属气滞血瘀型。

【用药方法】　每天 1 剂，水煎，分早、晚服。

【临床疗效】　此方加减治疗冠心病心绞痛42例，显效15例，有效23例，无效4例。总有效率90.48％。

【病案举例】　刘某，女，57岁。因胸及脘腹部闷痛 2 小时入院。患者有冠心病史 5 年，常因情志及劳累因素诱发，胸及脘腹部闷痛或胀痛，一般持续 3～5 分钟，口服冠心苏合香丸等药后缓解。近 1 个月来因情志不畅致胸部闷痛频繁。诊见：胸及脘腹部闷痛，嗳气太息，乏力气短，胁胀不舒，烦躁易怒，胃纳不佳，失眠多梦，舌质紫暗有瘀斑，苔薄黄腻，脉弦紧。检查血压 20/15 kPa，心电图有 ST－T 段改变。西医诊断：冠心病心绞痛。中医诊断：胸痹。证属气滞血瘀，络脉痹阻。治以疏肝理气、活血通络。即予木香丹参饮加前胡、防风各 12 g，炒酸枣仁 30 g。服 3 剂后胸及脘腹部闷痛改善，胁胀、烦躁不安、乏力气短等症减轻，失眠多梦、胃纳不佳改善不明显。上方加夜交藤 30 g，山楂 15 g，连服 20 天病情稳定，病愈出院。复查心电图大致正常。

【验方来源】 胡敬宝，杨大国. 木香丹参饮治疗冠心病心绞痛 [J]. 河南中医，2000，20（4）：45.

按： 冠心病心绞痛因肝失疏泄，气机郁结日久，导致气滞不行，瘀血阻滞，络脉不通而发病。心为本病之根，肝为本病之源，气滞血瘀为本病之标，情志失常为本病之诱因。故疏肝理气、活血通络是本病常用治法。木香丹参饮由木香调气散、丹参饮组成。木香调气散主治忧思恼怒伤肝、脘腹痞闷、胁胀满或痛、食少纳呆、恶心呕吐等病症。丹参饮主治血瘀气滞，心胃诸痛。两方合用共奏疏肝理气、活血通络之效，临床多获良效。

通 络 方

【药物组成】 水蛭 2～5 g，地龙 10～15 g，土鳖虫、九香虫 5～10 g，黄芪 30～60 g，丹参 10～30 g，当归尾 10～20 g，党参 15～30 g。

【适用病症】 冠心病心绞痛，证属气虚血瘀型。

【用药方法】　每天1剂，水煎2次，共取药液400 mL，分早、晚服。1个月为1个疗程。

【临床疗效】　此方治疗冠心病心绞痛中医辨证属气虚血瘀型36例，心绞痛疗效：显效12例，有效23例，无效1例。总有效率97.22%。心电图疗效：显效10例，有效20例，无效6例。总有效率83.34%。

【验方来源】　郭志华，沈瑞子，易似红，等. 通络方治疗气虚血瘀型冠心病36例临床观察［J］. 湖南中医杂志，1999，15（1）：5.

按： 气虚血瘀型冠心病心绞痛属络脉瘀阻之证，治宜益气活血通络。通络方重用虫类药乃借其搜剔走窜，逐瘀通络之效，从而使经行络畅。方中以黄芪甘温，与党参同用补益心气，而治病之本虚；丹参活血养心，既治标又治本；当归尾辛温能通，既能活血以通络，又能引药入络直达病所，并防止逐瘀活血药损伤气血之弊；水蛭、地龙、土鳖虫、九香虫均入血络而化瘀结，使血无凝着，气可宣通，络脉畅行。全方标本同治，虚实兼顾，扶正而不留瘀，逐瘀而不伤正。用于治疗气虚血瘀型冠心病心绞痛能明显降低胆固醇、三酰甘油，提高高密度脂蛋白浓度，具有改善脂质代谢作用，对缓解心绞痛症状有良好效果。

温阳益气祛瘀汤[*]

【药物组成】　制附子、茯苓各20 g，黄芪、党参各40 g，丹参、赤芍、川芎、白术、白芍各15 g，人参、生姜、柴胡各10 g。

加减：心前区胀痛刺痛较剧者，加延胡索10 g，三七粉6 g；腰膝酸软者，加何首乌20 g，女贞子15 g；浮肿者，加防己10 g；失眠者，加合欢花、夜交藤各10 g；自汗者，加生地黄 20 g，山茱萸 15 g。

【适用病症】　冠心病心绞痛，证属肾阳虚型。

【用药方法】　每天 1 剂，水煎，分早、晚服。7 天为 1 个疗程，共服 3 个疗程。

【临床疗效】　此方加减治疗冠心病心绞痛证属肾阳虚型 48 例，治愈（临床症状消失，心电图恢复至大致正常）29 例，好转（症状减轻，疼痛发作次数、程度及持续时间明显减轻，心电图 ST 段的降低在治疗后升高 0.05 mV 以上，但未达到正常水平，T 波由平坦变为直立）19 例。

【病案举例】　梁某，女，57 岁。胸痛、胸闷、憋气 16 天。自觉剑突上有气向咽喉升腾，气到喉部，有濒死感；后背怕冷，平素畏寒，腰部酸痛，耳中蝉鸣，两目干涩，夜尿频数，动则头晕。诊见：面色黄白，口唇发绀，大便秘结，舌体胖大质紫暗有瘀斑、苔薄腻、舌底静脉曲张，脉沉迟结代，两尺脉重按及骨始得、脉短。证属心肾阳虚，气滞血瘀。治以温补心肾、活血祛瘀。予温阳益气汤去川芎、白芍、生姜，加郁金 15 g，全瓜蒌 20 g，薤白、延胡索各 10 g，细辛、肉桂各 6 g。6 剂。服第 1 剂后，胸部豁然轻松，胸痛胸闷已减轻；服完 6 剂药后畏寒明显好转。二诊：效不更方，原方的温阳益气药减量，继服 6 剂。三诊：恶寒及气冲咽喉感消失，便秘已愈。唯胸骨下段及左侧肩胛骨与脊柱之间时有刺痛，疼痛时间 1～20 分钟，发作较频；疲乏无力，夜寐不安，两膝关节至脚畏寒，舌体不大、质紫暗、苔薄白，舌底静脉曲张，脉沉弦，尺脉轻按可得，脉稍长。证属阳虚血瘀，气血亏虚。治以益气助阳，活血祛瘀。处方：制附子 6 g，黄芪、党参、丹参各 30 g，黄精 20 g，赤芍、郁金、川芎各 15 g，檀香、砂仁、延胡索各 10 g，细辛、桂枝各 3 g。15 剂。四诊：患者症状大减，偶有气体从胸骨中段往咽喉升窜，气至咽喉则有濒死感；生气后则胸痛，舌下含服速效救心丸 5 分钟后可缓解。上方制附子量增至 15 g，继服 10 剂。五诊：症状继续好转，上方去制附子、桂枝，余药不变，继服 10 剂。六诊：患者诉后背又有冰冷感，心悸时作，胸闷憋气，疲乏无力，时有气体从剑突下往咽喉升腾，气至咽喉即有濒死感。此因去制附子尚早，故加之，余药不变，继服 15 剂。七诊：症状明显好转。处方：制附子、延胡索各 6 g，黄芪、党参各 30 g，淫羊藿、巴戟天、熟地黄、太子参、麦冬各 20 g，杜仲、五味子、川芎、赤芍、炙甘草各 10 g，枸杞子 15 g，丹参 25 g。15 剂。八诊后患者无不适感，上方去延胡索、制附子，余药减量，继服半年以巩固疗效。

【验方来源】 王志祥. 温阳益气祛瘀汤治疗肾阳虚型胸痹心痛 48 例 [J]. 山西中医，2000，16（2）：14.

按： 冠心病心绞痛，证属心肾阳虚型，多见于久病高龄之人。无论其是由于肾阳虚后，心失肾阳的温煦而心肾阳虚，还是心阳虚日久及肾而发病，都要考虑它脏功能同时存在虚损的问题，治疗时标本兼治，非常重要。温阳益气祛瘀汤中以人参、黄芪、党参大补脾胃之气，制附子大补元阳，四药相须，上助心阳，下补肾命，中补脾土，共奏温阳益气、振奋五脏功能的作用；丹参、赤芍、川芎祛瘀血，通血脉，引瘀血下行；茯苓、白术健脾利湿；白芍养阴利水，缓和制附子、人参、黄芪、党参之辛燥；生姜去中焦之湿；柴胡舒肝解郁，升清阳。全方标本同治，注重扶植五脏之正气。用于治疗本病疗效尚佳。

白芥通心饮

【药物组成】 白芥子、泽泻、瓜蒌各 15 g，清半夏、薤白各 12 g，丹参 20 g，檀香、水蛭、川芎各 10 g，大黄 3 g。

加减：若闷重痛轻、气喘者，属痰瘀交阻痰湿偏重，原方加大白芥子用量至 30 g，并加胆南星、皂角；若灼痛、心烦口苦、口干不欲饮、舌苔黄腻者，属痰瘀交阻痰热偏重，重用瓜蒌至 30 g，并加黄连、郁金；大便秘结者，重用大黄至 9 g，并加枳壳；若兼头晕目眩、肢体麻木、肝阳上亢者，加天麻、钩藤、茺蔚子；口苦、脉弦大者，加龙胆草；若兼心悸不宁，心率较快或不齐者，加茯苓、磁石；若胸部刺痛为主，痛处固定，脉沉涩或结代者，属痰瘀交阻血瘀偏重，重用水蛭至 15 g，并加赤芍、三七粉、红花；若痛无定处，胸腹胀痛为兼有气滞者，重用檀香至 15 g，并加延胡索、青皮；若疼痛如绞、感寒痛甚，或畏寒肢冷、舌苔白腻满布、脉沉迟、心动过缓者，属寒痰偏重，胸阳不振，血运凝滞，重用薤白至 20 g，并加桂枝、制附子、细辛。

【适用病症】　冠心病心绞痛，证属因痰致瘀、瘀久化痰、痰瘀交阻之心绞痛。症见形体肥胖，心胸闷痛或刺痛，或气喘痞满，或背沉肢重，便秘或利而不爽，舌暗或有瘀斑、苔浊腻厚滑，脉滑或弦滑或沉涩结代。

【用药方法】　每天 1 剂，水煎 1～2 次，分 1～2 次服。30 天为 1 个疗程，可服 1～2 个疗程。心绞痛急性发作时，临时服用速效救心丸；心律失常急性发作时，临时口服西药。忌食辛辣、油腻、煎炸之品。

【临床疗效】　此方加减治疗冠心病心绞痛，获得满意的疗效。

【病案举例】　吴某，男，66 岁。既往有冠心病史。因心前区疼痛加重 3 天收入院。诊见：形体肥胖，心胸闷痛，憋气，每天发作 3～4 次，每次均需含化硝酸甘油片方得缓解，伴心悸、痞满，下肢不肿，口唇发绀，舌暗边有瘀斑、苔白腻而厚满布全舌，脉弦滑结代。检查：血压 20/11 kPa。心界左大 1 cm，心率 72 次/分，心律不齐，各瓣膜听诊区未闻病理性杂音。心电图显示：ST 段下移，T 波均呈倒置，室早二联律频发。血脂：胆固

醇 7.5 mmol/L，三酰甘油 6.2 mmol/L，高密度脂蛋白
0.95 mmol/L。西医诊断：冠心病心绞痛，心律失常，频发室性
早搏。中医诊断：心痛。证属痰湿壅盛，气机失运，因痰致瘀，
痰瘀交阻，痹阻心脉。治以利气涤痰、活血化瘀。处方：白芥
子、丹参各 20 g，泽泻、胆南星、瓜蒌、薤白各 15 g，皂角、
川芎各 10 g，清半夏、檀香、水蛭各 12 g，大黄 3 g。服用 2 剂
后症状减轻，7 剂后心痛消失，偶有早搏，舌苔转薄白腻，舌质
仍暗瘀。上方去皂角、薤白、檀香以防温燥太甚，加赤芍 15 g，
并加三七粉 1.5 g 冲服，每天 2 次。再服 20 余剂，诸症状悉除。
复查心电图：早搏消失，ST 段均回升基线上，T 波转为正常。
复查血脂：胆固醇 6.4 mmol/L，三酰甘油 3.7 mmol/L，高密度
脂蛋白 1.26 mmol/L。

【验方来源】 徐尧军. 痰瘀并治法治疗冠心病心绞痛
[J]. 天津中医学院学报，1996，15（3）：16.

按： 冠心病心绞痛是本虚标实之证。其急性发作时以标实为
主，乃脉络不利，不通则痛，虽与寒客脉中，气滞、痰浊、血瘀
有关，但以"痰阻""血瘀"最多常见。痰阻则气滞血瘀，为
"因痰致瘀"；血瘀日久，气机不畅，津液不得并行可化生痰浊，
为"瘀久化痰"，故以痰瘀并存、痰瘀互结、痰阻血瘀证型出
现。其治疗应将痰瘀并治之法贯彻治疗的始终。白芥通心饮方用
白芥子、泽泻、清半夏、瓜蒌、薤白等利气涤痰，散结宽胸，温
通心阳，且有降脂软化血管之功；而白芥子性善走散，长于治疗
血中之痰，是为本方之君，其味辛能通则心痛止，略温以运，湿
化则脉通。丹参、檀香、水蛭、川芎、大黄活血化瘀、行气止
痛，并有扩张冠状动脉、抗凝、溶栓之用，其中水蛭味咸苦平，
功擅破血逐瘀，软坚散结，破血而不伤正气，使瘀血潜默于无
形。诸药配合可使痰消瘀散，脉络通畅，疼痛自止。本方是治疗
痰瘀类型心绞痛的有效方剂，并对高脂血症、高黏血症有良好的

疗效。临证在具体运用时，要在分清痰和瘀偏重的基础上辨别寒、热、虚、实，予以化裁。

补 心 汤

【药物组成】 西洋参（另煎）、地龙各 10 g，黄芪 30 g，丹参、赤芍、川芎各 15 g，水蛭末（冲服）3 g。

【适用病症】 难治性、反复发作性冠心病心绞痛。

【用药方法】 每天 1 剂，水煎服。并配合用前列腺素 E_1 100 mg 加 5% 葡萄糖 250 mL 静脉滴注，每天 1 次。2 周为 1 个疗程。

【临床疗效】 此方治疗难治性、反复发作性冠心病心绞痛 100 例，心绞痛疗效：显效 66 例，有效 30 例，无效 4 例。总有效率 96%。心电图疗效：显效 58 例，有效 22 例，无效 20 例。总有效率 80%。

【验方来源】 段慧杰，李楠，武蕾，等. 自拟补心汤加前列腺素 E_1 治疗冠心病心绞痛 100 例临床观察 [J]. 河北中医药学报，2000，15（2）：13.

按： 冠心病心绞痛是冠状动脉供血不足，心肌急剧的暂时缺血与缺氧引起的临床综合征。本证属本虚标实，基本病机为气虚血瘀，治宜补气活血通络。补心汤方中以人参、黄芪补气治本；丹参、赤芍、当归、川芎活血化瘀治标；地龙、水蛭破瘀通络。全方可使心气足，血脉通，疼痛止。前列腺素 E_1 具有扩张血管作用，改善冠状动脉供血，拮抗血小板聚集，防止血栓形成。因此补心汤加前列腺素 E_1 治疗难治性、反复发作性冠心病心绞痛，有较明显的疗效。

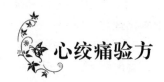

心绞痛验方

活血化瘀止痛汤

【药物组成】 丹参 20 g，桃仁、红花、枳壳、郁金、延胡索各 10 g，三七粉（冲服）1.5 g，瓜蒌 15 g。

加减：气阴两虚者，加生脉散；痰湿者，合二陈汤。

【适用病症】 心绞痛。症见胸部刺痛，胸闷，气短，心悸，舌质紫暗，或有瘀斑，脉沉涩。

【用药方法】 每天 1 剂，水煎服。

【临床疗效】 此方加减治疗心绞痛 65 例，痊愈（心绞痛消失，心电图 ST-T 段正常）30 例，好转（心绞痛消失或减轻，心电图 ST-T 段明显好转）33 例，无效（心绞痛无减轻，心电图 ST-T 段无好转）2 例。总有效率 96.8%。

【病案举例】 某男，63 岁。2 天前因劳累后心前区刺痛，胸闷，气短，汗出，经含服硝酸甘油片后症状减轻。诊见：舌质紫暗，舌下脉络迂曲，苔薄白，脉沉涩无力。心电图提示：冠状动脉供血不足。西医诊断：冠心病心绞痛。中医诊断：胸痹（气虚血瘀型）。治宜益气活血化瘀。处方：丹参、黄芪各 20 g，桃仁、红花、延胡索各 10 g，三七粉（冲服）1.5 g，瓜蒌、党参各 15 g，大枣 5 枚，甘草 5 g。连服 3 剂，胸闷及疼痛减轻；继服 5 剂，症状消失，心电图正常。

【验方来源】 张浩. 活血化瘀法治疗心绞痛 65 例［J］. 辽宁中医杂志，2000，27（12）：550.

按：《黄帝内经》有云"心痹者，脉不通""痹……在于脉则血凝而不流""脉者，血之府也，……涩则心痛"，均说明了心痛是由于血瘀所致。根据心绞痛的舌、脉、症状等临床表现，故选用丹参、桃仁、红花、延胡索、三七等药组方，共奏活血化瘀、行气止痛、扩张血管、改善微循环、增加冠状动脉血流量之功效。

芎归通痹汤

【药物组成】　川芎、当归、赤芍、降香、延胡索各 15 g，红花、蒲黄、五灵脂各 10 g，三棱、莪术各 6 g，三七粉（冲服）1.5 g，丹参 25 g。

【适用病症】　心绞痛。症见有不同程度的胸闷、胸痛、气急，重者胸痛连及肩背。发作时出冷汗，面色苍白，手足冷，含服硝酸甘油片可于数分钟后缓解。疼痛发作时心电图可呈典型的缺血性 ST 段压低的改变（变异型心绞痛相关导联 ST 段抬高），发作后可逐渐恢复。

【用药方法】　每天 1 剂，水煎，分早、晚温服。1 个月后改制丸药服。并配合复方丹参注射液 20 mL 加入 5% 葡萄糖或生理盐水 250 mL 中静脉滴注，每天 1 次，连用 14 天；西药配服钙离子拮抗剂；并配合针灸治疗。

【临床疗效】　此方治疗心绞痛 74 例，明显好转（发作次数减少 60% 以上，发作时症状明显减轻，不需用药可自行缓解，心电图大致正常）24 例，好转（发作次数减少 30%～60%，发作时症状减轻，但仍需用药，心电图较治疗前有改善）41 例，无效（治疗前后无明显变化）9 例。总有效率 87.7%。

【病案举例】　裴某，女，56 岁。有"急性下壁心肌梗死"病史。诊见：胸闷，胸背部刺痛呈阵发性加重，周身无力，面色白，大便干，夜寐差，舌质淡暗，两脉细涩。患者病已多年，久病入络，气滞血瘀，气血运行不畅，阻滞脉络，日久则心脉痹阻发为胸痹。方用芎归通痹汤加熟地黄 15 g，炙甘草 10 g 以甘温益气养血。5 天后，胸骨后尚有隐痛，18 天后已无胸背疼痛感，1 个月后一般活动量后未出现心前区疼痛。随访 1 年，情况稳定。

【验方来源】 庄希瑶. 自拟芎归通痹汤治疗心绞痛 74 例临床观察 ［J］. 天津中医，2000，17 （3）：8.

按：心绞痛形成的原因，主要是上焦阳虚，阴邪上逆，闭阻血脉，阳气不通使然。中药的选择重在活血通络，以达到瘀血去新血生，心脉贯通，通则不痛。芎归通痹汤中以川芎、红花、赤芍、丹参、降香等均有活血化瘀功效，以此为基础，配伍失笑散，增加破血散结、化瘀止痛之力。失笑散（蒲黄、五灵脂）有祛瘀止痛，推陈致新之功，两药合用能治一切心腹诸痛症。针灸选穴则以行气活血为主，气行则血行，血行则瘀化，瘀化则经脉通畅。丹参是活血化瘀的要药，其复方注射液（丹参、降香提取物制剂）可降低脂质过氧化反应，改善红细胞膜磷脂成分异常，保护红细胞，静脉滴注药力直达病所。钙离子拮抗剂可以扩张冠状动脉，增加血液灌注，有效改善心肌缺血状况。应用西药与中医治疗取长补短，拓展了治疗的途径。

通 心 汤

【药物组成】 丹参、葛根各 30 g，黄芪、茯苓各 20 g，白术、瓜蒌各 15 g，川芎 12 g，延胡索 10 g，三七粉（冲服）、细辛各 3 g。

【适用病症】 劳累型心绞痛。

【用药方法】 每天 1 剂，水煎取药液 400 mL，分早、晚服。1个月为1个疗程。

【临床疗效】 此方治疗劳累型心绞痛 45 例，显效（胸痛消失或基本消失，或由较重度减轻到轻度）21 例，有效（胸痛减轻 I 级）21 例，无效（胸痛症状无改善）3 例。总有效率 93.3%。

【验方来源】 韩淑亚. 通心汤治疗劳累型心绞痛 45 例[J]. 陕西中医，2000，21（9）：389.

按：劳累型心绞痛属中医学胸痹范畴，多与寒邪内侵、情志失调、年老体虚等有关。其病机不外虚实两端，实为寒凝血脉，气滞血瘀，痰浊痹阻心阳；虚为心脾肾亏虚，心脉失养。临证时多见为虚实夹杂之证，治以理气活血、温阳化痰为主。通心汤中以黄芪、白术、茯苓益气健脾；瓜蒌、川芎、延胡索疏肝理气化痰；丹参、葛根、三七活血化瘀以通心脉。全方共奏理气活血、温阳止痛之功，用于治疗劳累性心绞痛有较好的疗效。

益气通脉汤

【药物组成】 炙黄芪 60～120 g，炙甘草、柴胡各 6 g，人参、川芎、泽泻、姜黄、僵蚕、当归各 10 g，丹参 20 g，地龙、葛根各 15 g。

加减：本方尤需重用黄芪，可渐增至 120 g。偏阳虚者，加桂枝、干姜、熟附子；偏阴虚者，加酸枣仁、五味子、麦冬；偏气滞者，加香附、枳壳、白芍。

【适用病症】 稳定型心绞痛。临床特点为劳累或情绪激动等诱发或加重心绞痛发作，常伴乏力、气短、心悸、汗多等。

【用药方法】 每天 1 剂，水煎服。并配合西药 β-受体阻滞剂治疗。

【临床疗效】 此方加减治疗稳定型心绞痛 30 例，显效

（症状消失或明显减轻，心电图基本恢复正常）17 例，有效（症状减轻，发作次数减少，间歇期延长，心电图缺血改善）11 例，无效（主要症状及心电图无改变）2 例。总有效率 93.3%。

【病案举例】 高某，男，63 岁。劳累后胸闷疼痛 2 年。诊见：伴乏力、气短、畏寒肢冷，舌淡暗、苔白腻，脉沉细。心电图示：下壁缺血。并有慢性支气管炎、高血压史。原服美托洛尔每次 25 mL、每天 3 次，硝酸异山梨酯每次 10 mL、每天 3 次，仍胸痛发作较频，且引起头痛、心动过缓、气短加重。诊断：稳定型心绞痛。证属气虚血瘀痰阻型，以基本方加桂枝、干姜，用西药比索洛尔 2.5 mL、每天 1 次。连服 2 个月，心绞痛基本消失，心电图缺血明显改善。随访 2 年，病情稳定。

【验方来源】 叶建芳，李逢春，邱建强. 益气通脉汤合 β-受体阻滞剂治疗稳定型心绞痛 30 例 [J]. 陕西中医，2000，21（2）：58.

按： 稳定型心绞痛属中医学胸痹范畴。多为痰浊、瘀血痹阻心脉，日久气虚，正虚邪实渐重，而症状加重。益气通脉汤补气化痰活血，并注重通补兼施、扶正祛邪两不碍，使气充而运血有力，邪去而脉络畅达。现代药理研究认为：黄芪等补气药可增强心肌收缩力及耐缺氧能力，扩张冠状动脉，提高应激性；僵蚕等化痰药可降血脂，清除及稳定粥样斑块；丹参等活血药能扩张冠状动脉，抗血栓形成及改善血液流变学；葛根可扩张冠状动脉，降低心肌耗氧量。虽然 β-受体阻滞剂能减少氧耗，但剂量过大可引起心动过缓，诱发或加重心力衰竭，对有肺部疾患、周围血管病、糖尿病及高脂血症患者应用受限。而以益气通脉汤治疗可减少 β-受体阻滞剂用量及不良反应，且远期疗效较好。这显示出中西医结合治疗稳定型心绞痛比纯西药治疗具有显著优越性。

益气活血汤

【药物组成】 人参、川芎、全蝎、蜈蚣各 10 g，黄芪 20 g，白术、山药、乳香、丹参各 15 g，甘草 6 g。

【适用病症】 稳定劳累型心绞痛。

【用药方法】 每天 1 剂，水煎，取药液 300 mL，上、下午各服 150 mL。

【临床疗效】 此方治疗稳定劳累型心绞痛 32 例，显效 8 例，有效 21 例，无效 3 例。总有效率 90.6%。

【验方来源】 罗雷，姚淮芳. 益气活血汤治疗稳定劳累型心绞痛 32 例 [J]. 安徽中医学院学报，2000，19（3）：15.

按：冠心病心绞痛属于中医学胸痹、心痛范畴。其基本病机是"本虚标实"。本虚主要表现在元气亏虚和宗气不足。"气为血之帅"，气虚则无以温养血脉及推动血液在脉管内正常运行，致使瘀阻血脉。因此治疗要标本兼顾，补通结合；益气固本，活血通脉。益气活血汤方中的人参、黄芪、白术、山药既可滋补元气，温通血脉，推动血液运行，又可健脾培补后天之本，使气血生化源泉不竭；全蝎、蜈蚣、乳香、丹参、川芎活血祛瘀、通痹止痛。全方补通结合，共奏益气活血之效。本方不仅能明显改善稳定劳累型心绞痛患者临床症状，减少心绞痛发作频率，而且还能使异常心电图表现得到明显改善。

参芪生脉汤

【药物组成】 党参 25 g，黄芪、川芎各 20 g，五味子 5 g，丹参 30 g，麦冬、黄精、菟丝子各 10 g。

【适用病症】 不稳定型心绞痛。

【用药方法】 每天 1 剂，水煎，分早、晚服。并配合常规西药治疗。4 周为 1 个疗程。

【临床疗效】 此方治疗不稳定型心绞痛 30 例，显效 9 例，改善 15 例，无效 6 例。

【验方来源】 眭小平. 中西医结合治不稳定型心绞痛临床观察 [J]. 江西中医药，2000，31（1）：41.

按：冠心病不稳定型心绞痛是介于稳定型心绞痛和急性心肌梗死之间的一种临床状态。该类患者心绞痛发作频繁，病情较重，患者生活质量受到明显影响。本病基本病机为"气虚血瘀"，治宜益气固本、活血祛瘀为主。本方中以党参、黄芪、丹参、川芎益气活血，麦冬、五味子、黄精、菟丝子益肾养阴。全方针对气虚、血瘀、肾虚、阴亏加以调理，旨在恢复和提高机体免疫与脏腑气血功能。方中的党参、麦冬、五味子取生脉散之义，能增加冠状动脉血流量，提高心肌对缺氧的耐受力，降低氧的消耗。本方可明显缓解心绞痛，并可明显改善胸闷、气短、倦怠等全身症状，改善了患者的生活质量。

通 脉 汤

【药物组成】 人参（另煎）、全蝎各 5 g，党参、丹参、鸡血藤各 20 g，赤芍 15 g，当归尾、水蛭、地龙、制香附、郁金各 10 g。

加减：气虚甚者，加黄芪、黄精；血虚甚者，加何首乌、熟地黄；苔腻者，加瓜蒌、川贝母、桔梗、法半夏；血瘀甚者（见明显瘀斑瘀点），加桃仁、红花；阴伤甚者，改人参为西洋参，加沙参、百合、黄精等。

【适用病症】 不稳定型心绞痛。

【用药方法】 每天 1 剂，将上药浸泡 30 分钟，武火煮沸后文火煎 10 ~ 20 分钟，取药液 400 ~ 500 mL，兑入另煎的人参汤，分早、晚服。2 周为 1 个疗程，治疗 1 ~ 2 疗程。并辅以对症治疗，若心绞痛急性发作时，予以硝酸甘油片 0.5 mg 舌下含服。

【临床疗效】　此方加减治疗不稳定型心绞痛 36 例，显效（症状消失或基本消失，心绞痛发作每周不多于 2 次，基本不用硝酸甘油）17 例，有效（治疗后心绞痛次数及硝酸甘油用量减少一半以上，达到改善程度）15 例，无效（症状及硝酸甘油用量无改变，或虽有减少，但未达到改善程度）4 例。总有效率 88.9%。

【验方来源】　吉亚. 通脉汤治疗不稳定型心绞痛 36 例 [J]. 河北中医，2000，22（2）：122.

按：不稳定型心绞痛患者大多年过半百，年老阳衰，气血不足，加之平素劳逸失当，饮食不节，导致心气不足，痰瘀阻络，本虚标实，不通则痛。通脉汤中以人参为君，辅以党参，补益心气心阳，阳气旺盛，则血运有力，此图其本；臣以水蛭、全蝎、地龙疏风活血，通络止痛以治其标；佐以当归、赤芍、鸡血藤、郁金、制香附等行气活血。诸药配合，标本兼治，血脉通畅，心痛可除。现代药理研究证实：人参含有的人参皂苷等活性物质，具有强心、抗心肌缺血、抗血栓等作用；全蝎、赤芍、当归等也都有一定抗心肌缺血作用。因此本方用于治疗不稳定型心绞痛，可以取得较好的疗效。

胸　痹　Ⅰ　号

【药物组成】　黄芪、丹参各 20 g，当归、赤芍各 10 g，瓜蒌 30 g，檀香（后下）、青皮、桂枝、甘草各 6 g。

加减：心悸气短、寐差者，加酸枣仁 30 g，改甘草为炙甘草 10 g；瘀血重者，加桃仁 10 g，炮穿山甲（代）6 g；热偏甚者，加黄芩 10 g。

【适用病症】　不稳定型心绞痛。

【用药方法】　每天 1 剂，水煎服。3 周为 1 个疗程。同时口服硝苯地平每次 10 mg、每天 3 次，硝酸异山梨酯每次 10 mg、每天 3 次。

【临床疗效】　此方加减治疗不稳定型心绞痛 52 例，显效（3 周后心绞痛症状消失，心电图恢复正常）37 例，有效（心绞痛次数明显减少，疼痛时间缩短，疼痛程度减轻，心电图较前好转）10 例，无效（心绞痛及心电图无明显好转和改善）5 例。总有效率 90.4%。

【病案举例】　钱某，男，54 岁。胸痛时有发作 2 年余。诊见：伴胸闷、短气、心悸、寐差，近日发作频繁；胸疼痛向后左背放射，憋气较重；舌质暗淡、舌下静脉瘀血、苔薄白，脉涩时有结代。心电图示：S－T 段下降，T 波倒置；全血黏度高切 4.58 mPa·s，低切 8.06 mPa·s，红细胞压积 43.69%，血浆黏度 1.92 mPa·s，红细胞沉降率 14.75%。口服硝酸异山梨酯每次 10 mg，每天 3 次。方用胸痹Ⅰ号去桂枝，甘草改为炙甘草 10 g，加桃仁 10 g，炮穿山甲（代）、肉桂各 6 g，酸枣仁 30 g。服药 1 周后胸痛次数减少，胸痛减轻；服药 3 周后胸痛消失，复查心电图 S－T 段改变，T 波低平。其余各项指标均有改善，疗效显著。

【验方来源】　张金英. 中西医结合治疗不稳定型心绞痛疗效观察［J］. 天津中医，2000，17（1）：27.

按：心绞痛属中医学胸痹、心悸、心痹等范畴。临床症状为心前区疼痛，向左肩背放射，伴胸闷、心悸憋气、舌暗有瘀斑等，其病机为胸阳不振，气虚气滞，气血运行不畅，心脉瘀阻所致。治应温心阳，益心气，化瘀血，调气机，从而达到通心脉、止疼痛的目的。方中的桂枝、黄芪温阳益气通脉；丹参、赤芍、当归活血化瘀；青皮、檀香调理气机止痛。诸药合用可达到通阳、益气、活血化瘀、降低血黏度的作用，与西药同用共同发挥扩张冠状动脉，增加冠状动脉血流量，达到治疗心绞痛的目的。

温阳化瘀汤

【药物组成】 黄芪25 g，党参、全瓜蒌、丹参各15 g，薏苡仁、薤白、川芎各10 g，黄连3 g，桂枝、降香各6 g，炙甘草5 g。

加减：阴虚明显者，加太子参、麦冬；水饮凌心者，加泽兰、泽泻、葶苈子。

【适用病症】 不稳定型心绞痛。

【用药方法】 每天1剂，水煎，分早、晚服。并配合常规西药治疗。4周为1个疗程。

【临床疗效】 此方加减治疗不稳定型心绞痛21例，显效12例，改善7例，无效2例。总有效率90.47%。

【验方来源】 陶燕飞.温阳化瘀汤治疗不稳定型心绞痛疗效观察［J］.江西中医药，2000，31（5）：12.

按：和稳定型心绞痛相比，不稳定型心绞痛具有疼痛程度重、持续时间长、硝酸酯类药物疗效差、易发生为急性心肌梗死的特点。不稳定型心绞痛具有进行性恶化趋势，表现为不同形式的心绞痛症状群。中医学认为此时标证多为瘀血凝结、久病入络、心脉瘀阻，瘀血症状和稳定型心绞痛相比多较严重。不稳定型心绞痛患者在临床上是一组高危人群，包括既往稳定型心绞痛呈逐渐加重或休息时发生心绞痛的患者。因此稳定型心绞痛向恶化劳力型心绞痛转化，一则因为生理原因所致气血阴阳大亏，二则因为反复心绞痛发作、心肌梗死后病理所致气血阴阳大亏。恶化劳力型心绞痛是一种邪盛正退的病理机制，本虚多较严重，且以阳虚为甚，其根本病机是阳虚致瘀。休息时发生的心绞痛多见于自发性心绞痛和变异性心绞痛，现代医学研究认为，不稳定型心绞痛的发作既有动脉硬化的固有病变，又有血管痉挛等动力性梗阻因素的参与。动脉硬化的血管更易激惹、痉挛，导致心肌缺血、疼痛发作。休息时发生心绞痛的患者多在静息时或凌晨 4 ~ 5 点钟疼痛发作，特别是遇寒更易发作或加重，阳气静则敛藏，敛藏则温运不力，夜主阴，阳虚更遇阴时，则络脉收引，气血阻遏，发为心痛，所以休息时发生心绞痛的患者的病机特点为阳虚寒凝。由于津血同源，有并行不悖的生理关系，痰因津聚，瘀因血凝，常常痰瘀交夹。痰瘀是不稳定型心绞痛的主要病理因素之一。不稳定型心绞痛的中医病因病机在于阳虚、寒凝、痰瘀，而温阳化瘀汤正是针对此病机而设，是防、治并举的治疗大法。所以取得了一定的临床效果。

麻附细辛麦冬汤

【药物组成】　麻黄 10 g，制附子、细辛各 3 ~ 5 g，麦冬 15 g。

【适用病症】　变异性心绞痛。

【用药方法】　每天 1 剂，水煎，分早、晚服。若伴发严重并发症者要对症治疗。2 周为 1 个疗程。

【临床疗效】　此方治疗变异性心绞痛 43 例，显效 8 例，有效 29 例，无效 6 例。总有效率 86.05%。

【验方来源】　孙长春. 麻附细辛麦冬汤治疗变异性心绞痛 43 例 [J]. 江苏中医，2000，21 (11)：17.

按：变异性心绞痛是心绞痛的一种特殊类型，疼痛一般持续时间较长，程度较重，且不易为硝酸甘油所缓解，甚至可类似心肌梗死或发展为心肌梗死。本病有两个非常显著的特点：一为疼痛，痛势剧烈，面色苍白，甚则四肢厥冷；二为疼痛大多在夜间发作。因此，寒凝经脉、不通而痛是本病的主要病理机制，治以温经散寒止痛为大法。方中的麻黄辛温散寒；制附子温肾阳；细辛气味辛温雄热，佐制附子以温经，佐麻黄以散寒；麦冬顾护心阴，又可使辛热之药温而不燥。本方用治变异性心绞痛，具温阳散寒、通经止痛之功，用于治疗变异性心绞痛有较好的疗效。

龟鹿二仙胶加味方

【药物组成】 鹿角胶、炙龟板、枸杞子、高丽参、瓜蒌皮、水蛭，用量比例为 1：0.5：0.3：0.1：0.3：0.2。

【适用病症】 绝经后妇女不稳定型心绞痛中医辨证属心肾阴阳两虚型。

【用药方法】 先将鹿角胶、炙龟板熬炼成胶，再将高丽参、枸杞子、瓜蒌皮、水蛭熬膏和入。每次服 15 g，早、晚各 1 次，开水送服。并配合西药（长效异乐定 50 mL，每天 1 次；初发和恶化型心绞痛加用普萘洛尔每次 10 mL，每天 3 次；自发型心绞痛加用硝苯地平每次 10 mL，每天 3 次）常规治疗 30 天。

【临床疗效】 此方治疗绝经后妇女不稳定型心绞痛 60 例，有较好的疗效。治疗 1 个月后，随症状减轻渐减服抗心绞痛药物，6 个月后 24 例完全停用，31 例服用量减少为 1/2 以下，5 例无效。

【验方来源】 杨丁友，段学忠. 龟鹿二仙胶加味治疗绝经后妇女不稳定型心绞痛的临床研究 [J]. 安徽中医学院学报，2000，19（4）：20.

按：绝经后妇女的心血管病发生率明显增高，大量研究证实此与雌激素水平降低有关，采用雌激素替代治疗后冠心病发生率减少50%，但雌激素若长期应用出现的不良反应难以解决。中医学认为绝经后患心绞痛的妇女多为肾之阴阳两虚，肾阳虚则心阳不振，肾阴虚则心阴内耗，血脉失充，气虚无力推动血行，故胸痹而痛。龟鹿二仙胶填精补髓，益气壮阳，为阴阳气血双补之剂。方中的炙龟板、鹿角胶为血肉有情之品，峻补阴阳以生气血精髓；高丽参大补元气；枸杞子滋补肾阴；瓜蒌皮宽中理气散结；水蛭活血祛瘀。全方合之则补泻兼施，标本兼治，气充精足，血脉畅通，可延缓绝经后妇女不稳定型心绞痛患者的衰老，并增加患者冠状动脉血流量以抗心绞痛。

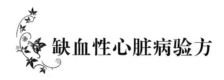

缺血性心脏病验方

益气活血补肾方

【药物组成】 丹参30 g，黄芪、党参、当归各15 g，山茱萸、女贞子、补骨脂、杜仲各10 g，三七粉（冲服）6 g。

加减：阳虚甚者，加熟附子、桂枝；阴虚甚者，加生地黄、玄参；痰浊者，加瓜蒌、制半夏；气滞者，加柴胡、枳实；失眠者，加炒酸枣仁、夜交藤；心前区痛甚者，加莪术、全蝎；心律失常者，加炙甘草、琥珀。

【适用病症】 缺血性心脏病。

【用药方法】 每天1剂，水煎服。必要时加用西药。心绞痛发作时，用硝酸甘油片舌下含化。4周为1个疗程。

【临床疗效】 此方加减治疗缺血性心脏病52例，显效（症状消失，无早搏，静息状态下心电图恢复正常或心电图双倍运动试验由阳性转为阴性）17例，有效（症状减轻，早搏减少，静息时心电图ST段较治疗前回升0.5 mV但未达到正常，主要导联倒置，T波变浅或由平波转为直立）30例，无效（症状、体征、心电图无明显改善，早搏亦无明显减少）5例。总有效率90.3%。

【验方来源】 张福生，杨保永，杨颖. 益气活血补肾法治疗缺血性心脏病52例［J］. 辽宁中医杂志，1996，23（11）：497.

按：缺血性心脏病属中医学胸痹、心悸等范畴，是本虚标实之证，基本病机为气虚血瘀。本病多见于老年患者，或由于肾阴亏损，不能濡养五脏之阴，致使心阴内耗，血流不畅而致血瘀，或由于肾阳虚衰，肾气不足，血行无力而致血瘀。因此肾精不足、肾阳虚衰是其虚之根本，用益气活血补肾为总的治疗原则。本方能够改善异常的血液流变性、降低血脂、对抗自由基对机体的损伤，继而起到扩张血管、改善心肌血供、增加心肌营养的作用。本方对心血管的作用是多方面的，不仅心绞痛症状明显缓解，而且对心电图的改善特别是心肌缺血有显著疗效，对心律失常也有较好的疗效。

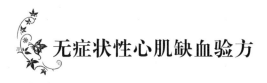

无症状性心肌缺血验方

生脉饮合血府逐瘀汤加减方

【药物组成】 党参、黄芪各20 g，麦冬、丹参各30 g，赤芍15 g，红花、五味子各12 g，柴胡、枳壳各10 g。

加减：胸闷明显者，加瓜蒌皮、薤白；心悸不安者，加龙骨、牡蛎、酸枣仁等；兼见心火上炎者，加栀子、淡竹叶；心阴虚较甚者，加生地黄、玄参；失眠多梦者，加远志、夜交藤。

【适用病症】 无症状性心肌缺血。

【用药方法】 每天1剂，水煎服。15天为1个疗程，一般治疗2个疗程。治疗期间嘱患者注意清淡饮食、调情志、适劳逸。

【临床疗效】 此方加减治疗无症状性心肌缺血36例，显效7例，有效15例，无效14例。随访半年，仅1例出现心绞痛，全部病例均无心肌梗死发生，心电图检查均无明显加重。

【病案举例】 史某，女，53岁。患者既往有高血压病史4年，1周前因劳累致头晕再发加重。诊见：伴头胀痛，心悸，胸闷，乏力，自汗，舌质淡红、苔薄黄，脉弦细。检查血压24/13.7 kPa。心电图示：窦性心律，左室下壁心肌缺血。检查血脂、血液流变学多数指标偏高，肾功能正常。眼底报告：视网膜动脉硬化Ⅱ级。动态心电图：J点后80 ms处ST段下移1.5 mm（0.15 mV），持续时间超过1分钟。证属气阴两虚、心脉不畅，并肝阳上亢。先予天麻钩藤饮加味以滋阴平肝潜阳，再予西药硝苯吡啶、卡托普利等降压。治疗 3 天后头晕头痛消失，血压降至正常范围，舌苔转为薄白，遂改用益气养阴活血法，以生脉饮合血府逐瘀汤加减治疗。治疗 15 天后复查心电图，ST 段下移变为 1 mm（0.1 mV），胸闷、心悸、乏力等症状渐消失。上方继用 15 天，心电图复查报告为正常心电图。随访半年患者血压稳定，心电图无异常发现。

【验方来源】 王贤斌，傅赛萍. 益气养阴活血法治疗无症状性心肌缺血 36 例疗效观察［J］. 湖北中医杂志，1998，20（5）：13.

按：无症状性心肌缺血可能由于心肌缺血范围较小、程度较轻和历时较短，或缺血部分心肌神经末梢受到破坏，以致保护性警报系统不能发挥作用所致。无症状性心肌缺血是中医心脉瘀阻证的前驱期，而心脉瘀阻可导致心绞痛，甚至心肌梗死等严重病变。产生无症状性心肌缺血的原因主要与气阴两虚有关。患者多有胸闷、气短、心悸、乏力等气阴两虚症状。因气为血之帅，气行则血行，气滞则血凝，若为气虚推动无力，血行不畅亦可致瘀；而阴虚则阴液不足，脉络涸涩，血行涩滞则易于产生瘀血。治以益气养阴为主，方中的黄芪、党参甘温益气，使气旺血行；麦冬、五味子酸甘化阴，濡润脉道增水行血，共治生瘀之本，与活血化瘀药配合使用后，达到标本兼治、养阴扶正、泻实祛邪的目的。

生脉保元汤

【药物组成】 党参 25 g，麦冬 20 g，甘草、五味子各 10 g，黄芪 30 g。

【适用病症】 无症状性心肌缺血。

【用药方法】 每天 1 剂，用水 450 mL 煎至 200 mL，分早、晚服。1 个月为 1 个疗程。

【临床疗效】 此方治疗无症状性心肌缺血 30 例，显效 12 例，有效 14 例，无效 4 例。

【病案举例】 李某，男，57 岁。心悸、气促、头晕乏力半年，活动后症状加重，上楼需歇息。休息时心电图 ST - T 段、Ⅱ、Ⅲ、aVF 下降，T 波倒置。总胆固醇 6.6 mmol/L，三酰甘油 2.4 mmol/L。诊见：形体肥胖，心悸气促，头晕乏力，舌淡、苔薄白，脉重按无力。西医诊断：冠心病。中医诊断：心悸。证属心气虚，心阴不足。方用生脉保元汤，连服 1 个月，症状明显改善，心电图复查恢复正常。

【验方来源】 皮扬秀，关绍良. 生脉保元汤治疗气虚型无症状性心肌缺血 30 例［J］. 新中医，1997，29（7）：19.

按：生脉保元汤中的党参、麦冬、五味子为生脉饮，一补，一清，一敛，使脉得气则充；黄芪具有补气温阳、利水消肿之功效，有增强心肌收缩力、扩张冠状动脉、改善心功能的作用；甘草和中益气。诸药合用，有较好的补心益气作用，能显著地改善心气虚症状，使心肌缺血得以改善。

益气活血汤

【药物组成】 黄芪、党参、焦白术、川芎、桃仁、桂枝、延胡索、丹参各 20 g，木香、陈皮、炙甘草各 15 g，葛根 30 g，血竭 0.3 g。

加减：胸痛明显者，加薤白；便秘者，加瓜蒌；手足不温者，加熟附子、肉桂；心悸者，加龙齿；心烦失眠者，加酸枣仁、远志等。

【适用病症】 心肌缺血及心绞痛。证属气虚血瘀型。症见心前区疼痛，气短懒言，心悸汗出，有时痛引肩背，口唇色暗，

手足不温，舌淡、苔白，脉细数略弱。心电图检查均有缺血性
S-T段改变。

【用药方法】　每天1剂，水煎服。10天为1个疗程。

【临床疗效】　此方加减治疗心肌缺血及心绞痛中医辨证属
气虚血瘀型72例，治愈（心绞痛症状消失，心电图缺血性改变
恢复正常）54例，有效（心绞痛症状消失，心电图S-T段有所
改善）12例，无效（患者自觉症状及心电图均无明显改善）
6例。

【验方来源】　郭学英，张钧.益气活血汤治疗心肌缺血及
心绞痛72例［J］.天津中医，1999，16（4）：31.

按：中医学认为，气不足则生寒，气虚日久则必阳气虚衰，
阳虚生寒，寒凝气滞，而致血脉瘀阻，不通则痛。益气活血汤中
重用黄芪以补气，丹参、葛根、川芎、桃仁以活血化瘀，木香、
陈皮理气，桂枝通阳化气，血竭祛瘀以生新。全方共奏益气通
阳、活血化瘀之功，使气血充沛，血脉充盈，瘀血祛而新血生，
心脉得以濡养，脉道通利，气血流畅，则诸症状得以改善。

缺血性心肌病心力衰竭验方

益气活血健脾汤 *

【药物组成】　西洋参、川芎、枳壳、炙甘草、桂枝、柏子仁各 10 g，丹参、炙黄芪各 30 g，地龙 15 g，水蛭 8 g，白术 12 g。

加减：心气阴虚证，治以养阴益气活血，原方去桂枝，加麦冬、生地黄各 15 g，沙参 12 g；心肾阳虚证，治以温肾扶阳、益气活血，原方加熟附子、干姜各 10 g，车前子 15 g；气虚血瘀证，治以益气活血化瘀，原方加红花、桃仁各 10 g；阳虚水泛证，治以温阳利水、益气活血，原方加熟附子 10 g，炙麻黄、干姜各 8 g，车前子 15 g，细辛 3 g，茯苓 20 g。

【适用病症】　缺血性心肌病心力衰竭。

【用药方法】　每天 1 剂，水煎，取药液 300 mL，分早、午、晚服。3 周为 1 个疗程。

【临床疗效】　此方治疗缺血性心肌病心力衰竭 65 例，近期治愈（心功能纠正至 I 级，症状、体征基本消失，各项检查基本恢复正常）15 例，显效（心功能进步 2 级以上而未达到 I 级心功能，症状、体征及各项检查明显改善）24 例，有效（心功能进步 1 级而未达到 I 级心功能，症状、体征及各项检查有所改善）20 例，无效（心功能无明显改善或加重或死亡）6 例。总有效率 90.76%。

【病案举例】　胡某，男，73 岁。胸闷、喘憋，不能平卧，动则喘促，心悸，尿少，面及下肢浮肿，畏寒，舌胖大质淡、苔白，脉沉细缓。检查血压 12/8 kPa，唇甲发绀，颈静脉怒张，双肺底满布湿性啰音、心界向左扩大，双下肢可见凹性浮肿。心电图示：陈旧性下壁心肌梗死，左心室肥厚、劳损，心率 38 次/分。X 线检查示：左心室扩大，心胸比例 >0.5。超声心动图示：下壁运动减弱，左心房和左心室扩大，异位病灶 27%。西医诊断：缺血性心肌病、心功能不全Ⅳ级。中医辨证为心肾阳虚，治以益气活血、温阳利水。方用益气活血汤加熟附子、干姜各 10 g，车前子 15 g。服药 3 天后，患者心悸、胸闷、喘憋好转，水肿渐消，血压 14.10/8.53 kPa，心率 48 次/分。续前法治疗 3 周后，临床症状、体征基本消失，心功能恢复至Ⅱ级。随访 3 个月未发作。

【验方来源】　张志勇，王桂平. 益气活血健脾汤治疗缺血性心肌病心力衰竭 65 例观察 ［J］. 北京中医，2000，19（2）：39.

按：缺血性心肌病心力衰竭以心力衰竭和心律失常为临床特点。根据临床症状，当属于胸痹、咳喘、水肿、心悸范畴。本病早期表现为心气不足，进而阳气亏虚，气虚血瘀，而本虚始终贯穿于本病的全过程。益气活血健脾汤方中以西洋参、炙黄芪、桂枝、白术补气健脾，增加心肌收缩力，改善心功能；水蛭除含有抗凝血的水蛭素外，还含有肝素；地龙具有较强的抗凝血、抗血栓的双重作用。诸药配合，共奏改善心肌缺血，治疗心力衰竭之疗效。

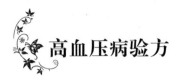

高血压病验方

补肾活血汤

【药物组成】　补骨脂、熟地黄各 20 g，淫羊藿、牛膝各 10 g，枸杞子 12 g，益母草、丹参、川芎各 15 g，知母、沙参各 6 g，甘草 3 g。

加减：若见眩晕耳鸣者，加钩藤、菊花；若见心悸者，加炙甘草、麦冬；若见失眠健忘者，加酸枣仁、合欢皮；若见咳嗽者，加贝母、桔梗、杏仁。

【适用病症】　原发性高血压病。

【用药方法】　每天 1 剂，水煎，分早、晚服，每次服 250 mL。3 周为 1 个疗程。并给予西药卡托普利每次 12.5 mg，每天 2 次。

【临床疗效】　此方加减治疗原发性高血压病 91 例，显效 58 例，有效 32 例，无效 1 例。总有效率为 98.9%。

【验方来源】　张育彬，廖立行. 补肾活血方剂对高血压病患者血管内皮保护作用的临床病例对照研究［J］. 福建中医药，2000，31（3）：8.

按：补肾活血汤方中的丹参、牛膝、川芎、益母草等有活血化瘀药物的作用，可使血管正常舒缩功能得到恢复；补肾药物补骨脂所含补骨脂素有使血管阻力下降的作用，淫羊藿可阻断交感神经节从而降低血压；熟地黄和知母兼有补益身体和清除自由基的作用；知母和沙参可制约诸多温燥药物之热性，从而使阴阳调和。本方不失为降压、改善血管内皮功能状态的良方。

活血潜降汤

【药物组成】　蒲黄、赤芍、代赭石各 30 g，红花、桃仁各 10 g，牡丹皮、丹参各 15 g，地龙 12 g，怀牛膝 20 g，甘草 5 g。

【适用病症】　原发性高血压病。

【用药方法】　每天 1 剂，水煎，取药液 200 mL 口服。14 天为 1 个疗程，可连服 2～4 个疗程。并配合西药降压治疗。

【临床疗效】　此方治疗原发性高血压病 40 例，显效（舒张压下降 1.33 kPa 以上并达到正常范围，且能长期稳定，临床症状消失，或舒张压虽未下降至正常，但已下降 2.67 kPa 以上者）26 例，有效（舒张压下降 1.33 kPa 但未达到正常范围者，临床症状消失或明显减轻，或舒张压较治疗前下降 1.33～2.53 kPa，但未达到正常范围者，或收缩压较治疗前下降 4.0 kPa 以上者）11 例，无效（未达到上述标准）3 例。总有效率 92.5%。

【验方来源】　周凌云. 活血通络法配合西药治疗原发性高血压病 40 例［J］. 南京中医药大学学报，2000，16（1）：62.

按：高血压病属中医学头痛、眩晕、中风等病证范畴，多由情志不畅、饮食失节，或内伤虚损导致机体阴阳消长平衡失调，其中多夹痰、夹风、夹瘀，病在肝，根于肾。本病发病年龄多在 50 岁以上，病程较长，年老加之久病多伴肾气亏虚，肾精不足，肝木失养，疏泄失职，气血运行迟缓，则致血瘀气滞，经脉不利；肝阳偏亢也可致心、肝、肾阴虚，阴虚火旺，灼津炼液，痰浊内聚，浸淫脉道，痹阻不畅，阻滞经络，而致血行失畅；病久阴损及阳，阴阳两虚，阳气虚损，鼓动无力，血运因之缓慢。治以活血通络法为主的活血潜降汤酌情配合西药治疗高血压病,临床取得较好疗效,较之单用西药疗效明显。这表明活血化瘀中药可降低血液黏度,改善血循环,防止并发症,改善预后,增强降压效果。

降 压 饮

【药物组成】 菊花、天冬、麦冬、枸杞子、女贞子各 3 g,决明子 6 g,红花 0.5 g,石菖蒲 1.5 g。

【适用病症】 原发性高血压。

【用药方法】 每天 1 剂,水煎服。30 天为 1 个疗程,一般用药 2 个疗程。

【临床疗效】 此方治疗原发性高血压 150 例,好转(血压下降达到临界高血压或以下,或舒张压下降≥2.6 kPa,收缩压下降≤4.0 kPa)136 例,无效(未达到以上标准者)14 例。

【验方来源】 金峰. 降压饮治疗原发性高血压 150 例疗效观察 [J]. 甘肃中医,2000,13(1):32.

按:原发性高血压病属于中医学眩晕范畴。病之本为阴阳失调,病之标为内生风痰、瘀血,病之脏在肝肾。降压饮中的菊花明目,平肝阳以除头晕、头胀、目眩;决明子清肝明目以降血压;天冬、麦冬清心润肺养胃生津;枸杞子、女贞子补肾滋阴益精,养肝明目以治头晕目眩耳鸣,腰膝疼痛;红花活血祛瘀通经,以增强血液循环;石菖蒲化痰湿开窍,和中避浊以治耳鸣耳聋。诸药合用有平肝潜阳、豁痰活血、滋阴降压之效。

参七楂蒲汤

【药物组成】 丹参、山楂各 30 g,天麻 15 g,三七、石菖蒲、钩藤、水蛭各 10 g。

加减：肝火亢盛型，加龙胆草、黄芩各 10 g，栀子 15 g，以清肝泻火，平肝潜阳；痰湿壅盛型，加胆南星 8 g，白术 10 g，以化痰祛湿；阴虚阳亢型，加炙龟板 20 g，山茱萸、菊花各 10 g，以育阴潜阳；阴阳两虚型，加淫羊藿 15 g，枸杞子、煅龙骨、煅牡蛎各 20 g，以滋阴壮阳。

【适用病症】 原发性高血压病。

【用药方法】 每天 1 剂，水煎 2 次，将药液混合后分早、晚饭后 30 分钟温服。30 天为 1 个疗程。

【临床疗效】 此方加减治疗原发性高血压 34 例，显效（舒张压下降 ≥1.33 kPa，并达到正常范围，或舒张压未降至正常但下降 ≥2.67 kPa，头晕、头痛、乏力等临床兼症消除）13 例，有效（舒张压下降 <1.33 kPa，但已下降到正常范围，或舒张压较治疗前下降1.33~2.67 kPa，但未达到正常范围，或收缩压较治疗前下降≥4.00 kPa，头晕、头痛、乏力等临床兼症有不同程度缓解）18 例，无效（未达到以上降压标准，临床兼症未改善）3 例。总有效率91.2%。

【验方来源】 张夏清，胡为俭. 自拟参七楂蒲汤治疗原发性高血压 34 例疗效观察 [J]. 安徽中医临床杂志，2000，12（3）：180.

按：高血压属于中医学眩晕、头痛范畴。参七楂蒲汤中的丹参、三七有很好的扩张血管、改善血液循环的作用；山楂可降低血清胆固醇、三酰甘油与脂蛋白；石菖蒲芳香燥散，善祛痰浊而开窍，最宜痰浊蒙窍之证；钩藤可降低大脑皮质兴奋性、扩张周围血管，使血压下降；天麻有降血脂作用；水蛭有明显的溶解血栓、降血脂、降血黏度、改善微循环、加速毛细血管血流速度的作用，使血流通畅，毛细血管开放增多，从而使血压下降。本方具有良好的降压、降脂、降血黏度、扩张心脑血管、消除或缓解临床兼症的功能，疗效持久，是防治原发性高血压的理想方药。

平肝活血利水方

【药物组成】 夏枯草、川牛膝各 25 g，钩藤、石决明、茯苓、葛根各 15 g，川芎、黄芪、防己、莱菔子、水蛭各 10 g。

【适用病症】 原发性高血压病。证属肝阳上亢型。症见眩晕耳鸣，每因烦躁恼怒而加重，头痛且胀，急躁易怒，面红目赤，口苦，少寐多梦，小便赤，大便秘结，舌质红或紫暗、边有瘀斑，脉弦或涩。

【用药方法】 每天 1 剂，水煎，分早、晚服。30 天为 1 个疗程。

【临床疗效】 此方治疗原发性高血压病 42 例，显效 27 例，有效 9 例，无效 6 例。总有效率 85.7%。

【验方来源】 黄江波. 平肝活血利水法治疗原发性高血压病 42 例总结［J］. 湖南中医杂志，1996，12（6）：3.

按：高血压病其病位在肝肾，以风、痰、瘀、火为发病因素。平肝活血利水方中以夏枯草、石决明、钩藤平肝清热熄风；黄芪、川芎、水蛭、葛根益气活血，舒筋通络；川牛膝引血下行；防己、茯苓利水渗湿；莱菔子降气化痰。全方共奏平肝熄风，活血通络、利水之功效。现代药理研究证实，方中所用药物均有不同程度的降低血压的作用。

镇肝熄风加减方

【药物组成】 白芍、石决明各 20 g，天冬、牛膝、三七各 10 g，炙龟板 5 g，牡蛎、磁石、丹参各 30 g，玄参 15 g，代赭石 80 g。

加减：头痛甚者，加羚羊角；失眠多梦者，加珍珠母、夜交藤；心中烦热者，加栀子、黄芩；痰热甚者，加胆南星、川贝母。

【适用病症】　原发性高血压病。证属阴虚阳亢兼夹瘀滞型。症见头痛眩晕，腰酸腿软，耳鸣健忘，五心烦热，心悸失眠，舌红或兼瘀斑瘀点，苔薄白，脉弦细数或涩。

【用药方法】　每天1剂，水煎服。并配合使用尼群地平片口服，每次10 mg，每天3次。

【临床疗效】　此方加减治疗原发性高血压200例，显效（血压下降≥1.3 kPa至正常，或下降2.7 kPa以上）135例，有效（血压下降未达到1.3 kPa，但已降至正常，或下降1.3～2.5 kPa或收缩期性高血压血压下降＞4.0 kPa）48例，无效（未达以上标准者）17例。总有效率91.5%。

【验方来源】　周志兰. 中西医结合治疗原发性高血压200例临床观察［J］. 湖南中医杂志，2000，16（2）：22.

按：原发性高血压是中老年人的一种多发性疾病，采用中西医结合的方法治疗，可减少西药用量，降低副作用，提高疗效。镇肝熄风加减方的功能滋阴潜阳、活血通络，以抑制西药的副作用。方中的炙龟板、玄参、天冬、白芍滋养阴液，以制阳亢；牛膝补益肝肾，引血下行；牡蛎、石决明、磁石、代赭石质重沉降，能降逆潜阳，镇熄肝风；三七、丹参祛瘀通络。诸药合用，诚为治疗原发性高血压之有效方剂。

吴 茱 萸 散

【药物组成】　吴茱萸6 g。

【适用病症】　中重度原发性高血压。

【用药方法】　将吴茱萸研末醋调，敷于双脚的涌泉穴，每处 3 g，医用胶带固定，每天 1 次，每次不少于 10 小时，10 次为 1 个疗程。休息 5 天后进行下一个疗程治疗。治疗 2 个疗程。并配合西药降压药治疗。

【临床疗效】 此方外敷并配合西药治疗中重度原发性高血压 48 例，取得较为满意的疗效。

【验方来源】 唐世球，郝建军，邱李华. 吴茱萸外敷配合西药治疗中重度原发性高血压 48 例 ［J］. 安徽中医临床杂志，2000，12（1）：17.

按：高血压属于中医眩晕、头痛、中风等范畴。而中重度高血压又以风阳上扰之证为多见，出现面红、心烦易怒、失眠多梦、口干、舌苔黄等症状。吴茱萸研末醋调外敷涌泉穴，可引火下行。《本草纲目》曰："咽喉口舌生疮者，以吴茱萸末醋调，贴两足心，移夜便愈。""其性虽热，而能引热下行，盖亦从治之义。"因吴茱萸辛热而燥，一般用量不宜过大，不宜多服久服，故采用吴茱萸研末醋调外敷两足心，不失为简便易行、患者易于接受之法。

平肝降压汤

【药物组成】 怀牛膝 30 g，黄精、车前子各 20 g，决明子、代赭石、钩藤各 15 g。

加减：Ⅰ 期患者如肝火偏旺者，加龙胆草、黄芩、栀子、木通、生地黄、白芍、甘草等以清热平肝潜阳；Ⅱ 期中阴虚阳亢者，加天麻、杜仲、桑寄生、益母草、夜交藤等以育阴潜阳；肝肾阴虚者，可加枸杞子、菊花、熟地黄、山茱萸、山药、泽泻、茯苓等以滋养肝肾；Ⅲ 期患者，已有心脑肾损伤，当配伍熄风、豁痰、化瘀、通络之品，如地龙、法半夏、何首乌、女贞子等。

【适用病症】 高血压病。

【用药方法】　每天 1 剂，水煎，分早、午、晚服。连用1 个月为 1 个疗程。

【临床疗效】　此方加减治疗高血压病82 例，显效（舒张压下降 1.33 kPa 以上，并达到正常范围，或舒张压未降至正常，但下降 2.67 kPa 以上）24 例，有效（舒张压下降不及 1.33 kPa，但已达到正常范围，或舒张压下降 1.33～2.53 kPa，但未达到正常水平，或收缩压较治疗前下降 4.0 kPa 以上）48 例，无效（未达到上述标准者）10 例。总有效率87.8%。

【病案举例】　张某，女，58 岁。头晕头痛已 10 年，时轻时重，反复发作，近日症状加剧。诊见：急躁易怒，时而汗出，舌红、苔黄，脉细。检查血压 24/13 kPa。此乃肝肾阴虚，肝阳上亢所致。治宜平肝潜阳、滋养肝肾。方用平肝降压汤加天麻、生地黄、枸杞子、炒杜仲、夜交藤、茯苓各 15 g，白芍、山药各 20 g，菊花 10 g，桑寄生 12 g。服药 10 剂后，头痛止，头晕减轻，时而烦躁，睡眠好转，舌红、苔薄黄，脉弦细。血压 22.5/12.5 kPa，上方稍作增减继续服药 2 个月，诸症状均消除。自述精神好，能做家务，血压 19/9 kPa。嘱隔天服药 1 剂巩固疗效。随访半年未复发。

【验方来源】　高爱平. 平肝降压汤治疗高血压病82 例 [J]. 山西中医，2000，16（1）：20.

按： 中医学认为高血压病的产生是七情所伤、饮食失节和内伤虚损等因素导致的肝肾阴阳失调。治疗上当以治虚为主。平肝降压汤方中的怀牛膝擅补肝肾，通经络，引热引血下行；代赭石镇肝熄风，平肝阳清肝火；黄精补肾益精，益气滋阴；钩藤平肝熄风降压，清泄肝热；决明子补肾降压；车前子利水清热明目，"能去肝中风热"。诸药合用，共奏滋阴潜阳、平肝熄风、降压通络之功。

黄连解毒汤加减方

【药物组成】　黄芩、黄连 6～9 g，栀子 9～12 g，黄柏 6～12 g，人工牛黄（冲服）、珍珠层粉（冲服）各 0.5 g。

【适用病症】　高血压病。

【用药方法】　每天 1 剂，水煎，分早、晚服。15 天为 1 个疗程，连用 2～3 个疗程。

【临床疗效】　此方治疗高血压病 30 例，其中高血压疗效：显效 16 例，有效 12 例，无效 2 例，总有效率 93.3%；临床症状疗效：显效 12 例，有效 16 例，无效 2 例，总有效率 93.3%；降血脂疗效：胆固醇、三酰甘油均明显降低。

【验方来源】　李运伦. 黄连解毒汤加减治疗高血压病 30 例临床研究［J］. 国医论坛，2000，15（2）：38.

按：高血压病属中医学眩晕、头痛范畴，多从肝、肾立论，阴虚阳亢、肾气亏虚是基本的病机。火热炽盛亦是本病的重要病机，因此清热泻火解毒是其重要治法。黄连解毒汤中的黄连清心火，兼泻中焦之热；黄芩清肺火；黄柏泻肾火；栀子通泻三焦邪热；更得牛黄清心解毒、豁痰定惊；珍珠层粉平肝潜阳、镇心安神。诸药相配，共奏清热解毒、燥湿安神之效，用于治疗高血压病，有较好的疗效。

平肝养血方

【药物组成】　夏枯草、益母草、珍珠母（先煎）各 30 g，石决明、钩藤、生地黄、泽泻各 15 g，菊花、山茱萸、柴胡、车前子各 12 g，丹参 20 g，何首乌 25 g。

加减：若头痛甚，伴眼胀者，加蝉蜕 12 g，地龙 10 g；耳鸣者，加枸杞子 20 g，女贞子 25 g；痰浊夹杂者，加制半夏 12 g，白术 15 g；夜寐不安者，加合欢皮、夜交藤各 25 g；肢体麻木者，加乌梢蛇 25 g，威灵仙 15 g；心前区刺痛或憋闷者，加瓜蒌 15 g，薤白、赤芍各 20 g；气短乏力、神疲懒言者，加黄芪 30 g，升麻 12 g。

【适用病症】　高血压病。

【用药方法】　每天 1 剂，水煎，分早、午、晚服。10 天为 1 个疗程，治疗 2 ~ 3 个疗程。

【临床疗效】　此方加减治疗高血压病 48 例，痊愈（血压维持在 21.3/12.7 kPa 以下，主要症状消失）10 例，好转（血压偶有反复，主要症状均有改善）34 例，无效（血压及主要症状无改善）4 例。总有效率 91.6%。

【病案举例】　马某，男，48 岁。2 年来常头晕、头胀痛、失眠，经检查诊断为高血压病。诊见：面红目赤，舌质尖红、苔薄微黄，脉沉弦。检查血压 22.7/13.3 kPa。证属心肝不调，郁火上泛。用上方服 1 个疗程后，血压波动于 21.3 ~ 20.0/12.7 ~ 12.0 kPa，症状基本缓解；再服 1 个疗程，血压正常稳定。坚持半年未见复发。

【验方来源】　宋云娟，张兰芬，牛祖智. 平肝养血法治疗高血压病 48 例 [J]. 云南中医中药杂志，2000，21（4）：18.

按：高血压病归属中医学眩晕范畴。其发病机制虽颇复杂，但不外风、火、痰、虚。治疗时应详察病情，辨证与辨病相结合，多以养肝、益肾、补益气血、健脾治其本，平肝熄风潜阳、化痰治其标。方中的夏枯草、石决明、菊花、钩藤清热平肝，以解头晕、头胀痛；何首乌、生地黄、山茱萸滋肝阴、养肝血、潜阳熄风，以解失眠、心悸；益母草、丹参有较强的通行血脉之功，调整全身血脉之运行；泽泻、车前子清热利尿引血下行；配珍珠母、柴胡镇静、疏肝安神。及时有效治疗本病，预防肝阳亢逆，化为肝风，进而演变为中风。

平 压 散

【药物组成】 何首乌、枸杞子、女贞子、旱莲草、益母草各 20 g，沙参、红花、钩藤、牛膝、当归各 15 g，黄连、桑枝各 10 g，黄芪 45 g。

【适用病症】 高血压病。

【用药方法】 上药共研末，每包 5 g，每天服 2～3 包。1 个月为 1 个疗程。

【临床疗效】 此方治疗高血压病 300 例，显效（舒张压下降 1.33 kPa 以上并达到正常范围，或舒张压未降至正常，但已下降 2.5 kPa 以上）220 例，有效（舒张压下降不及 1.33 kPa，但已达到正常范围，收缩压较治疗前下降 4.2 kPa 以上）70 例，无效（未达到以上标准者）10 例。总有效率 99.9%。

【验方来源】 唐仁晓、李大勋. 自拟平压散治疗高血压 300 例 [J]. 辽宁中医杂志，1997，24（10）：461.

按：高血压是一种多发病，且患者老年居多，临床见症甚多，但常见为头晕头痛、四肢麻木。平压散方中的何首乌、枸杞子滋补肾阴；女贞子、旱莲草平抑肝阳；益母草、红花活血通络；当归、沙参滋阴补血；牛膝引血下行；钩藤清热平肝；黄连、桑枝均有扩张末梢血管降压作用；黄芪补气利水。诸药合用，共奏止痉、消眩、降低血压之功效。

黄精四草汤

【药物组成】 黄精 20 g，夏枯草、益母草、车前草、豨莶草各 15 g。

加减：头胀、面红者，加菊花、钩藤；眩晕严重者，加羚羊角、天麻、玳瑁、炙龟板、牡蛎、石决明；痰多黄稠者，加胆南星、竹茹、黄芩；气虚心悸者，加太子参、黄芪；失眠者，加夜交藤、酸枣仁；心绞痛者，加丹参、延胡索；口干燥者，加生地黄、玄参；脑血栓形成者，加红花、桃仁、全蝎、地龙。

【适用病症】　高血压病。症见头晕头痛，耳鸣目眩，心中烦热，舌红、苔黄，脉弦滑有力。

【用药方法】　每天1剂，水煎2次，将2次药液混合后分早、晚温服。1个月为1个疗程，治疗1~2个疗程。出现虚象者，必要时配合西药治疗。

【临床疗效】　此方加减治疗高血压病200例，显效（临床症状消失，血压恢复正常，观察1年，血压稳定）90例，有效（临床症状基本消失，体征改善，血压基本正常，波动不大，观察半年未见增高）95例，无效（症状及体征未见改善，或病情加重）15例。总有效率92.5%。

【病案举例】　张某，男，51岁。患高血压病已5年余，一直服用复方降压片，血压仍在24~26/15~17 kPa。诊见：头痛目眩，手麻，心烦失眠，便干，舌红、苔薄黄，脉弦滑。证属脾肾不足，肝阳偏亢，为虚实夹杂之证。治以平肝补脾、通络降压。方用黄精四草汤加味：黄精20 g，夏枯草、益母草、车前草、豨莶草、炙龟板（先煎）、石决明（先煎）各15 g，菊花、焦栀子各10 g，白芍12 g。服药7剂，症状改善，血压18/13 kPa。停用西药，再以原方加金铃子6 g，进药7剂。复查血压正常，效不更方，以原方为基础随症增损调治3周，疗效巩固。复查血压16/11 kPa。

【验方来源】　林高荣. 黄精四草汤治疗高血压病200例临床观察 [J]. 北京中医，1999，18（2）：38.

按：黄精四草汤中的黄精益肝肾，润心肺；夏枯草清肝火，平肝阳；益母草活血；车前草利水；豨莶草通络。诸药相配，既能补脾平肝，又能通络以降压。现代药理研究表明：黄精、夏枯草、益母草具有良好的降压作用；车前草增强利尿，故又可通过利尿而降压。本方用于治疗高血压病多获良效。

四子薄荷降压汤

【药物组成】　枸杞子 9 g，五味子 12 g，女贞子、金樱子各 6 g，薄荷（后下）1 g。

【适用病症】　高血压病。证属肝肾阴虚型。症见形体偏瘦，头痛头晕，耳鸣，目干，咽干，少寐，健忘，腰酸腿软，舌红少苔，脉弦细。

【用药方法】　每天 1 剂，用开水泡服当茶饮，每服时加 1 g 薄荷，每天服用 3~6 次。

【临床疗效】　此方治疗高血压病属肝肾阴虚型 40 例，显效（舒张压降至正常范围，且下降幅度 ≥1.33 kPa，或舒张压虽未降至正常，但下降幅度 ≥2.67 kPa）30 例，有效（舒张压下降 0.667~1.20 kPa，并降至正常范围，或舒张压虽未降至正常水平，但下降 1.33 ~ 2.67 kPa，或收缩压下降幅度 ≥4.00 kPa）4 例，无效（未达到上述标准）6 例。总有效率 85%。

【病案举例】　高某，男，65 岁。自诉反复头晕头痛 5 年余，每于情绪变化而加重。诊见：伴有口干目涩，耳鸣如蝉，失眠多梦，记忆力减退，大便干结，腰膝酸软，形体消瘦，指（趾）干枯不荣，舌质红少苔，脉弦细数。检查血压 22.0/14.7 kPa。经头颅 CT 及脑电图等检查无异常发现。西医诊断：高血压；中医诊断：头晕。证属肝肾阴虚，虚阳上越，扰乱清窍。方用四子薄荷降压汤治疗 3 个月，诸症状消失，查血压

16.3/12.7 kPa。随访半年，血压稳定。

【验方来源】 唐仁，罗群英，唐勇.四子薄荷降压汤治疗肝肾阴虚型高血压的降压疗效观察［J］.四川中医，2000，18（9）：17.

按：中医药疗法的特色在于整体观念和辨证施治，对高血压的治疗遵循这一原则方能取得较好的疗效。四子薄荷降压汤尤适宜于治疗肝肾阴虚型高血压，且用药方便。

清心降压饮

【药物组成】 生地黄、石决明各 30 g，竹叶、白茅根、丹参、益母草、夏枯草、豨莶草各 10 g，白芍、菊花各 15 g，甘草 3 g，灯芯草 3 扎。

加减：兼头痛者，加钩藤、蔓荆子各 10 g；大便秘结者，加大黄 6 g；血脂高者，加山楂 15 g，苍术 10 g；阴虚甚者，加麦冬 15 g，五味子、女贞子各 10 g。

【适用病症】 高血压病Ⅰ期。

【用药方法】 每天 1 剂，水煎 2 次，混合药液分早、午、晚服。1 个月为 1 个疗程，一般治疗 2 个疗程。

【临床疗效】 此方加减治疗高血压病Ⅰ期 42 例，显效（症状消失，血压达到正常范围）22 例，有效（症状减轻，舒张压较治疗前下降 <1.3 kPa 而达到了正常范围，或舒张压较治疗前下降 1.3～2.5 kPa 但未至正常范围，或收缩压较治疗前下降 4.0 kPa）14 例，无效（症状及血压均无明显改变）6 例。总有效率 85.71%。

【病案举例】 廖某，男，45 岁。反复头晕头胀 1 年余，且头晕头胀的发作与情绪及劳作有关。病发时伴有面红烘热，心烦失眠，口苦，小便黄等。曾服用降压药但血压均未恢复正常。诊见：头晕头胀但不痛，心烦，难入睡，口苦，小便黄，口不渴，无便秘，形体略肥胖，话多而声高，面色红润，舌红、苔薄黄，脉滑略数。检查血压 24.6/12.7 kPa；心率 86 次/分，律齐，无杂音；心电图正常，血总胆固醇 6.2 mmol/L，三酰甘油 1.3 mmol/L。西医诊断：高血压病Ⅰ期；中医辨证为心火亢盛型。治宜清心降火、活血利水。方用清心降压饮去甘草，加黄连 10 g。3 剂。嘱停服其他降压药，宜清淡饮食，休息调神。二诊：服药后头晕头胀减轻，心情舒畅，易入睡，小便量增多，但晨起仍有口苦，舌红、苔薄黄，脉滑，血压 21.9/10.7 kPa，心率 80 次/分。药已见效，续服原方 5 剂。三诊：症状消失，小便转清，口已不苦，舌尖略红、苔薄白润，脉滑，血压 19.3/10.7 kPa，趋于正常。用上方略事增减，嘱煎汤代茶饮用 2 个月以善其后。在 2 个月期间连续多次复查血压均在正常范围。半年后追访，血压未见升高。

【验方来源】 覃春荣，刘瑞俊．自拟清心降压饮治疗高血压病Ⅰ期 42 例［J］．国医论坛，2000，15（2）：34．

按： 高血压病属于中医学眩晕、头痛等范畴。其病机为阴阳失调，气机逆乱。气血运行不畅，临床每多见阳热亢盛之征，故以清心降火、活血利水为治则。清心降压饮中的生地黄、白芍、甘草益阴和阳；竹叶、灯芯草清心火，醒神明；丹参、益母草活血以助心力；白茅根、益母草、豨莶草、竹叶、灯芯草利水，引心火自溺而泄；石决明、夏枯草、菊花清降阳亢之热。请药协同，达心之阴阳交融、气血协调、水火相济之目的，用于治疗高血压病可获较好的疗效。

健脾祛瘀降压方

【药物组成】 黄芪 20 g，茯苓、葛根、川芎、郁金、茵陈、苍术、白术、山楂、泽泻各 15 g，木香 10 g。

加减：伴有肝阳上亢者，加桑叶、菊花、夏枯草；伴有心脾两虚者，加远志、当归；伴有脾肾阳虚者，加肉苁蓉、淫羊藿。

【适用病症】　舒张期高血压病。

【用药方法】　每天 1 剂，水煎，分早、晚服。15 剂为 1 个疗程。服中药期间，原服降压药继续维持使用。

【临床疗效】　此方加减治疗舒张期高血压病 68 例，显效（舒张压下降 1.33 kPa 以上，并降至正常，或下降 2.66 kPa 以上）37 例，有效（舒张压下降 1.33～2.53 kPa，或下降虽未达1.33 kPa 但已降至正常）23 例，无效（血压下降未达到有效标准）8 例。总有效率 88.3%。

【验方来源】　曹汉彬. 健脾祛瘀降压方治疗舒张期高血压 68 例临床观察［J］. 新中医，2001，33（5）：35.

按：高血压的发病机制复杂且非单一因素所致。高血压发病多与患者精神紧张，嗜食肥甘及运动偏少有关，且患者多有肝失条达，脾运不健，湿浊内蕴，瘀血阻滞之病机。健脾祛瘀降压方中的苍术、白术、茯苓、山楂健脾消食；黄芪、木香健脾理气；茵陈、泽泻化湿泄浊；川芎、郁金活血化瘀。全方共奏健脾祛瘀之效。实验研究证实：葛根、郁金、茵陈、山楂、泽泻等还具有扩张血管，改善微循环，降低血脂作用。服用本方能有效地改善患者的头昏、乏力、失眠、腹胀等症状，对控制血压起到良性循环的作用。

平肝益肾化瘀方

【药物组成】　黄芪、决明子、山楂各 30 g，地龙、杜仲、肉苁蓉、夏枯草各 15 g，土鳖虫、牛膝各 10 g。

加减：阳气不足，畏寒肢冷者，加淫羊藿、何首乌；少寐多梦，心悸不宁者，加炒酸枣仁、珍珠母；小便频数者，加益智仁；头重胸闷者，加石菖蒲、瓜蒌；肢麻甚者，加豨莶草、葛根；面足浮肿，小便不利者，加车前子、葶苈子。

【适用病症】　老年高血压病。

【用药方法】　每天 1 剂，水煎 2 次，分早、晚服。连服 6~8 周。

【临床疗效】　此方加减治疗老年高血压病 56 例，显效（血压下降 2~6 kPa，并达到正常范围，自觉症状基本消失或明显改善）35 例，有效（血压下降 2~4 kPa，但未达到正常范围，症状大部分消失或明显改善）19 例，无效（血压下降不明显，症状无改善）2 例。总有效率 96.4%。

【病案举例】　赵某，男，65 岁。患高血压病 11 年。诊见：头晕头痛，胸闷，时心悸，腰酸、遇劳则甚，肢麻乏力，夜寐欠安，大便 2~3 天 1 次、略干，舌质暗红边夹瘀点、苔白，脉沉弦略涩。检查血压 25/15 kPa。用平肝益肾化瘀方加炒酸枣仁 12 g，石菖蒲 15 g，葛根 30 g。服 9 剂后，自觉症状明显减轻，血压降至 23/12 kPa。继续服药 5 周后，诸症状消失，血压、血脂降至正常范围。

【验方来源】　浦雪梅．平肝益肾化瘀方治疗老年高血压病 56 例［J］．湖南中医杂志，1999，15（1）：27.

按：老年高血压病属于中医学眩晕、头痛范畴。由于脏腑阴阳气血日衰，肾精耗竭，肾水不足以涵养肝木，肝失条达，脾失健运，心失所养，肺失肃降，则气滞血瘀，痰瘀互结，使脉络不畅，阴阳失衡，气机失调而发本病。平肝益肾化瘀方中的黄芪能通调血脉；黄精、肉苁蓉、杜仲补肾益精；山楂、地龙、土鳖虫、牛膝活血化瘀；决明子、夏枯草清肝降压。诸药合用，共奏补肾益精、平肝化瘀之效。

车前子单方

【药物组成】 车前子（布包）60 g。

【适用病症】 老年高血压病。

【用药方法】 每天1剂，水煎代茶饮。15天为1个疗程。

【临床疗效】 此方治疗老年高血压病32例，皆有较好的效果。32例中最短1个疗程，最长3个疗程，血压基本恢复正常。

【病案举例】 王某，女，62岁。诊见：眩晕，头痛，腰酸腿软，虚烦不眠，耳鸣如蝉，两目干涩，舌红，脉弦细数。血压23.9/14.6 kPa。脉证合参，此属阴虚阳亢之眩晕。用车前子60 g，煎水代茶饮。服药3天，诸症状减轻，血压降至19.9/12.6 kPa。共服药2个疗程，症状消失，血压正常。

【验方来源】 杨忠良，李淑辉. 单味车前子治疗老年高血压病［J］. 中医杂志，1998，39（10）：581.

按： 老年高血压病属中医学之眩晕、头痛等范畴。其本质为本虚标实，气血失和，病变在肝，根源在肾，临床以阴虚阳亢型最常见。车前子能养阴强精，滋益肝肾，故可达滋水涵木之效，切中老年高血压之病机。据现代药理研究：车前子有显著利尿作用，通过利尿使有效循环血量减少，降低血液容积和血管容积比值，从而降低血压。因此，车前子降压温和且持久。

补肾活血降压汤

【药物组成】 何首乌、女贞子、淫羊藿、丹参各20～30 g，黄芪30～45 g，川芎、赤芍、怀牛膝各10～20 g。

加减：肝肾阴虚者，去川芎，加熟地黄、枸杞子各20 g，当归 12 g，炒桃仁 10 g；肝阳上亢者，去川芎，加钩藤 20 g，龙骨、牡蛎、炒酸枣仁各 30 g；兼有痰浊者，加天麻 10 g，制半夏、石菖蒲、泽泻各 12 g；血脂偏高者，加山楂、泽泻、海藻各 15 g；伴有脑血栓者，加桃仁、红花、全蝎各 10 g，三七粉（冲服）2 g；糖尿病者，加葛根、山药各 30 g，天花粉、生地黄各 20 g。

【适用病症】 老年性高血压病。

【用药方法】 每天 1 剂，水煎 2 次，合药液分早、午、晚服。30 天为 1 个疗程。糖尿病患者继服降糖药物。

【临床疗效】 此方加减治疗老年性高血压病 156 例，显效 58 例，有效 98 例。

【验方来源】 马国教，徐秋. 补肾活血降压汤治疗老年性高血压病 156 例［J］. 陕西中医，1997，18（3）：106.

按：高血压病的发病机制为本虚标实。其病位在肝，根源在肾。肾气亏虚，精髓不足，水不涵水，肝阳上亢，进而导致五脏功能失调，出现各种变证。补肾活血降压汤中的女贞子、淫羊藿、何首乌、黄芪均有补肾填精之效；丹参、川芎、赤芍、怀牛膝均有活血化瘀之效。两类药物配伍，共奏补肾填精、活血化瘀、降压之效。本方可改善老年高血压患者的症状及预后，使之自稳调节机制正常化。

天麻钩藤参乌汤

【药物组成】 丹参 20 g，何首乌、山楂各 15 g，蒲黄、泽泻、天麻、钩藤各 12 g，决明子、川牛膝各 10 g。

加减：肝阳亢盛者，加龙骨、牡蛎、磁石以镇潜；阴虚内热者，加知母、黄柏以退热；肾精不足者，加枸杞子、熟地黄以滋填。

【适用病症】　老年高血压并脂质代谢紊乱。

【用药方法】　每天1剂，水煎2次，取药液500 mL，分早、午、晚服。并配合西药对症治疗。

【临床疗效】　此方加减治疗老年高血压并脂质代谢紊乱52例，显效（临床症状消失，血压恢复正常，血脂代谢异常完全纠正）23例，有效（自觉症状消失，血压恢复正常，血脂代谢紊乱各指标半数以上纠正）26例，无效（临床症状、体征及血脂检验指标均无改善）3例。总有效率94%。

【验方来源】　李玺，周力，贾振峰. 中西结合治疗老年高血压并脂质代谢紊乱52例［J］. 陕西中医，1998，19（9）：403.

按：老年高血压病常与高脂血症并存，二者共同作用促使动脉硬化发展，造成心脑肾等重要脏器血流灌注障碍，加重高血压，临床表现为脉络闭阻、气血凝滞等一系列瘀血痰凝之象。因此，对高血压合并血脂代谢紊乱者，在降压的同时，针对本病血液浓、凝、黏、聚之特点，予以祛瘀涤痰、降脂通络治疗。天麻钩藤参乌汤方中的天麻、钩藤、决明子平抑肝阳、清眩镇潜；丹参、蒲黄活血化瘀通络，用以改善微循环；何首乌、泽泻、决明子、山楂均经临床证实有较好的调整血脂作用。诸药合用，相得益彰，调节血压，改善血液的浓、凝、黏、聚，起到良好的协同作用。

补 肾 方

【药物组成】　川牛膝、怀牛膝、女贞子、车前子（包煎）各15 g，巴戟天、淫羊藿、生地黄、山药各10 g，水蛭末（冲服或装入胶囊服）2 g，葛根20 g。

加减：若自汗短气、疲倦乏力者，加黄芪60 g；伴胸闷恶心、苔腻者，加制半夏、陈皮各 10 g；伴胸脘痞闷、太息郁烦者，加川楝子、枳实各 10 g。

【适用病症】 家族性高血压病。

【用药方法】 每天 1 剂，水煎 2 次，分 2~3 次服。45 天为 1 个疗程。

【临床疗效】 此方加减治疗家族性高血压病 30 例，均获得较好的疗效。

【验方来源】 李西秦. 补肾为主治疗家族性高血压病 30 例［J］. 陕西中医，2000，21（9）：393.

按： 有高血压家族史的子女中高血压的发病率，无论从发病人数的比例上还是年轻化的趋势上都比普通人明显增高，这可能与此家族中素体禀赋不足，脏腑亏损等原因有关。中医学认为"肾为先天之本"，"肾主纳气""肾主骨生髓通于脑"。故治疗以补肾为主。方中的川牛膝、怀牛膝补肾降逆，引血下行；巴戟天、淫羊藿补肾阳；生地黄、山药补肾阴；女贞子、车前子补肾利水；水蛭活血化瘀，推陈致新；葛根升清阳之气。诸药合用可补肾降逆升清，使升降正常阴阳平衡，可达到消除高血压症状，降低血压的目的。

滋阴潜阳活血通络方

【药物组成】 生地黄、钩藤、石决明、丹参、制何首乌各 15 g，天麻、赤芍、牛膝、酒大黄各 10 g，川芎 6 g。

加减：肝风暴盛者，加牡蛎 20 g，代赭石 15 g，以镇肝熄风；火邪偏盛者，加炒栀子、黄芩各 10 g，以清热泻火；昏迷痰多者，加胆南星、竹茹、法半夏、石菖蒲各 10 g，以化痰开窍；并发应激性溃疡出血者，酒大黄改大黄炭 15~20 g，加三七粉（冲服）3 g，以化瘀止血；大便失禁者，去酒大黄并减生地黄用量。

【适用病症】 高血压脑出血。

【用药方法】 每天 1 剂，水煎 2 次，合取药液约 400 mL，分早、晚服或鼻饲管注入。4 周为 1 个疗程。并配合基础治疗，包括卧床休息、吸氧、维持水电解质和酸碱平衡等；适当控制血压；降低颅内压；积极处理并发症，如肺部或尿路感染、应激性溃疡、心肾功能不全和心律失常等；恢复期配合使用脑组织注射液或脑活素，并加强神经功能锻炼。

【临床疗效】 此方配合西药治疗高血压脑出血 41 例，基本痊愈（功能缺损评分减少 91% ~ 100%，病残程度为 0 级）10 例，显著进步（功能缺损评分减少 46% ~ 90%，病残程度为 Ⅰ ~ Ⅲ 级）10 例，进步（功能缺损评分减少 18% ~ 45%）16 例，无变化（功能缺损评分减少 17% 左右）5 例。总有效率 87.8%。

【验方来源】 罗水泉. 中西医结合治疗高血压脑出血 41 例临床观察 ［J］. 湖南中医杂志，2000，16（3）：13.

按：高血压脑出血属中医学中风范畴。其发病主要由于年老体衰，肝肾亏损，复遇恼怒、劳倦、嗜酒等因素，导致脏腑阴阳严重失调、肝阳暴亢、气血逆乱而致络破血溢，血淤于上。急性期以内风、痰浊、邪热、瘀血等标实之证突出；恢复期则以肝肾阴亏、肝风、瘀血等本虚标实互见。而阴虚阳亢、瘀血阻络贯穿病程的全过程。故拟定滋阴潜阳、活血通络为基本方，并根据风、火、痰、瘀之孰轻孰重随证加减。方中的生地黄、制何首乌滋补肝肾，平衡阴阳；天麻、钩藤、石决明平肝潜阳，熄风止痉；丹参、赤芍、川芎、牛膝化瘀通络，现代药理研究证实此类药具有改善出血灶周围微循环、降低毛细血管通透性、加速纤维蛋白溶解、促进侧支循环建立、提高脑组织对缺氧的耐受性等作用，因而能促进颅内血肿的吸收，减轻脑水肿以利神经功能恢复；酒大黄既能活血化瘀有利血肿消除，又能通腑排便以防大便秘结而用力排便导致血压剧升再度出血。因此，中西医结合治疗本病，对促进颅内血肿的消除、脑水肿的消退，进而改善患者的神经功能，促进患者的康复等方面具有明显的优势。

清肝凉血利水饮

【药物组成】 栀子 12 g，生地黄、车前子、牡蛎各 30 g，玄参 15 g，大黄 10 g，水牛角（水磨冲服）3 g。

加减：阴虚者，加旱莲草 30 g，女贞子 15 g；血瘀者，加三七粉（冲服）3 g；出血过多者，加太子参 30 g。

【适用病症】 高血压鼻出血。均有高血压病史 10 年以上，血压波动在 25～30/14～16 kPa，并排除鼻咽部其他病变。

【用药方法】 每天 1 剂，水煎服，复煎 2 次。重症者可每天 2 剂。同时配合静脉滴注 20% 甘露醇 250 mL，每天 2 次。

【临床疗效】 此方加减治疗高血压鼻出血 30 例，均治愈（鼻衄停止，鼻腔出血点愈合，血压降至正常或接近正常，3 个月未复发）。治疗时间最长 4 天，最短 1 天。

【病案举例】 林某，男，74 岁。突发鼻腔大出血 1 天。一周来因过度劳累，并饮酒，自觉头晕胀痛，检查血压 28/15 kPa。自服罗布麻、硝苯地平等，但血压下降不明显。今晨起觉鼻腔出血。既往无鼻腔病变，经五官科检查，发现在鼻腔内后部静脉丛有破裂出血。给予鼻腔填塞及静脉注射止血药，出血未止，且量多而从咽部大量下吞。时觉头晕，情绪烦躁。诊见：面红目赤，舌红、苔黄腻，脉细滑数。复查血压 30/16 kPa。证属肝火伤络，血热妄行。治宜清肝凉血、利水降压。即予清肝凉血利水饮，每天 2 剂，并配合静脉滴注 20% 甘露醇 250 mL，每天 2 次。治疗 1 天，出血明显减少；继续治疗 1 天，出血停止。后用卡托普利、罗布麻控制血压于 20/12 kPa 左右。随访 3 个月未见鼻腔再次出血。

【验方来源】 陈学勤，陈庆云. 清肝凉血利水法治疗高血压鼻出血 30 例 ［J］. 福建中医药，1999，30（6）：25.

按： 高血压鼻出血均属肝阳上亢，化火伤络，血热妄行。药用清肝泻火，凉血之品。其中大黄通便泻火，引热下行，系上病下取之意，且有促血凝作用，甚为关键。若见用药后大便次数多，疗效尤佳。配合甘露醇利尿降压，缓和血管内压力，利于血管修复，也起辅助治疗之功。

木香顺气汤

【药物组成】 木香、制半夏、草豆蔻、苍术各 6 g，姜厚朴、青皮、陈皮、益智仁、泽泻、当归各 10 g，茯苓 12 g，吴茱萸、升麻、柴胡各 3 g，生姜 3 片。

加减：头痛、头晕重者，加石决明 20 g；心悸、心烦重者，加酸枣仁 30 g，夜交藤 15 g。

【适用病症】 更年期高血压。症见头痛头晕，心悸心烦，胸胁胀满，舌淡苔薄，脉弦细等。血压平均在 24/13 kPa 左右，多数患者的症状轻重变化与情志关系密切。

【用药方法】 每天 2 剂，水煎服。并配合西药谷维素每次 30 mg、维生素 B$_1$ 每次 20 mg，每天 3 次口服。

【临床疗效】 此方加减治疗更年期高血压 30 例，显效（临床症状消失，收缩压平均下降 5～7 kPa，舒张压平均下降 2～3 kPa，随访半年血压平稳）21 例，有效（头晕等症状较治疗前减轻，随访半年少数患者的血压仍高于正常范围）7 例，无效（治疗前后病情变化不明显）2 例。总有效率 93.3%。

【验方来源】 胡强，杨玉敏. 中西医结合治疗更年期高血压30例［J］. 辽宁中医杂志，1999，26（8）：368.

按：妇女更年期可出现一系列全身不适症状以及神经症状，而高血压又是临床常见症状之一。一般认为更年期引起高血压，是由自主神经功能失调所致，属神经性高血压。其特点是收缩压高及波动非常显著，并由此引起头痛、头晕、心动过速等，但无器质性病变发现。因为在更年期内，部分妇女心理负荷过重，长期精神过度紧张，大脑皮层的兴奋与抑制功能紊乱，皮质下血管运动中枢形成强烈的兴奋性，全身中小动脉长期处于持续紧张状态，以致血压升高。本病可归属于中医学头痛、头晕、肝郁等范畴。其病机主要是更年期妇女天癸少，阴阳失衡，气血失调，血随气逆，扰动心神所致。木香顺气汤行气平肝，使中枢运转，清升浊降，上下宣通，使阴阳平衡，并加强心理疗法、合理饮食，保持情绪稳定，可提高疗效。

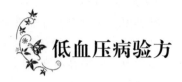

低血压病验方

五味升压汤

【药物组成】　红参、五味子、桂枝、砂仁各10 g，黄精、炙甘草各30 g，枸杞子、炒酸枣仁各15 g，当归6 g。

【适用病症】　低血压病。

【用药方法】　每天1剂，水煎，分早、晚温服。1周为1个疗程，服2~3个疗程。

【临床疗效】　此方治疗低血压病69例，血压都有不同程度上升，自觉症状随血压上升而逐渐减轻至消失。

【病案举例】　刘某，男，56岁。自觉头昏眼花，神疲乏力，心悸汗出，恶心欲吐2天，纳差，四肢发凉。诊见：面色㿠白，精神欠佳，舌质淡、苔白稍厚，脉沉细而弱，血压10/6 kPa。诊断：低血压病。证属心肾阳虚，脾胃虚弱，气血双亏。治宜温通心肾、益气健脾、养血安神、复脉滋阴。方用五味升压汤。服用6剂后，血压回升至12/8 kPa，上症状明显缓解；原方再进6剂，血压又上升至14/10 kPa，诸症状消失，病告痊愈。随访3个月，血压稳定在14/10 kPa。

【验方来源】　陈得海. 五味升压汤治疗低血压病69例[J]. 吉林中医药，2000，20（3）：22.

按：根据中医辨证，低血压病系心肾阳虚、脾胃虚弱、气血双亏、阳气不能达于四肢末端所致。因此，治宜温通心肾、益气健脾、养血安神、复脉滋阴法。五味升压汤中的红参、桂枝、当归、炙甘草益气养血、温通血脉；黄精调理气阴之不足；五味子、红参益气固脱；枸杞子、炒酸枣仁、当归、砂仁补肾健脾、养血安神。全方具有温通血脉，增加心肌收缩力，达到使血压上升的目的。

保元生脉汤

【药物组成】 人参、桂枝、麦冬各 10 g，黄芪、炙甘草各 12 g，白术、黄精各 15 g。

加减：偏于阳虚有手足冷、多汗、舌质淡者，去麦冬，酌加肉桂、鹿茸、鹿角胶、熟附子、干姜；偏于阴虚有心烦、不寐、多梦、手足心热者，酌加五味子、山茱萸、百合、生地黄；兼血气虚见眩晕、惊悸、面色苍白、纳呆者，酌加当归、川芎、天麻、阿胶、龙眼肉；兼夹心火偏旺见口苦、口舌溃疡者，加黄连、淡竹叶。

【适用病症】 低血压病。

【用药方法】 每天 1 剂，水煎服。

【临床疗效】 此方加减治疗低血压有较好的疗效。

【病案举例】 吴某，男，43 岁。患头晕 5 年，每因劳累过度而加重。近 2 年来，常见神疲乏力，肢体倦怠，气短懒言，胸闷、心烦，思维迟钝，健忘，失眠。有低血压史。脉细弱。血压 10.7/7.47 kPa。诊断：低血压病。证属肺脾元气虚损。治宜补益元气，复脉升压。方用保元生脉汤加肉桂 3 g，五味子 10 g，百合 15 g。连服 6 剂后睡眠安稳，心静神清，血压 12.0/8.8 kPa；再服原方 4 剂后头脑精明，气力刚健，脉平缓，血压 12.3/9.0 kPa。仍用原方加减，连服月余，巩固疗效。随访 2 年，血压正常。

【验方来源】 翁工清．保元生脉汤治疗低血压举隅 [J]．

山西中医，2000，16（2）：28.

按：血压在 12.0/8.0 kPa 以下者，称为低血压病，根据其临床表现，属中医学眩晕、虚劳等病证范畴。多表现为头晕、头昏、晕厥、乏力等明显的低血压症状。保元生脉汤功能温补阳气，强壮血脉，益气养阴，生津复脉。黄芪大剂量使用有降压作用，用量不宜超过 20 g。

桂甘大枣饮

【药物组成】　桂枝 19 g，肉桂 6 g，甘草 10 g，大枣（微烤）6 枚。

【适用病症】　低血压病。

【用药方法】　每天 1 剂，用开水浸泡，代茶频服。7 天为 1 个疗程。

【临床疗效】　此方治疗低血压病 168 例，全部有效。其中痊愈（经服药治疗，血压升高至 16/10 kPa。临床症状消失，1 年内无复发）86 例，显效（服药后血压平均升高 2.7 kPa 以上，临床症状明显减轻或消失，1 年内复发 1～2 次者）48 例，有效（服药后血压升至 12/8 kPa 以上，临床症状减轻，1 年内复发数次，服药仍有效者）34 例。

【验方来源】　马希英. 桂甘大枣饮治疗低血压病 168 例 [J]. 吉林中医药，2000，20（1）：22.

按：低血压为临床常见病，女性多于男性，多因先天禀赋不足，或后天饮食失养和劳倦所致。属中医学眩晕等范畴。辨证多属气血亏虚，心阳不振。气虚则清阳不展，血虚脑失所养，故出现头晕、头脑不清等症状；清阳不升，浊阴不降，故恶心、不欲饮食；心阳不振，不能达于四肢末端，故畏寒肢冷、全身乏力、脉沉细无力。桂甘大枣饮具有补中益气、温阳升运的作用。桂枝、肉桂振奋心阳，温经通脉，同时肉桂有鼓舞气血生长的功能，又可温补命门之火；大枣、甘草补中益气缓中。全方补气助阳、温通经脉，使心肾阳气充足，气足血旺，从而达到升压的目的，疗效颇佳。

升　压　汤

【药物组成】　党参、黄芪各 30 g，白术、大枣、当归各 18 g，柴胡、桂枝、白芍、陈皮各 12 g，升麻、炙甘草各 6 g。

【适用病症】　低血压病。

【用药方法】　每天 1 剂，水煎 2 次，共取药液 300 mL，分早、午、晚服。20 天为 1 个疗程，每疗程之间间隔 3～5 天。

【临床疗效】　此方治疗低血压病 128 例，治愈（自觉症状全部消失，收缩压上升到 12 kPa 以上，舒张压上升到 8 kPa 以上）104 例，显效（自觉症状消失，血压有所上升，但未升至正常范围）14 例，有效（自觉症状部分改善，血压有所上升但未至正常者）6 例，无效（治疗前后症状及血压无变化）4 例。总有效率 96.9%。

【病案举例】　张某，男，45 岁。头晕头痛，健忘，少气神疲，纳差嗜睡，四肢欠温，体虚易感冒 3 年，曾经中西药物治疗 2 年余，症状未见好转。诊见：诸症状同前，面色不华，舌淡、苔白，脉细无力，血压 11.2/7.2 kPa。西医诊断：原发性低血压病。中医诊断：虚劳。证属脾肺气虚，营卫不和，气虚阳微。治宜健脾益气、补肺固表、调和营卫。方选升压汤。处方：党参、黄芪各 30 g，大枣、白术各 18 g，当归、白芍各 15 g，柴胡、桂枝、陈皮各 12 g，炙甘草 6 g，升麻 3 g。服 5 剂药后，诸症状悉减，精神转佳，检查血压上升为 16.3/10.7 kPa。药已中的，仍以升压汤略施增减，续服 15 剂后，诸症状消失，血压稳定，病获痊愈。随访 1 年病未复发。

【验方来源】 赵宇川，曾远芳，曾理. 升压汤治疗原发性低血压病 128 例［J］. 江西中医药，2000，31（4）：24.

按： 原发性低血压病患者，除血压低于正常值外，多有头昏痛、心羸、少气懒言、纳差神疲、体瘦、面色不华等症状。其病机有二：一为脾肺气虚，生化乏源，气血不充，头面失荣故头昏痛，面色不华；心失所养则心羸少气；肺气不充，卫外不固，则体虚易外感。二是营卫不和，因营行脉中，卫行脉外，营气乃血液之重要组成部分，今营卫不和，则血失来源，脉管内血液不充；又卫气对血液具有推动、温煦、固摄之功，以保证血液于脉管内循行无端，今营卫不和，卫失其功，则血循迟缓，致血压降低，脏腑经络、四肢百骸血流灌注不足，气血亏虚之症由生。升压汤是补中益气汤与桂枝汤之合方。补中益气汤健脾气，补中气，固卫气；桂枝汤滋阴和阳，调和营卫。一旦营卫和则营人脉内为血，卫循脉外推动、固摄血液运行，而人体气盛血旺，脉管充盈，循环无端，脏腑经络、四肢百骸受气血充养，则诸症状悉除，病获痊愈。

维压康冲剂

【药物组成】 黄芪、党参、白术、黄精各 10 g，柴胡、甘草各 6 g，川芎、陈皮各 9 g。

【适用病症】 低血压病。

【用药方法】 将上药制成冲剂，每袋剂量 10 g，每次 1 袋，每天 3 次。连续服用 7 天为 1 个疗程，治疗 1～2 个疗程。

【临床疗效】 此方治疗低血压病 128 例，痊愈（临床症状消失，血压升至正常范围）41 例，显效（临床症状部分消失或明显减轻，收缩压/舒张压平均升高 1.3～2.6 kPa）25 例，有效

（临床症状有所减轻，收缩压/舒张压平均升高 0～1.2 kPa）57 例，无效（临床症状无改变，血压无变化）5 例。总有效率 96.1%。

【病案举例】 司某，女，26 岁。头昏目眩 2 年，站立过久加重，伴有心悸气短，自汗，手心发凉，困倦乏力，纳差，便溏等症状，经多次检查血压低于 12/8 kPa，诊断为低血压病。曾服西药谷维素、静脉滴注高渗葡萄糖、维生素 C 等疗效不显。诊见：舌质淡胖，脉沉细。检查血压 11.3/7 kPa，中医诊断：中气不足型眩晕。治宜升阳益气、健脾养心。经服维压康冲剂 1 周后头昏目眩、心悸气短、自汗等症状明显减轻；继服 2 周后，症状消失。复查血压稳定在 14～13/9.6～8.6 kPa。

【验方来源】 李莹，戴信刚，张智燕.维压康冲剂治疗低血压 128 例 ［J］.陕西中医，1997，18（3）：107.

按： 低血压为临床常见病症，多发于青年女性，属于中医学眩晕、虚劳范畴。其病机为中气不足，清阳不升，不能上荣于脑府清窍，故见头昏、目眩；心脾两虚，心失所养，故见心悸气短、困倦乏力等。《景岳全书》云："无虚不能作眩，当以治虚为主，而酌兼其标。"维压康冲剂方宗"治虚为本"之法，兼顾治标。方中的黄芪补气升阳，党参补中益气，白术、甘草、陈皮健脾和胃，黄精气阴双补，柴胡升提清阳之气，川芎上行头目而止眩。全方共奏升阳益气、健脾养心、扶正固本之功效。由于药证相符，而获得满意疗效。

除湿升压汤

【药物组成】 藿香、陈皮、枳壳、厚朴各 6 g，制半夏、苍术、茯苓、杏仁各 10 g，白豆蔻 2 g，薏苡仁 15 g，滑石 18 g，炙甘草 3 g。

加减：心悸、失眠者，加远志、炒酸枣仁；口苦咽干者，加黄芩；腹胀者，加大腹皮；大便干结者，加郁李仁。

【适用病症】　低血压病。

【用药方法】　每天1剂，水煎服。6天为1个疗程。

【临床疗效】　此方加减治疗低血压病62例，临床治愈（症状全部消失，血压升至正常范围，随访半年无复发）51例，有效（自觉症状消失，收缩压升至正常范围，但不稳定）9例，无效（症状无变化或加重者）2例。总有效率96.8%。

【病案举例】　李某，男，46岁。1年来头昏眼花，全身倦怠乏力，耳鸣，胸闷纳呆，舌苔白腻，脉濡缓。血压10.3/7 kPa。检查心电图、脑电图、脑血流图、脑CT均无异常。西医诊断：原发性低血压病。中医辨证属湿浊弥漫中焦阻遏清阳。治以健脾燥湿、疏化中焦。给予除湿升压汤治疗。连服6剂后，诸症状明显减轻，血压恢复至12.4/8 kPa；再服6剂后，症状消失，血压已上升到14/10 kPa。随访1年均正常。

【验方来源】　郑大斌. 除湿升压汤治疗低血压62例［J］.陕西中医，1997，18（3）：108.

按：低血压属中医学眩晕、虚劳范畴。其病机与脾失健运，湿浊弥漫中焦阻遏清阳有关。治以芳香燥湿、健脾理湿、渗下利湿。采用辛燥、运中、渗下之药物，湿浊一开，则清阳自升，故名除湿升压汤。方中的藿香、白豆蔻、苍术芳香化湿；茯苓、薏苡仁、滑石健脾补中，利水渗湿；枳壳、厚朴、陈皮、制半夏行气燥湿；杏仁宣利上焦肺气，使气化则湿亦化；炙甘草与滑石相配甘寒生津和中，使湿去而津液不伤。全方宣上畅中渗下，使气畅湿行、湿祛阳升而奏升压之效。

黄芪升压汤

【药物组成】 黄芪 50～100 g，党参、麦冬各 30 g，炒白术、炙升麻、炒柴胡、当归、桂枝、制黄精、生地黄、熟地黄各 10 g，山药 20 g，丹参 15 g。

加减：头晕较甚者，加天麻 10 g；心慌失眠者，加茯苓、茯神各 10 g；小便频数者，加覆盆子、桑螵蛸各 10 g；走路飘浮者，加怀牛膝 10 g。

【适用病症】 低血压病。症见头晕，疲乏无力，腰膝酸软，心慌失眠，畏寒，易出汗，眼眶酸楚，走路飘浮，小便频数等。

【用药方法】 每天 1 剂，水煎 2 次，分早、晚服。15 剂为 1 个疗程，治疗 1～2 个疗程。

【临床疗效】 此方加减治疗低血压病 52 例，痊愈（血压上升至正常，临床症状消失，随访半年未复发）37 例，有效（血压基本正常，临床症状明显改善）12 例，无效（治疗前后血压和症状均无改善）3 例。总有效率 94.23%。

【病案举例】 李某，男，45 岁。诊见：头晕乏力，四肢酸软，行走飘浮，自汗，胸闷气短 5 个月，血压 10/6 kPa，心电图正常。方用黄芪升压汤加怀牛膝 10 g 治疗。服药 15 剂后，症状明显减轻，血压正常。但口干较甚，故上方去桂枝，加白芍 10 g。又服 15 剂后，诸症状悉平。随访半年未复发。

【验方来源】 凌东升. 黄芪升压汤治疗低血压病 52 例 [J]. 江苏中医，1999，20（12）：25.

按：低血压病主要是由于心脏的收缩力不强和血容量相对不足所致。心脏收缩力不强，亦即中医所称"心气不足"的外在表现，"心阴血虚"又是血容量不足的内在因素。黄芪升压汤重用黄芪，配以党参、白术、山药重在补气；升麻、柴胡加以升提，冀其增加心脏收缩力；麦冬、黄精、生地黄、熟地黄、当归补心阴，充血脉，间接补充血容量。诸药合用，补气提升、滋阴养血，能使血压上升，从而达到较好的治疗效果。

补中益气汤加味

【药物组成】　黄芪、太子参、麦芽各 15 g，白术、当归、山楂各 10 g，柴胡、陈皮各 6 g，升麻、甘草各 3 g。

【适用病症】　餐后低血压病。

【用药方法】　每天 1 剂，水煎，分早、晚服。1 周为 1 个疗程。并嘱患者餐前或进餐时勿饮酒，免服利尿剂或强效降压药。

【临床疗效】　此方治疗餐后低血压病 58 例，痊愈（症状消失，餐后血压稳定）27 例，好转（诸症状明显减轻或部分消失，餐后血压收缩压下降 ≤1.5 kPa，舒张压下降 ≤1.3 kPa）24 例，无效（诸症状及餐后血压均无明显改善）7 例。总有效率 88%。

【验方来源】　徐健. 补中益气汤治疗餐后低血压 58 例 [J]. 湖南中医杂志，1999，15（3）：38.

按：餐后低血压在中老年人中较易发生，并具有潜在的危险。本病发生与餐后内脏血管过度扩张、体弱老年人的心率增快幅度甚小、交感神经系统功能不全、激素内分泌功能失调有关。由于老年人大脑基础供氧潜力较低，即使餐后血压仅轻度降低，亦可出现缺血缺氧症状。《杂病源流犀烛·不寐多寐源流》有"饭醉"一名，《东医宝鉴·杂病篇》有"食后昏困"一名，均指食入则困倦，精神昏冒欲睡的一种病症。多由脾气虚弱，不胜食气所致。治宜健脾益气，佐以消导。补中益气汤中的太子参、黄芪、白术、甘草补脾胃而生气，当归和血，陈皮、麦芽、山楂消食和胃，升麻、柴胡引胃气以上腾。脾气升，肺气彰，鼓舞心气而贯百脉。全方用于治疗餐后低血压病有较好的疗效。

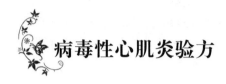 病毒性心肌炎验方

健 心 汤

【药物组成】 黄芪 30 g，熟地黄、麦冬、牡丹皮各 15 g，丹参、野菊花、蒲公英、板蓝根、黄芩、葶苈子、五加皮各 20 g，红花、瓜蒌、陈皮各 10 g。

加减：胸痛重者，加延胡索 15 g，细辛 3 g；血瘀重者，加三棱、莪术各 15 g。

【适用病症】 病毒性心肌炎。

【用药方法】 每天 1 剂，水煎 2 次，分早、午、晚服。并加服维生素 C 每次 0.3 g，肌苷每次 0.4 g，每天 3 次。

【临床疗效】 此方加减治疗病毒性心肌炎 60 例，痊愈（症状、体征消失，心电图、心肌酶恢复正常）36 例，有效（症状、体征、心电图、心肌酶均有改善）20 例，无效（症状、体征、心电图、心肌酶均无变化）4 例。总有效率 92%。

【验方来源】 杜建华，高丽萍. 中西医结合治疗病毒性心肌炎 60 例 [J]. 山东中医杂志，2000，19（9）：546.

按：病毒性心肌炎主要与病毒感染及免疫性心肌损害有关，属中医学心悸、怔忡等病范畴。其多因邪毒内滞，致肺、脾、肾三脏功能失调，故以毒邪、痰湿、血瘀为标，气阴两虚为本。治宜益气养阴、清热解毒利湿、活血化瘀。健心汤方中的黄芪、熟地黄、麦冬益气滋阴补血，丹参、红花、牡丹皮活血化瘀，蒲公英、黄芩、板蓝根、野菊花清热解毒，葶苈子、五加皮除湿泻肺

利水，瓜蒌、陈皮宽胸理气、散结通瘀。诸药共奏益气活血化瘀、清热解毒、强心利水之功，用于病毒性心肌炎的治疗能明显消除、改善心肌炎症状。

芪草芎归汤

【药物组成】 黄芪 30 g，甘草、麦冬、青皮各 15 g，当归、川芎各 10 g。

加减：初期者，加金银花、黄芩各 10 g，连翘 15 g，板蓝根 25 g；心血瘀阻者，加桃仁、红花各 10 g；痰火上扰者，加黄连 6 g，竹茹 12 g，桂枝 10 g；心悸气短乏力者，加人参、白术各 10 g，茯苓 15 g；发热者，加石膏 30 g，天花粉 12 g；房室传导阻滞者，加苦参、山楂、茵陈各 15 g，羌活 12 g，黄连 6 g。

【适用病症】 病毒性心肌炎。

【用药方法】 每天 1 剂，水煎，分早、晚服。15 天为 1 个疗程。并配合西药治疗。

【临床疗效】 此方加减配合西药治疗病毒性心肌炎 36 例，治愈（症状消失，心电图检查正常）21 例，显效（无自觉症状，心电图检查偶发 ST - T 段改变、早搏、房室传导阻滞、心律不齐或较治疗前有明显好转）8 例，有效（活动或劳累后仍有胸闷、心悸不适等症状，心电图检查前后无变化）4 例，无效（症状及心电图检查治疗前后无变化）3 例。总有效率 91.67%。

【验方来源】 马正义，郭彩云. 中西医结合治疗病毒性心肌炎 36 例 [J]. 河北中医，2000，22（2）：150.

按：病毒性心肌炎属中医学胸痹范畴，由风毒之邪侵入机体闭阻心脉所致。初期以邪气侵袭为主，治宜清热解毒、祛除外邪。故用基本方加金银花、连翘、板蓝根、黄芩、甘草等清热解表祛邪；日久正虚，治当扶正固本，补益心气、心阴，故用黄芪、麦冬、川芎、五味子补气养阴，促进和保护机体免疫功能。并配合西药治疗可获得较好的疗效。

清 心 康

【药物组成】 虎杖、苦参、贯众、黄芪各 15 g，丹参、麦冬、炙甘草、五味子各 12 g。

【适用病症】 病毒性心肌炎。

【用药方法】 每天 1 剂，水煎，分早、晚服。2 周为 1 个疗程，连用 2 ~ 3 个疗程。

【临床疗效】 此方治疗病毒性心肌炎 36 例，痊愈 23 例，好转 10 例，无效 3 例。总有效率 91.7%。

【验方来源】 唐胜英. 清心康治疗病毒性心肌炎疗效观察 [J]. 吉林中医药，2000，20（3）：18.

按：清心康以贯众、虎杖、苦参清热散瘀，解毒除邪，遏制毒邪杂气乘虚而入内传心经；麦冬益气养阴，去心热，利咽喉；丹参活血祛瘀，清热除烦，宣痹通脉；黄芪补中益气，使气行血行；炙甘草健脾养心，补血益气，除因心血虚所致的脉结代；五味子滋肾敛心气，治疗血气耗散，体倦神疲。全方共奏清心解毒、益气养血、散瘀通脉之功，治疗病毒性心肌炎，效果明显。

益气养阴活血汤

【药物组成】 党参、太子参、丹参、生地黄、益母草、板蓝根各 15 ~ 30 g，麦冬 15 ~ 20 g，五味子 6 ~ 10 g，赤芍、白术各 10 ~ 15 g，炙甘草 5 ~ 15 g。

加减：表证明显者，去五味子，选加金银花、牛蒡子、柴胡、薄荷，或荆芥、防风、紫苏叶等；热毒内蕴者，选加金银花、连翘、黄芩、黄连、黄柏、石膏等；胸闷胸痛者，选加桃仁、红花、郁金、枳壳、降香、檀香、薤白等；气虚明显者，选加黄芪、红参；阳虚者，加桂枝、熟附子；夹痰湿者，去五味子，加茯苓、法半夏；周身关节肌肉疼痛者，加防风、秦艽、细辛；夜寐不佳者，加酸枣仁、淮小麦；早搏频繁者，加苦参、常山、生姜；心动过速者，选加茯神、琥珀、龙骨、牡蛎、紫石英、酸枣仁等；面色苍白、自汗肢冷、心烦不宁、脉微者，应加红参、熟附子、干姜以回阳救逆。

【适用病症】 病毒性心肌炎。

【用药方法】 每天 1 剂，水煎 2 次，分早、晚服。4 周为 1 个疗程，可连服 1～2 个疗程。少数危重患者辅以少量西药（如抗生素、普罗帕酮、乙胺碘呋酮、普萘洛尔、肌苷、ATP、极化液等），后期则全部中药治疗。

【临床疗效】 此方加减治疗病毒性心肌炎 48 例，显效（临床症状、体征消失，心电图恢复正常，心肌酶谱、红细胞沉降率等检查均正常）35 例，有效（临床症状、体征明显减轻，心电图改善或早搏较前减少 1/2 以上，其他检查亦均有好转）11 例，无效（经治疗 1～2 个疗程，临床症状、体征无或稍有减轻，但心电图等无改善）2 例。总有效率 95.8%。

【病案举例】 肖某，女，17 岁。患者发热头痛、咽痛、胸闷痛、心慌心悸、气短乏力等，诊断为病毒性心肌炎，经住院治疗 11 天，发热、头痛、咽痛消失，但余症仍存。诊见：胸闷痛、心慌心悸、气短懒言，动则尤甚，伴面色㿠白少华、口唇发绀、咽干、头晕神疲、四肢乏力、纳差，舌偏红、苔薄白，舌下络脉瘀滞，脉细弱偏数。检查心律 112 次/分，律不齐，可闻及早搏 7～8 次/分，心音低钝；心电图示：窦性心动过速并不齐，频发室性早搏，心肌缺血；红细胞沉降率 60 mm/h，白细胞 12.6 ×

10^9/L，ALT 80 U，AST 106 U；B超提示：心脏轻度扩大，搏动减弱。证属气阴两虚，心络瘀阻。治宜益气养阴、活血通络。用益气养阴汤化裁：党参、山楂、益母草各20 g，太子参、丹参、生地黄、板蓝根各15 g，麦冬、白术、苦参各10 g，赤芍12 g，炙甘草6 g。连服5剂后唇绀除，胸闷痛、心慌心悸减轻；守原方再进5剂，胸闷痛、心悸、心慌、气短明显好转，神可，纳增，脉细。复查心电图示窦性心律，偶发室性早搏2～3次/分，心肌缺血改善。此为邪气已去，正气始复，气阴不足之证，改予益气通阳，养血滋阴，少佐活血祛瘀之品。处方：党参20 g，黄芪30 g，丹参、生地黄、益母草各15 g，麦冬、赤芍、白术、大枣各10 g，五味子6 g，桂枝9 g，炙甘草6 g。连服15剂后症状缓解，早搏消失，心电图及其他检查均恢复正常。嘱守方再服10剂，以资巩固，随访1年正常。

【验方来源】 郑克勤. 益气养阴活血法治病毒性心肌炎48例体会［J］. 江西中医药，2001，32（2）：26.

按：病毒性心肌炎，病因是以正虚为本，尤其是心肺气阴两虚；以病毒内侵为标，因外感、疲劳、情志等因素而诱发。在治疗上若用大量清热解毒类苦寒药，易伤阳败胃，尤其气血亏虚者，更有"虚虚"之弊。治疗上必须以扶正为主，祛邪为辅，处处顾护正气，才能收到满意的疗效。此病虽病位在心，但与肺、脾、肾等皆有关联，尤与肺脾关系密切。所以在治疗时应从整体出发，治心为主，兼顾它脏，随症加减。益气养阴活血汤旨在益气养阴活血以治其本，方中以党参、太子参益气生津；生地黄、麦冬清热养阴；五味子敛肺止汗；丹参、赤芍、益母草养血活血祛瘀；板蓝根清热解毒；白术健脾助运，与上药合用使滋而不腻；炙甘草调诸药而益中气。且方中党参、丹参、赤芍、益母草、生地黄、麦冬等，据中药药理研究，能增强心肌收缩力，提高心肌细胞抗病毒能力，减轻病毒对心肌细胞的破坏，促进损害心肌的修复，改善心肌缺血现象。本病在治疗过程中，要注意休息，不宜从事过度劳动。同时宜饮食清淡、易消化而营养丰富之品，忌食辛辣之品及烟酒。

心 脉 宁

【药物组成】 黄芪20 g，白参、酸枣仁各10 g，麦冬、生地黄各15 g，五味子5 g，炙甘草6 g。

加减：邪毒侵心者，加板蓝根30 g，金银花、连翘各15 g，牛蒡子、桔梗各10 g；气虚为主者，黄芪30 g，白参15 g，炙甘草20 g；以阴虚为主者，生地黄20 g，加玄参、沙参各15 g；并发早搏且心悸明显者，加龙齿、珍珠母各20 g，苦参10 g；胸闷胸痛并有ST－T段改变者，加瓜蒌壳15 g，薤白10 g；合并Ⅱ度以上房室传导阻滞者，重用黄芪、白参、炙甘草，并加桂枝10 g。

【适用病症】 病毒性心肌炎。

【用药方法】 每天1剂，水煎，分早、晚服。辅助治疗：嘱患者卧床休息，同时加用钾镁极化液每天1次静脉滴注。2～4周为1个疗程。

【临床疗效】 此方加减治疗病毒性心肌炎35例，显效（临床症状及体征消失，心肌酶谱恢复正常，心电图正常）23例，有效（临床症状控制或好转，心肌酶谱恢复正常，心电图明显改变）9例，无效（症状体征和各项检查均无好转）3例。总有效率91.4%。

【验方来源】 罗水泉．中西医结合治疗病毒性心肌炎35例报告［J］．湖南中医杂志，2000，16（6）：12.

按： 中医学认为，病毒性心肌炎的病理机制主要是素体心气亏虚，复感温邪热毒，内舍于心，重伤心之气阴。心气虚则心脏鼓动无力，心阴虚则心失所养，因而出现心悸不适、心肌损伤和心律失常等一系列表现。若病情迁延，阴损及阳而致阴阳两虚，则病情日趋复杂、重笃而危及患者生命。气阴两虚是本病的重点所在，因此急性期的治疗是阻断病理恶性发展，争取早期治愈的关键。心脉宁方中的黄芪、白参、炙甘草益气强心；生地黄、麦冬滋养心阴；丹参、酸枣仁、五味子宁心定悸。诸药合用意在益气养阴，宁心复脉，治其根本。根据临床辨证，证属邪毒侵心则加板蓝根、金银花、连翘、牛蒡子、桔梗以清热解毒利咽，消除病因；证属气阴两虚则偏重补气，或加强养阴，使心之气阴得复；或随病情加龙齿、珍珠母、苦参镇心定悸；或加瓜蒌、薤白宽胸开痹等，以求提高疗效。

静 悸 汤

【药物组成】　瓜蒌、丹参、赤芍、茯苓各 15 g，枳壳、柏子仁、苦参、太子参各 12 g，法半夏、胆南星各 10 g，龙骨（先下）、牡蛎（先下）各 30 g。

加减：胸闷憋气较甚，痰多白黏着，加枳壳 12 g，葶苈子 6 g，去龙骨、牡蛎；兼阳气亏损、四肢不温、胸闷气短者，加制附子 10 g，桂枝 12 g，去苦参；兼心血亏虚，心悸不安，面色不华者，加黄芪 30 g，当归 15 g，去法半夏；心阴不足，伴心悸怔忡、心烦少寐者，加麦冬 20 g，酸枣仁 15 g，五味子 10 g，去赤芍、天南星。

【适用病症】　病毒性心肌炎。

【用药方法】　每天 1 剂，水煎，分早、晚服。3 周为 1 个疗程。

【临床疗效】　此方加减治疗病毒性心肌炎 43 例，显效（胸闷气短、心悸头晕、倦怠无力消失，心电图恢复正常）28

例，有效（胸闷头晕、倦怠无力缓解，心电图基本正常）11例，无效（自觉症状及体征无改善，心电图未恢复正常）4例。

【病案举例】　刘某，男，36岁。主诉：胸闷憋气，心悸易烦4月余，近2周加重。伴倦怠无力，痰白黏且多，少寐多梦，睡卧不宁，食欲欠佳。心电图示：ST-T段改变，窦性心律不齐，频发房性早搏。诊断为病毒性心肌炎。经抗病毒、营养心肌、抗心律失常等中西医治疗，收效不显。诊见：舌苔薄白根厚腻。证属心肺气滞，痰瘀阻络。治宜宣肺解郁、活血化痰、开窍通络。方用静悸汤加枳壳12 g，葶苈子6 g。服药6剂后，胸闷憋气大减，余症状亦减轻。药已中病，继前方随症加减连服28剂，胸闷憋气、心悸易烦、倦怠无力等症状皆除。复查心电图正常。为巩固疗效，仍以前方再服10剂。随访5年未再复发。

【验方来源】　张宽智，刘彦，邢和初，等.静悸汤治疗病毒性心肌炎体会［J］.湖北中医杂志，2000，22（4）：31.

按： 病毒性心肌炎属中医心悸、怔忡、胸痹的范畴。其病因为正气虚弱，复受外邪侵袭，毒邪乘虚而入，内舍于心，宿于血脉所致。患病日久，损伤脾气，湿聚成痰，气虚运血无力，则致气滞血瘀。痰瘀互结，心脉痹阻，气血不得通畅，而致心悸、怔忡。治宜宣肺解郁、活血化瘀、益气健脾。静悸汤方中的瓜蒌、枳壳、法半夏、胆南星宣肺解郁，开胸散结，化痰开窍；丹参、赤芍活血化瘀，养血行气；太子参、苦参、茯苓、柏子仁益气健脾，宁心安神（其中苦参具有抗心律失常作用）；龙骨、牡蛎重镇安神以消心悸，且不敛邪气。全方具有宣上、畅中、渗下的功能，可使气畅血行，痰祛正复，标本兼治，故获效良好。

苦参葛根饮

【药物组成】　苦参9 g，竹叶、荆芥各6 g，葛根12 g，板蓝根、芦根各 15 g，丹参 10 g，甘草 3 g。

【适用病症】　病毒性心肌炎。

【用药方法】　每天 1 剂，头煎加水 250 mL，煎 20 分钟取药液；二煎加水 200 mL，煎 15 分钟取药液。两次药液混合后加冰糖 15 g，再加热浓缩至 60 mL。3 岁以下每次服 20 mL，3 岁以上每次服 30 mL，每天 2 次。同时配合西药治疗，10 天为 1 个疗程。

【临床疗效】　此方配合西药治疗病毒性心肌炎 48 例，显效（症状体征消失，心电图正常，心肌酶谱正常，抗心肌抗体阴性）38 例，有效（症状体征好转，心电图大致正常，心肌酶谱正常，抗心肌抗体仍阳性）9 例，无效（症状体征变化不大或加重，心肌酶谱好转，心脏扩大恢复，抗心肌抗体阳性，心电图无明显好转）1 例。总有效率 97.91%。

【验方来源】　高迎树. 中西医结合治疗病毒性心肌炎 48 例［J］. 辽宁中医杂志，2000，27（12）：559.

按：病毒性心肌炎属中医学心悸范畴。其病机多涉及心气虚、心阳虚、心血瘀阻、心阴虚、心血虚、惊恐痰阻等，但外感因素亦很重要。由于本病发病多因感受外邪所致，初期往往先有发热、流涕、咳嗽、怕冷等症状，继而出现心悸、胸闷、乏力等表现。因此本病初期乃感受外邪，袭于肺卫，肺朝百脉，由肺卫及心而出现心悸，治当以疏风解表、清心宁神为主。苦参葛根饮中的苦参可清热解毒、清心宁神，药理研究证明该药有纠正心律失常作用，并能渗透到心肌细胞内杀灭病毒，是为主药；葛根、荆芥疏风解表；板蓝根、芦根、竹叶清心安神；丹参活血宁神。全方具有解表、清热、安神之效，适用于病毒性心肌炎初期。

参 七 饮

【药物组成】 党参、麦冬各 20 g，太子参、黄芪、丹参各 30 g，玄参、苦参、五味子、炙甘草各 10 g，三七 6 g。

【适用病症】 病毒性心肌炎。

【用药方法】 每天 1 剂，水煎，分早、晚服。同时静脉滴注 10% 葡萄糖液 500 mL 加维生素 C 6～8 g，每天 1 次。4 周为 1 个疗程。

【临床疗效】 此方治疗病毒性心肌炎 66 例，治愈（症状、体征完全消失，X 线胸片心影形态及心胸比例正常，心电图正常）47 例，显效（主要症状、体征及指标消失）9 例，有效（症状、体征改善，主要指标好转）8 例，无效（症状、体征无改善，主要指标无变化）2 例。总有效率 96.99%。

【验方来源】 刘华强，李界训. 参七饮治疗病毒性心肌炎 66 例疗效观察〔J〕. 江西中医药，2000，31（3）：40.

按： 病毒性心肌炎的发生主要由于正气虚弱，复感外邪，耗伤气阴，气滞血瘀。故以正虚为本，治疗当以扶正祛邪为主，以益心气、养心阴、活血化瘀法组成的参七饮治疗。方中的党参、太子参、黄芪益心气、固表健脾能增强心肌收缩力，提高心肌细胞抗病毒能力，减轻病毒对心肌细胞的破坏；丹参、三七活血化瘀而不伤正，能明显改善异常血液流变学指标，抑制血小板聚集，与党参、黄芪协同改善微循环，增加心肌营养血流量，有利炎症的吸收，促进损害心肌的恢复；生脉散益气养阴，能改善心肌细胞的新陈代谢及营养，提高心肌的耐缺氧能力，提高窦房结的自律作用，有利心律的恢复；玄参清热生津抗病毒；苦参既清热解毒，又能降低心肌的应激性，抑制异位起搏，具有"奎尼丁"样抗心律失常的作用；炙甘草和中解毒宁心，具有皮质激素样效应。诸药合用，共奏益气养阴、活血化瘀、宁心祛邪之功，益气而不碍邪，养阴而不滋腻，化瘀而不伤正，令邪去正复，心悸、气短诸症状得除。

抗心肌炎Ⅲ号方

【药物组成】　生晒参、炙黄芪各 30 g，葛根、丹参各 15 g，麦冬、苦参、炙甘草各 10 g。

【适用病症】　病毒性心肌炎。

【用药方法】　每天 1 剂，水煎 2 次，合药液浓缩至 500 mL，分早、晚各服 250 mL。3 ~ 4 周为 1 个疗程。并给予 5% 葡萄糖液 500 mL 加入维生素 C 1 g，静脉滴注，每天 1 次。

【临床疗效】　此方治疗病毒性心肌炎 32 例，获得满意的疗效。

【验方来源】　陈伟，朱喜英. 抗心肌炎Ⅲ号治疗病毒性心肌炎临床研究 [J]. 甘肃中医，2000，13（5）：33.

按：中医学认为病毒性心肌炎多为正气不固，邪毒内侵，致气阴俱伤，血脉瘀阻，心失所养所致。抗心肌炎Ⅲ号方选生晒参、黄芪益气安神，补中固表，取其调节免疫，抗病毒，改善应激，调节代谢，扩张血管，增强血供之意；葛根、麦冬滋阴生津，清热除烦，改善心肌细胞自律性，延长不应期，扩张冠状动脉之效；炙甘草温补心脾，益气养血；苦参有抗炎、抗病毒、抗心律失常的作用；丹参活血养血，祛瘀通络，实借助其增加冠状动脉的血流量，改善微循环，抗凝血提高耐缺氧之功效。诸药合用，共奏益气养阴、活血通络、养心安神之效。

五 参 汤

【药物组成】 党参9~30 g,丹参、玄参各6~20 g,沙参6~30 g,苦参4~10 g。

加减:有外感症状者,加板蓝根、连翘;无外感症状者,加黄芪、当归、大枣;胸闷、心前区隐痛明显者,加瓜蒌、薤白、枳壳;心悸、心烦、头晕重者,加茯神、炙远志、柏子仁;脉结代者,加炙甘草。

【适用病症】 病毒性心肌炎。

【用药方法】 每天1剂,水煎2次,分早、午、晚服。1个月为1个疗程。治疗期间要特别注意休息,尤其在急性期,卧床时间不少于1个月,避免情绪激动。

【临床疗效】 此方加减治疗病毒性心肌炎46例,痊愈(症状、体征消失,心电图恢复正常)43例,好转(症状、体征好转,心电图检查明显改善)2例,无效(症状、体征、心电图均无明显改善)1例。总有效率97.8%。

【病案举例】 张某,女,42岁。因胸闷、心悸、乏力、恶心、纳差3个月就诊。起病于3个月前重感冒之后。检查心率110次/分,心尖区有Ⅲ级收缩期吹风样杂音;心电图检查示:ST段下移,T波倒置,窦性心律,频发性室性早搏,Ⅱ度左心室传导阻滞。诊断为病毒性心肌炎。经卧床休息,并给予抗生素、地奥心血康等药物对症支持治疗1个月,疗效不显。诊见:胸闷心悸,乏力气短,心烦失眠,纳差头晕,舌淡胖边有齿痕、苔薄少津,脉结而细涩。证属气阴两伤,瘀血内阻型。治宜补益心气、养阴化瘀、清心敛阳。处方:党参、黄芪各30 g,玄参、沙参、当归各12 g,枳壳10 g,丹参、茯苓、茯神、炙远志各15 g,苦参、炙甘草各6 g。服药1周后,症状、体征开始好转;

服药 1 个月后，症状、体征基本消失，心电图明显改善；续服药 1 个月而痊愈。随访 2 年未复发。

【验方来源】 彭荔. 五参汤治疗病毒性心肌炎 46 例 ［J］. 河北中医，1999，21（4）：217.

按： 病毒性心肌炎属中医学心悸、怔忡范畴。其病机为正气内虚，感受外邪，内舍于心，耗气伤阴，血运不畅而发病。外邪入侵是导致病毒性心肌炎的主要原因，而患者常由于过度疲劳，在机体抵御和驱除外邪能力降低的情况下，容易导致外邪的侵袭，进而造成正虚邪恋。治疗多采用扶正祛邪法。初期正气虚弱，内有客邪，应予扶正祛邪；急性期过后，外邪已除，表现为心气受损，心阴失养，虚阳上浮，气血不畅，此时若仍重用清热解毒之品，有"虚虚"之弊，应采取补与清相结合的治法，在补心气、益心阴、清心火、敛浮阳同时，配合行气活血之品，方可奏效。五参汤方中的党参补益心气，益气生津；丹参活血化瘀，清心安神；玄参清热泻火兼有滋阴之功；沙参养阴生津；苦参清心火，敛浮阳。诸药合用，共奏补心益阴、清心敛阳、活血化瘀之功效。临证时根据不同表现，在辨证的基础上有针对性地加味组方，能更好地提高疗效。

赤玉丸Ⅰ号

【药物组成】 黄连、黄芩、板蓝根、大青叶、牡丹皮、大黄、三七、丹参、人参叶、红花、红藤、鸡血藤各 60 g。

【适用病症】 病毒性心肌炎。

【用药方法】 将上药研末过筛，水泛为丸，干燥。每次服 8 g，每天 2 次。10 天为 1 个疗程，连续治疗 4 个疗程。

【临床疗效】 此方治疗病毒性心肌炎 42 例，治愈（临床症状、体征消失，实验室各项检查恢复正常）26 例，好转（临床症状、体征有所改善，心肌酶谱基本正常，心电图好转）11例，无效（临床症状、体征及各种检查均无好转，或中断治疗）5例。总有效率88.09%。

【验方来源】 俞世伟. 赤玉丸Ⅰ号治疗病毒性心肌炎42例［J］.湖南中医杂志，2000，16（3）：38.

按： 病毒性心肌炎属中医学心悸、胸痹等范畴。治疗方法主要运用中药清热解毒泻火（抗病毒），配合补气助阳活血（调节免疫功能）两方面进行。赤玉丸Ⅰ号方中的黄连、黄芩、板蓝根、大青叶、大黄、红藤具有清热泻火，解毒利湿功效，对于多数病毒均有不同程度的抑制和灭活作用，有利于心肌细胞减少破坏与修复；人参叶、鸡血藤、丹参、红花、三七等具有调节人体免疫功能，减轻心肌细胞炎症浸润，尤其人参叶中的人参皂苷、三七中的三七总皂苷对心肌细胞都具有较好的调理与抗损伤作用，并能刺激心肌细胞的转复，减少细胞凋亡，从而加快患者康复，缩短病程。此外，本方的药材研末，植物细胞得到均匀破壁，使药材中的有效成分更易释出而被人体吸收。

加味小柴胡汤

【药物组成】 柴胡、制半夏、当归、山楂、麦芽、黄芩、大枣各10 g，党参、葛根各12 g，甘草、生姜各5 g，黄芪20 g。

【适用病症】 病毒性心肌炎。

【用药方法】 每天1剂，水煎服。连用3周。症状提前消失，检查均正常者，可以提前停药。8岁以上用全量，4~8岁用半量，3岁以下用1/3量。

【临床疗效】 此方治疗病毒性心肌炎31例，临床控制（主要症状消失，体征和心电图检查恢复正常）18例，好转

（主要症状基本消失，体征和心电图检查有所改善）12 例，无效（用药 2 周主要症状和体征无好转）1 例。总有效率 96.77%。

【病案举例】　王某，女，8 岁。患者素体弱，容易感冒腹泻。于 5 周前因流行性感冒（胃肠型）并发肺炎住院治疗 1 周后回家调理，但总觉乏力，时有低热，胸痛，体痛，不欲食，因精力极差而休学。检查肝功能正常，两肺阴性，红细胞沉降率、抗 O 均正常。后经心电图检查示：病毒性心肌炎。诊见：低热（体温 38℃），默默不欲饮食，心悸心烦，苔薄白，脉弦。拟加味小柴胡汤方 6 剂。二诊：药后食欲好转，仍拟上方继服至低热、体痛消失，舌质淡红，脉缓弱止。复查心电图恢复正常。

【验方来源】　秦飞虎，吴仕娥. 加减小柴胡汤治疗病毒性心肌炎 31 例［J］. 湖南中医杂志，2000，16（4）：22.

按：病毒性心肌炎是常见的心血管疾病之一。严重者常出现心律失常，心力衰竭等，临床上往往易误诊为感冒。本病有起病数天或数周病史。有胸痛、心悸，同时兼有原有感染症状，如咳嗽、身有微热等，与《伤寒论》"伤寒中风，有柴胡证，但见一证便是，不必悉具"颇为合拍。故以小柴胡汤为基础方，加用黄芪、当归。方中重用黄芪以托毒外出；当归活血，芪归同用，归少芪多，又有补血之功。黄芪有增加免疫作用；当归能改善微循环：加山楂、麦芽既可消食化积，增强食欲，又能疏肝活血。方药对症，故疗效较好。

枣仁宁心胶囊

【药物组成】　酸枣仁 20 g，黄芪 30 g，生地黄、丹参各 15 g，半枝莲 10 g，甘草 5 g。

【适用病症】　病毒性心肌炎。

【用药方法】　上药研末制成胶囊，每粒 3 g。每次服 4 粒，每天 3 次，温开水送服。12 天为 1 个疗程，可连续服用 3 个疗程，病程长者可服用 4~5 个疗程。

【临床疗效】 此方治疗病毒性心肌炎 60 例，痊愈（症状、体征消失，心电图恢复正常，血清心肌酶谱 CPK、LDH、GOT。正常）12 例，显效（症状、体征消失或部分消失，心电图正常或明显改善，血清心肌酶谱基本正常）31 例，有效（症状、体征明显改善，心电图部分改善）14 例，无效（症状、体征、心电图无明显变化）3 例。总有效率 90.5%。

【病案举例】 张某，男，34 岁。3 个月前因工作劳累，加之反复感冒后出现心悸气短，心前区针刺样疼痛，经检查诊断为病毒性心肌炎，服中西药治疗效果不佳，近 1 周来症状加重。诊见：精神疲倦，心悸气短，胸闷时有隐痛，夜眠不安，心烦易躁，纳差口干，舌暗红有瘀点、苔薄腻，脉沉细结代。检查血压 14/9 kPa；心率 68 次/分，心音低钝，每分钟可闻及 10~12 次期前收缩。心电图检查示：缺血，频发室性早搏。中医诊断：心悸。证属气阴虚损，血瘀浊阻。治以益气养阴、活血化浊、宁心安神。用枣仁宁心胶囊治疗 4 天后，症状明显好转；继续服用 3 个疗程，症状消除，心电图复查大致正常，临床痊愈。

【验方来源】 梁君昭，张俊霞. 枣仁宁心胶囊治疗病毒性心肌炎 60 例临床观察 [J]. 陕西中医，2000，21（2）：60.

按： 病毒性心肌炎属中医学心悸、胸痹等范畴，多起于外感时邪热毒，由表入里，内侵于心，耗伤气阴，心失所养，脉络瘀阻，痰浊湿热阻滞所致。枣仁宁心胶囊是针对邪毒蕴结，心脉瘀阻，本虚标实的特点而组成的。方中的酸枣仁养心安神，调复脉律；配以黄芪、生地黄补益心气，滋养心阳，扶正固本；辅以半枝莲清解心营邪毒，祛邪化浊以治标实；使以丹参活血祛瘀，宁心通脉以标本同治，增强全方养心安神之效。因此，全方具有较好的改善心脏自律性、传导性和应激性的作用。

益气养阴方

【药物组成】　黄芪、太子参各 30 g，生地黄 60 g，麦冬、茯苓、牡丹皮各 15 g。

【适用病症】　病毒性心肌炎。

【用药方法】　每天 1 剂，水煎 2 次，分早、晚服。4 周为 1 个疗程。

【临床疗效】　此方治疗病毒性心肌炎 30 例，显效（临床症状、体征基本消失，心电图基本恢复正常）7 例，有效（临床症状、体征有所改善，心电图检查有一定改善）14 例，无效（临床症状、体征及心电图检查均无改善）9 例。

【验方来源】　卢桂萍. 益气养阴方治疗病毒性心肌炎 30 例［J］. 上海中医药杂志，2001，35（3）：19.

按：病毒性心肌炎的病机为毒邪内侵，耗伤心之气阴，心脉瘀阻，表现为心悸，气短，乏力。其病位在心，起病在表，病久多阴虚、气虚，且有血瘀等。补气活血养阴法治疗本病能改善心肌营养与代谢，促进细胞的修复。方中的黄芪益气固表，已被证实具有抗病毒、调节免疫功能的作用，并有改善心功能，保护心肌细胞的作用；太子参助黄芪益气之功，兼养阴生津；麦冬滋养心阴，与黄芪、太子参共奏益心气、滋心阴之效，同时具有强心、降低氧耗、纠正心律失常等作用；生地黄清热凉血生津，能增强和调节免疫功能，改善患者的细胞免疫；牡丹皮酚对心肌细胞代谢紊乱所致心肌损伤有保护作用。益气养阴方治疗病毒性心肌炎对改善症状有显著疗效，能明显拮抗心肌细胞钙超载，减轻心肌损伤，保护心肌细胞，从而有利于病毒性心肌炎的治疗和康复。

益气养阴清心方

【药物组成】 黄芪、玄参、丹参、茯苓、板蓝根各 15 g，太子参 20 g，麦冬 12 g，枳壳 9 g，紫苏叶、砂仁、柏子仁各 10 g，五味子、炙甘草各 6 g。

加减：热盛咽痛发热者，去茯苓、紫苏叶、砂仁，加贯众、金银花、连翘；湿重胸脘痞闷、纳呆不思食者，去玄参，加藿香、苍术、白豆蔻；心悸不宁、不寐者，加酸枣仁、夜交藤、琥珀末；口干咽燥者，加沙参、玉竹；自汗、盗汗者，去紫苏叶，加糯稻根、麻黄根；胸痛，痛处固定者，加延胡索、檀香、三七。

【适用病症】 病毒性心肌炎。

【用药方法】 每天 1 剂，水煎服。同时每天用生脉注射液 50 mL 加入 5% 葡萄糖液 250 mL，静脉滴注。10 天为 1 个疗程，连用 2～3 个疗程。

【临床疗效】 此方加减治疗病毒性心肌炎 42 例，治愈 18 例，显效 10 例，有效 12 例，无效 2 例。总有效率 95.2%。

【验方来源】 余希瑛. 益气养阴清心方治疗病毒性心肌炎 42 例［J］. 中国中医急症，2000，5（5）：194.

按：病毒性心肌炎多因素体正气亏虚，或劳累损伤正气，复感六淫邪毒，由表入里，传之于脉，内舍于心，损伤心肌而发；或湿热蕴结，热郁胸膈，毒邪内侵，发为本病。热毒耗气伤阴而致气阴两虚证。治疗宜扶正与祛邪兼顾，标本同治，拟益气养阴，兼清余热。益气养阴清心方中的黄芪扶正固本，补中益气；太子参、麦冬、五味子一补一清一敛，益气生津，敛阴止汗，使气阴复而脉气生；丹参活血祛瘀生新血以荣心脉；茯苓、紫苏叶、枳壳、砂仁芳化湿浊，健脾理气和胃；玄参、板蓝根养阴生津，清泻火毒；柏子仁、炙甘草宁心定悸，健脾和中。全方合用益气养阴，兼清余热，健脾和中，对较快改善患者的临床症状以及异常心电图有明显作用，使患者的心脏功能迅速恢复，病情不易复发。

抗毒养心汤

【药物组成】　党参、麦冬、丹参各 15 g，生地黄、郁金、玉竹、当归各 12 g，木香、香附、白术各 10 g，五味子、甘草各 6 g。

　加减：急性期发热者，加用板蓝根、金银花、大青叶各 15 g；心悸明显者，加磁石 20 g；胸闷明显者，加全瓜蒌 12 g，紫苏梗 10 g；频发早搏者，加苦参 20 g；头昏头痛者，加川芎 10 g；失眠者，加酸枣仁、茯神各 10 g。

【适用病症】　病毒性心肌炎。

【用药方法】　每天 1 剂，水煎服。10～15 天为 1 个疗程，一般治疗 2 个疗程。并嘱卧床休息以减轻心脏负担，用抗病毒、抗感染，抗心律失常、给予能量合剂及极化液等对症治疗。

【临床疗效】　此方加减治疗病毒性心肌炎 26 例，显效（症状、体征完全消失，心电图恢复正常，血沉及心肌酶谱恢复正常）14 例，有效（症状、体征明显好转，心电图及实验室检查有改善）11 例，无效（症状、体征、心电图略有改善或无改善）1 例。总有效率 96.2%。

【验方来源】　姜世文. 中西医结合治疗病毒性心肌炎 26 例 [J]. 山西中医，2000，16 (3)：29.

　按：病毒性心肌炎发病的主因是正气虚，感受外邪或时邪，由表及里，搏于心脉，心气受损，热毒损伤心肌，以致心气阴两虚。在心气阴两虚中，虽可分为偏阴血虚与偏阳气虚两类，但温邪时毒，灼伤阴血津液为其常，耗损阳气为其变，因此在临床上往往以偏阴血虚型者多见。抗毒养心汤方中重用党参扶阳益气，增强心肌收缩力；丹参、当归补心养心，活血化瘀，可降低心肌耗氧量，改善心脏微循环；生地黄、麦冬、玉竹滋阴增液，养心阴不足；五味子敛虚安心；木香、香附、郁金宽胸理气解郁；甘草和中益气。诸药相伍，共奏益气养阴复脉、补心宽胸宁神之功效。本方可以提高人体的非特异性免疫功能，增强体内巨噬细胞的吞噬能力，能诱导人体干扰素的产生，使网状内皮系统的功能增强，从而提高人体对病毒的抵抗力，减轻病毒对心肌的直接和间接损害，保护心脏功能，促进心肌炎患者康复，临床上取得了较好疗效。

益 心 汤

【药物组成】 黄芪 6 g，太子参、茯苓、白术、白芍、金银花各 25 g，夜交藤 50 g，紫草、合欢皮、当归、炙甘草各 15 g。

【适用病症】 病毒性心肌炎。

【用药方法】 每天 1 剂，水煎，分早、午、晚服，连服 15 天，后 15 天改为每剂水煎分早、晚服。

【临床疗效】 此方治疗病毒性心肌炎 30 例，痊愈（临床症状、体征消失，心电图恢复正常，心肌酶谱正常）12 例，显效（临床症状、体征明显改善，心电图部分改善，心肌酶谱无明显降低）8 例，有效（临床症状、体征有改善，心电图、心肌酶谱无进步）7 例，无效（临床症状、体征、心肌酶谱、心电图均未改善）3 例。总有效率 90%。

【验方来源】 孙桂芝，王爽，张艳. 益心汤治疗病毒性心肌炎 30 例 [J]. 辽宁中医杂志，2000，27（6）：264.

按：病毒性心肌炎，中医辨证多为气血亏虚，治疗上以益气补血为主。方中的黄芪、白芍、太子参、当归、炙甘草补益气血，可较快地改善心脏功能，增强心肌抗缺氧能力，改善心电图，使心肌酶谱指标恢复正常；茯苓、白术健脾益气；夜交藤、合欢皮镇静安神；配用清热解毒的金银花、紫草有抗柯萨奇病毒的作用。本方用于治疗病毒性心肌炎有较好的疗效。

滋肾养心宁神汤

【药物组成】 黄芪、夜交藤各 30 g，熟地黄、山药、茯苓、麦冬、龙骨、牡蛎各 15 g，生地黄、旱莲草、女贞子、五味子、地骨皮、陈皮、丹参各 10 g。

加减：胸痛者，加延胡索 10 g；感冒者，加金银花、板蓝根各 10 g，牛蒡子 15 g；心动过缓者，加麻黄 15 g，熟附子 10 g；频发室性早搏者，加黄连 10 g，苦参 5 g。

【适用病症】 病毒性心肌炎。

【用药方法】 每天 1 剂，水煎，分早、午、晚服。1 个月为 1 个疗程，最长服用 3 个疗程，最短服用 1 个疗程。

【临床疗效】 此方加减治疗病毒性心肌炎 150 例，治愈 84 例，好转 52 例，无效 14 例。总有效率 90.7%。

【验方来源】 周喜忠. 滋肾养心宁神法治疗青少年病毒性心肌炎的疗效观察 [J]. 中医药学报，2000，28（2）：6.

按：滋肾养心宁神法治疗青少年病毒性心肌炎，能有效地减轻以至消除临床症状，改善病毒性心肌炎患者因心肌供血不足引起的缺血性心电图改变，对心肌抗体有显著的阳转阴效果。

益心解毒复脉汤

【药物组成】 黄芪、党参、生地黄、丹参、茯苓、龙骨、牡蛎各 30 g，炙甘草、桂枝各 15 g，当归、黄芩、黄连、栀子、枳壳、桔梗、石菖蒲各 10 g。

【适用病症】 病毒性心肌炎。

【用药方法】 每天 1 剂，水煎 2 次，分早、晚服。7 天为 1 个疗程。

【临床疗效】 此方治疗病毒性心肌炎 28 例，痊愈（自觉症状消失，每 10 天复查心电图 1 次，连续 6 次以上及其他实验室检查皆正常，能从事正常工作或劳动，随访 1 年以上未复发者）15 例，显效（自觉症状基本消失，心电图恢复正常，但在剧烈活动或劳动时仍有不适者）9 例，好转（症状明显减轻，心电图好转，但仍不能恢复正常体力劳动或需加其他方法治疗者）2 例，无效（用药 3 个疗程以上，症状稍有减轻，但心电图无稳定改善，必须结合西药治疗者）2 例。总有效率 92.86%。

【病案举例】 刘某，女，35 岁。患者于 1 个月前感冒，出现发热、咽痛、咳嗽、吐黏痰，服用感冒通、复方新诺明等药治疗 5 天，病情减轻，但仍有寒热。近 20 多天来自感心慌不安，时有心跳停顿感，伴胸闷、心烦、乏力、口干、易汗出，在某医院诊断为"病毒性心肌炎"，经治疗半个月，病情时轻时重。诊见：舌尖红、苔薄黄干，脉促而有力；体温 37 ℃，血压 14/11 kPa，心率 120 次/分，心尖搏动微弱而弥散，第一心音减弱，心律不整，间歇 15 次/分。心电图示：窦性心动过速伴频发室性早搏。方用益心解毒复脉汤 3 剂，病情缓解，9 剂后诸症状消失。复查心电图正常。减量又进 5 剂，连续复查心电图 6 次无异常。随访 1 年病未复发。

【验方来源】 管树江. 益心解毒复脉汤治疗病毒性心肌炎28例［J］. 四川中医，1997，15（7）：32.

按：病毒性心肌炎是由病毒感染所引起的心肌局限性或弥漫性炎症性病变。其主要病机为正虚邪侵，包络受损，血行阻滞。治宜扶正祛邪、复脉安神。益心解毒复脉汤方中的黄芪、党参、当归、生地黄补气养血，炙甘草、桂枝益气通阳，意遵"虚则补之"之训，大补气血阴阳以扶正，使正能胜邪为主药。现代药理研究黄芪有增强心功能，保护心肌，改善血液流变学及心肌电活动的作用，能治疗病毒性心肌炎。黄芩、黄连、栀子清热解毒，旨在"热者寒之"，且黄芩、黄连又有抗病毒的作用，以祛除邪气，使邪去正安为辅；丹参、枳壳行气活血，桔梗、石菖蒲、茯苓化痰泄浊，同治脉道阻滞之邪，以利血行而复脉；龙骨、牡蛎镇心安神，有"散者收之"之功，共为佐使。本方适合于心动过速，或兼心律不齐者，但对心动过缓，或严重心力衰竭及休克者应更他方或结合西药进行抢救等综合治疗。

清热解毒汤

【药物组成】 黄连 6 g，苦参 10～30 g，栀子、麦冬各10 g，连翘 15 g，玄参 20 g，金银花、丹参、大青叶、龙骨、牡蛎各 30 g。

【适用病症】 病毒性心肌炎。

【用药方法】 每天 1 剂，水煎服。1 个月为 1 个疗程。

【临床疗效】 此方治疗病毒性心肌炎 60 例，治愈（心悸、气短、胸闷等临床症状消失，体征与心电图恢复正常）49 例，显效（心悸、气短、胸闷等症状基本消失，心电图基本恢复正常，早搏减少一半以上）5 例，有效（1 临床症状及体征减轻，心电图好转，早搏减少）3 例，无效（临床症状改善不明显或略有改善，体征与心电图无好转）3例。总有效率95%。

【病案举例】　韩某，男，28岁。心悸气短、胸闷胸痛、倦怠乏力26天，心电图示：ST－T段改变，频繁室性早搏。某医院诊断为病毒性心肌炎，经抗病毒、营养心肌、抗心律失常治疗，无明显好转。诊见：心悸乏力，胸闷气短，时有胸痛，潮热，自汗，心烦不寐，口干唇燥，舌红少津，脉细结。证属邪热内侵，气阴两虚。治以清热解毒、养阴复脉、固表止汗。方用清热解毒汤加太子参、生地黄、黄芪各15 g，五味子10 g。服2周后早搏消失。守上方继服20天后，潮热、汗出、心烦、心悸气短等症状消失，舌质淡红，脉缓。患者邪热已去，气阴渐复。复查心电图正常。为巩固疗效，前方去苦参、栀子，加龙眼肉15 g以益心脾，再服4剂。1个月后复查心电图正常。

【验方来源】　尹通，刘艳芳. 清热解毒汤治疗病毒性心肌炎60例［J］. 陕西中医，1997，18（3）：13.

按：病毒性心肌炎多由于肺虚卫外失职，外感毒邪乘虚侵袭，内舍于心，宿于血脉而形成。毒邪内陷，可逼津外泄，形成阴虚火旺或耗伤气阴；也可因热致瘀，血流不畅，心脉瘀阻。部分患者可由阴损及阳而阴阳两虚。因此对病毒性心肌炎，属于热毒内侵者，只有及早采用清热解毒法，才能有效地控制病情，防止传变。清热解毒汤方中的黄连、苦参、栀子、连翘、大青叶、金银花、玄参、麦冬、丹参清热解毒，透邪外出，并能养心、活血散瘀。其中苦参一药，不但具有清热解毒作用，还对心律失常者具有复常作用。龙骨、牡蛎重镇安神，以消除心悸，且不敛邪气。本方既有抗菌、抗病毒和灭活内毒素作用，也有化瘀作用，因此能改善微循环，降低血小板聚集性，对心肌损伤有修复愈合作用，有利于心肌炎的恢复，从而获得了满意疗效。

二黄温胆汤

【药物组成】 黄芪60 g，黄连、姜半夏、茯苓、茯神、姜竹茹、炒枳壳、甘草各10 g，陈皮5 g，大枣5枚，生姜3片。

加减：疾病初期1～2个月内，可加苦参10 g，板蓝根30 g，蒲公英15 g，以增强抗病毒作用；心悸较甚者，加龙齿（先煎）、磁石（先煎）各30 g，酸枣仁10 g；胸闷尤重者，加川芎、郁金各10 g，丹参30 g；慢性期正虚邪存者，可加沙参、麦冬、七叶一枝花各10 g。

【适用病症】 急性病毒性心肌炎。

【用药方法】 每天1剂，水煎，分早、晚服。同时予以吸氧、卧床休息。

【临床疗效】 此方加减治疗病毒性心肌炎268例，服药6个月后，痊愈（症状、体征消失，心电图恢复正常）254例，显效（临床症状、体征明显改善，心电图基本恢复正常）5例，有效（临床症状、体征、心电图有所改善）3例，无效（临床症状、体征、心电图均无改善）6例。痊愈率94.77%。

【验方来源】 李毅. 二黄温胆汤加减治疗急性病毒性心肌炎268例［J］. 上海中医药杂志，2000，34（7）：22.

按：急性病毒性心肌炎患者发病1～2周前大多可有发热、全身酸痛、咽痛、腹泻等病史，并可见心悸、胸闷、心前区隐痛、乏力、恶心、尿少、头晕，甚至少数发生昏厥，舌红、苔薄黄或黄腻，脉结代或数无力等症状。多数患者因感受湿热毒邪，扰乱心神所致。二黄温胆汤加减补气扶正，清热解毒，利胆宁心，用于治疗急性病毒性心肌炎，可获较好的疗效。现代药理研究认为黄连具有很广的抗菌作用，可治疗心律失常，有扩张末梢血管、抗病毒、抗炎和解热作用；黄芪有明显的抗病毒及调节免疫机制，使患者不易反复遭受病毒感染，并对干扰素系统有激活作用，在淋巴细胞中可诱生 γ 干扰素，还有改善内皮细胞及正性肌力，使损伤的心肌细胞恢复活力，以改善心脏功能。

解毒救心汤

【药物组成】　黄芪 30～60 g，党参、丹参、金银花各 30 g，麦冬、连翘各 15 g，五味子 6 g，葛根、川芎、白芍各 12 g，黄芩 8 g，甘草 5 g。

加减：心律失常者，加苦参；阴虚者，加生地黄、玄参；湿盛者，加茯苓；胸闷、胸痛者，加延胡索、郁金。

【适用病症】　急性病毒性心肌炎。

【用药方法】　每天 1 剂，水煎 2 次，分早、晚服。15 天为 1 个疗程，连服 2 个疗程。

【临床疗效】　此方加减治疗急性病毒性心肌炎 40 例，显效（胸闷、心悸、气短等主要症状消失，心脏听诊及心电图检查早搏消失，ST - T 段恢复正常，房室传导阻滞消失，心功能恢复正常）23 例，有效（胸闷、心悸、气短等主要症状好转，心脏听诊及心电图检查早搏减少 50% 以上，ST - T 段基本正常，房室传导阻滞由Ⅱ度转为Ⅰ度、Ⅰ度恢复至正常，心功能提高 1 级）14 例，无效（心悸、胸闷、气短等主要症状未消失，心脏听诊及心电图检查早搏未减少，ST - T 段、房室传导阻滞及心功能无改变）3 例。总有效率 92.5%。

【验方来源】　李大伟. 自拟解毒救心汤治疗急性病毒性心肌炎 40 例［J］. 中国中医急症，2000，5（2）：82.

按：急性病毒性心肌炎属中医学心悸、怔忡范畴。多为外感六淫，入里化热，热人心经，使心阴虚损，内热炽盛。治宜清热解毒、益气养阴、活血化瘀。解毒救心汤中的金银花、连翘、黄芩清热解毒，药理研究证明三药均有较强的抗病毒及广谱抗菌作用，并能诱发机体的免疫功能及抗病能力；黄芪补气升阳、利水退肿，现代药理研究证实具有良好的免疫调节作用和抗病毒作用，作为补气药，可缓解心律失常，具有扩血管作用，可改善心肌缺血缺氧，其利水作用可减轻心肌间质水肿；党参、麦冬、五味子益气养阴，党参具有益气安神之功，能直接兴奋心肌，增加心脏的排血量，改善微循环；麦冬具有改善心脏血液动力学效应，加强心肌营养，并能促进细胞复极化；五味子具有调节心血管系统病态生理机能之功；丹参活血化瘀，具有扩张冠状动脉和增加冠状动脉血流量，改善心肌收缩力，减慢心率等作用；葛根解表退热，生津止渴，扩张冠状动脉，增加冠状动脉血流量，降低心肌耗氧量；川芎活血行气，祛风止痛；白芍养血敛阴；甘草泻火解毒。用解毒救心汤治疗急性病毒性心肌炎有较好的疗效。

清宫汤加减方

【药物组成】 水牛角 30 g，连翘、西洋参、赤芍各 10 g，竹叶 6 g，麦冬、玄参、黄芪各 15 g，莲子心 3 g，石菖蒲、五味子各 5 g。

加减：初期发热者，加金银花；咽痛者，加牛蒡子、桔梗；胸闷胸痛者，加瓜蒌；心动过缓者，加桂枝、川芎，去水牛角；早搏者，加炙甘草、苦参；有肠道感染者，加苦参，去五味子；心烦失眠者，加酸枣仁、栀子。

【适用病症】 急性病毒性心肌炎。

【用药方法】 每天 1 剂，水煎，分早、晚服。4 周为 1 个疗程。

【临床疗效】 此方加减治疗急性病毒性心肌炎 32 例，治愈（临床症状及体征消失，实验室检查正常，心电图恢复正常）

15 例，显效（症状基本消失，实验室检查正常，心电图明显改善）9 例，有效（临床症状控制或好转，实验室检查正常或好转，心电图好转）6 例，无效（症状、体征及各种检查均无好转）2 例。总有效率 93.75%。

【验方来源】　夏队初. 清宫汤加减治疗急性病毒性心肌炎 32 例 [J]. 湖南中医药导报，2000，6（6）：25.

按：病毒性心肌炎是病毒感染引起的心肌局限性或弥漫性病变。中医学认为正气虚弱、心肺气阴两虚是本病发病的主要原因，温热毒邪乘虚而入，邪毒犯肺侵心，邪人心营，耗气伤阴是其主要病机。清宫汤加减方中的水牛角、莲子心清心泻火；玄参、麦冬益水滋阴；连翘、竹叶解毒透邪；西洋参、黄芪能鼓舞心气，益气生津；五味子酸甘化阴，防心气之耗散；赤芍凉血散瘀，既防心脉瘀滞，又可去瘀生新；少佐石菖蒲化浊通窍，以防热与痰瘀互结。全方清补兼施，动静结合，补不壅滞，攻不伤正，用于治疗病毒性心肌炎，疗效满意。

生脉益气汤

【药物组成】　人参 10 g，麦冬、大青叶、红花各 12 g，五味子 6 g，黄芪、金银花各 30 g，玄参、生地黄、连翘、板蓝根、丹参、玫瑰花各 15 g。

加减：胸闷甚者，加瓜蒌 15 g；瘀血阻络，心前区痛甚者，加三七 3 g，郁金 12 g；四肢厥冷者，去生地黄、玄参，加熟附子 10 g，干姜 6 g。

【适用病症】　急性病毒性心肌炎。

【用药方法】　每天 1 剂，水煎 2 次，取药液 400 mL，分早、晚服。治疗期间卧床休息，并配合维生素 C 静脉滴注，每次 3 g，每天 2 次；静脉滴注能量合剂，每天 1 次。合并感染者，予青霉素静脉滴注，有严重心律失常酌加抗心律失常药物。15天为1个疗程，共治疗3个疗程。

【临床疗效】　此方加减治疗急性病毒性心肌炎32例，治愈（症状及体征消失，心电图及血清酶学完全恢复正常）25例，好转（症状控制或好转，心电图部分恢复正常，血清酶学较治疗前明显改善）5例，无效（症状、体征均无好转或恶化，心电图、血清酶学无改善）2例。总有效率93.75%。

【验方来源】　范平. 中西医结合治疗急性病毒性心肌炎32例［J］. 山东中医杂志，2000，19（8）：482.

按： 病毒性心肌炎是病毒感染引起的常见心脏器质性疾病，属于中医学胸痹、心悸范畴。多因禀赋不足、后天失养致心肺气阴亏虚，温热毒邪乘虚侵袭，内舍于心所致。气阴两虚，则极易感受温热邪毒，邪毒内侵，势必更加耗气伤阴。气阴两虚不仅是本病发生的内在根据，也是病变的必然结果，存在于疾病发展的各个环节。外感温热邪毒则是诱发和加重本病的主要外因。气阴两虚，血行无力，营阴涩滞，每致心脉瘀阻。因此，本病的病机为本虚标实，即心肺气阴亏虚为本，温热邪毒侵袭、心脉瘀滞为标。以益气养阴治其本，清热解毒、活血通脉治其标。药用生脉散补益心气、益气养阴；黄芪补益心气、升补宗气；人参、黄芪合用，可使气血互生，气旺血行；麦冬、生地黄、玄参甘寒滋阴清热；金银花、连翘、大青叶、板蓝根清热解毒祛邪；连翘、生地黄、板蓝根相合可清心、凉营、解毒；丹参、红花、玫瑰花活血通脉。诸药配合，用于治疗病毒性心肌炎有较好的疗效。

益气养阴活血方

【药物组成】　黄芪、太子参、丹参、龙骨、牡蛎各30 g，麦冬、赤芍各15 g，五味子、炙甘草各5 g，川芎10 g，红花 6 g。

加减：发热咽痛者，加金银花、连翘、大青叶；心烦口干者，加石斛、知母、生地黄；胸前区闷痛甚者，加郁金、蒲黄；失眠多梦者，加夜交藤、远志；下肢浮肿者，加桂枝、茯苓、泽泻；肢冷脉微、喘促不得卧者，加人参、熟附子、葶苈子。

【适用病症】　急性病毒性心肌炎。

【用药方法】　每天 1 剂，水煎，分早、晚服。4 周为 1 个疗程。对于严重心律失常或心力衰竭者对症处理，适当补充能量，纠正电解质紊乱。

【临床疗效】　此方加减治疗急性病毒性心肌炎 24 例，痊愈（临床症状、体征消失，实验室各项检查恢复正常）6 例，显效（临床症状、体征基本消失，实验室各项检查有明显改善）10 例，有效（临床症状、体征，实验室各项检查有所改善）7 例，无效（临床症状、体征及实验室检查均无改善）1 例。总有效率95.9％。

【验方来源】　罗列波. 益气养阴活血法治疗急性病毒性心肌炎 24 例［J］. 北京中医，1999，18（3）：20.

按：急性病毒性心肌炎的病位在心，多由外感温热邪毒，内舍于心，致心脉损伤而成。邪盛正衰是决定本病发生与发展的关键。本病多责之于心气心阴不足，或由于受邪过重，致正不胜邪，外邪入里损伤心脉而成；温热邪毒入里又可进一步耗气伤阴，故气阴两虚是本病正虚不足的特点。同时，温热邪毒可煎熬阴血，扰乱气机，导致气滞血瘀；或因心气不足，无力行血而使血瘀脉中，故瘀血是与本病息息相关的病理产物，可贯穿于整个病程中，是本病的另一特点。因此，本病乃本虚标实、虚实夹杂之证。治宜扶正祛邪为主，立益气养阴活血为根本大法。方中重用黄芪补中益气，扶正固本；太子参助黄芪益气之力，兼养阴生津；麦冬养心阴；五味子宁神收敛耗散之心气，与麦冬酸甘以化阴；丹参、赤芍、红花、川芎活血祛瘀通脉；配以龙骨、牡蛎安神定志；炙甘草和中益气，调诸药，共奏益心气、滋心阴、活血通脉、宁心安神之功。本方注重整体施治，切中病机，以本方随症加减既可安未受邪之地，阻断病情发展，又可通过活血通脉使药达病所，邪有出路。全方有攻有补，邪正兼治，使心气得复，心脉得充，脉通气和，达到补虚而不留邪、祛邪而不伤正、邪祛正安的目的。现代药理研究表明，黄芪已被证实具有抗病毒、调节免疫功能的作用，并有改善心功能、保护心肌细胞作用；太子参、麦冬、五味子具有强心、降低氧耗、纠正心律失常等作用；丹参、赤芍、红花、川芎等活血药具有扩张血管作用，可增加冠状动脉血流量，利于心肌细胞恢复。说明益气养阴活血法对于改善心脏症状，促进心肌细胞恢复，提高治愈率功效显著。

参七延胡红花汤

【药物组成】 三七粉（冲服）5 g，丹参30 g，延胡索、苦参、连翘各20 g，桃仁、红花、黄连、茯苓各15 g，檀香10 g。

加减：若气虚者，加黄芪30 g益气行血；阳虚者，加桂枝15 g温阳通脉；胸闷者，加瓜蒌30 g，制半夏15 g以宣痹散结；脉结代者，加炙甘草15 g益气复脉。

【适用病症】 病毒性心肌炎Ⅰ度房室传导阻滞。症见心悸，胸闷胸痛，气短乏力，舌暗红或有瘀斑或舌下瘀筋，脉结代促。

【用药方法】 每天1剂，水煎服。并配合应用西药治疗。为预防并发细菌感染，21例中有6例用青霉素800万U静脉滴注，每天1次，用药7天；2例静脉滴注能量合剂15天；2例静脉滴注维生素C 10天。

【临床疗效】 此方加减治疗病毒性心肌炎Ⅰ度房室传导阻

滞21例，治愈（心悸气短、胸闷疼痛、周身乏力等症状缓解，听诊心律规整，心肌酶谱检查正常，心电图示Ⅰ度房室传导阻滞及其他心律失常消失）20例，未愈（症状缓解，但心电图仍有Ⅰ度房室传导阻滞）Ⅰ例。总有效率95.2%。

【验方来源】　宋俊杰. 中药为主治病毒性心肌炎Ⅰ度房室传导阻滞21例［J］. 辽宁中医杂志，1999，26（5）：212.

按： 病毒性心肌炎以病毒直接侵犯心肌为主，引起心肌局限性或弥漫性的急性、亚急性或慢性炎症病变为主，致心脏传导系统失调，出现房室传导阻滞。中医学认为，心主血脉，心主阳气，气行则血行，故活血化瘀时莫忘调气，气虚则补，气滞则行，但化瘀不宜伤正，因本病在临床上单纯属血瘀者少见，血瘀痹阻有由气虚、阳虚、阴虚所致，又有由气滞、寒凝、痰浊致瘀。方中三七、桃仁、红花、丹参、延胡索等活血化瘀，而且三七、丹参均具有显著降低心肌耗氧量，扩张心血管，有效改善血液流变学指标等作用。再配合清热解毒之连翘、黄连、苦参等，并有抗病毒、抗炎等作用。茯苓健脾利水，檀香行气止痛。全方配伍，切中病机，故可获较好的疗效。

二参地冬汤

【药物组成】　丹参、生地黄各20 g，党参25 g，麦冬、金银花各15 g，川芎12 g，珍珠母40 g，炙甘草30 g，肉桂6 g。

【适用病症】　病毒性心肌炎之早搏。

【用药方法】　症状较重者每天1剂半，水煎2次，分早、午、晚服。症状减轻后每天1剂，恢复期2天1剂。

【临床疗效】　此方治疗病毒性心肌炎之早搏20例，基本痊愈（症状消失，心电图恢复正常者）18例，有效（心电图改善，但有反复者）1例，无效（症状改变不明显，心电图无改善者）1 例。总有效率 95%。

【病案举例】 王某，女，25 岁。胸闷、心慌 40 天，病前 1 周鼻塞，流涕，咽痛，自服感冒药后症状好转，但出现胸闷、心慌，左胸部有隐痛感，头晕，乏力。检查：心音低钝，心率 70 次/分，律不齐，闻及早搏 10 ~ 12 次/分，未闻及病理性杂音。心界未见扩大。心电图检查示：窦性心律不齐，频发室性早搏。西医诊断为病毒性心肌炎，住院治疗 45 天，其余症状改善，早搏仍频发。改服二参地冬汤 60 剂，早搏消失。观察 2 年未见复发。

【验方来源】 殷学泰. 自拟方治疗早搏 20 例体会 [J]. 甘肃中医，2000，13（2）：29.

按： 病毒性心肌炎之早搏，属于中医学脉结代、心动悸范畴。其发病机制主要是病毒之邪外侵，迁延失治，耗伤气血，荣卫疏通失调所致。临床以心阴不足，心气失养为主要表现，故用益气养阴、清心降火、活血化瘀之药治疗。其中党参益心气，安心神；丹参、川芎养心血，化瘀血，清心除烦；珍珠母为治心悸之要药；生地黄、麦冬清心降火，养阴生津；炙甘草通经脉，甘温益气；金银花清心经客热，清解余邪；肉桂用量轻，借其通阳之性更有助于气阴恢复。

调 律 汤

【药物组成】 太子参、丹参、金银花各 30 g，麦冬、苦参、瓜蒌、连翘各 15 g，远志、五味子、炙甘草各 10 g。

【适用病症】 病毒性心肌炎后心律失常。

【用药方法】 每天 1 剂，水煎，分早、晚服。1 个月为 1 个疗程。

【临床疗效】 此方治疗病毒性心肌炎后心律失常 30 例，

临床显效（用药后症状基本消失，心电图大致正常）20 例，有效（症状明显改善，心电图示早搏次数较原来减少）8 例，无效（用药后症状及心电图均无明显变化或反加重）2 例。总有效率 93%。

【病案举例】 张某，男，22 岁。患病毒性心肌炎 6 月余。6 个月前，因感冒后胸闷、心悸，经某医院检查诊断为病毒性心肌炎，住院治疗 30 天后，症状好转出院。3 周前因感冒后致上述症状加重。诊见：心前区憋闷，心悸气短乏力，心烦不宁，口干而苦，舌质暗红、苔黄腻，脉细数时有歇止。心电图示：窦性心律，频发室早，ST－T 段改变。西医诊断：病毒性心肌炎后心律失常；中医诊断：心悸。证属心脾两伤、气阴亏损、邪恋络阻。方用调律汤加郁金、赤芍各 15 g。服 7 剂后，胸闷减轻；继服 20 剂，诸症状消失，心电图恢复正常。随访 1 年未复发。

【验方来源】 尤琼敏. 调律汤治疗病毒性心肌炎后心律失常 30 例 [J]. 四川中医，2000，18（4）：27.

按：病毒性心肌炎属于中医学胸痹、心悸等范畴。多是素体虚弱，复感外邪，内舍于心所致。治疗应以扶正祛邪，标本兼顾为原则。调律汤方中的太子参、麦冬、五味子、炙甘草益气养阴扶正；丹参活血化瘀通脉；苦参清热燥湿，调整心律；瓜蒌豁痰宽胸；远志安神定志；金银花、连翘清热散邪。诸药合用，共奏益气养阴、活血通脉、清热散邪之功。现代药理研究：丹参具有抗心肌缺血、扩张冠状动脉等作用，对心律失常有较好疗效；太子参、甘草能改善心肌营养，增强心肌功能；瓜蒌、苦参有一定的抗心律失常作用；金银花、连翘具有抗病毒作用。因此本方对增强心肌功能、改善心肌营养、抗病毒、抗心律失常有较好的效果。

人参安神汤

【药物组成】 人参 10~12 g，麦冬、当归各 12~15 g，黄芪 20~30 g，生地黄 15~20 g，黄连 6~9 g，炒酸枣仁 15~30 g，茯神 9~15 g。

【适用病症】 病毒性心肌炎恢复期。

【用药方法】 每天 1 剂，水煎服。4 周为 1 个疗程。

【临床疗效】 此方治疗病毒性心肌炎恢复期 32 例，均获得较好的疗效。

【验方来源】 孙云，孙伟臣，朱燕. 人参安神汤加味治疗病毒性心肌炎恢复期 32 例 ［J］. 天津中医，1999，16（2）：13.

按：病毒性心肌炎在急性期后（病程一般 6 个月以上），患者症状表现和异常心电图、心肌酶谱等逐渐好转，临床上称为恢复期。此期病邪虽减而正气已伤，正邪相持不下易致病情迁延，日久难愈。按其主要症状可归属中医学心悸、怔忡、胸痹等范畴。本病多因正虚感邪而致，由于患者素体气阴不足，外感热邪或热从湿化，多成气阴两虚、热邪未尽之证。气虚阴亏易致瘀血阻滞，阴虚内热、余热尤存则可扰动心神，故益气养阴、兼清余邪、活血安神为治疗病毒性心肌炎恢复期的重要治法之一。人参安神汤方中的人参补气兼能生津；麦冬养阴益心，又可清心除烦；生地黄清热兼养阴生津；当归为通脉活血、补血和血之要品；黄连功善清心火、清热毒；炒酸枣仁、茯神具宁心安神之效。现代药理研究认为，本方诸药有不同程度的心血管药理作用和抗病毒效应，加用黄芪补气为主兼化瘀血、益阴液之功，可改善心功能，保护心肌，提高自然杀伤细胞对柯萨奇病毒的杀伤力，调整免疫功能。诸药合用，益心气、养心阴为主，化瘀血、清热毒、安心神为辅,标本兼顾,用治病毒性心肌炎恢复期之气阴两虚型,可获得较好的疗效。

育阴清热方

【药物组成】 太子参、北沙参、丹参、苦参各 20～30 g,麦冬、酸枣仁各 20 g,川芎 10～15 g,甘草 30 g。

加减:若气阴亏虚为主者,加补气养心定悸的人参、五味子、山药、扁豆等;心脾两虚者,加调补心脾的党参、白术、茯苓;阴虚而肝郁,心火内扰者,加养阴柔肝的生地黄、百合、柴胡、白芍、薄荷、郁金;痰浊内扰,瘀毒未清者,加化瘀解毒、清化痰浊的黄芩、制半夏、石菖蒲、远志、牡丹皮、知母、益母草、当归。

【适用病症】 病毒性心肌炎后遗症。

【用药方法】 每天 1 剂,水煎,分早、晚服。3 周为 1 个疗程。连服 2 个疗程。

【临床疗效】 此方加减治疗病毒性心肌炎后遗症 72 例,临床痊愈(症状全部消失,心电图恢复正常)12 例,显效(症状基本消失,心电图大致正常)30 例,有效(症状明显改善,心电图早搏次数及心动过速发作次数较治疗前减少 50% 以上)8 例,无效(用药后症状及心电图均无变化)22 例。

【验方来源】 郁燕南. 育阴清热治疗病毒性心肌炎后遗症 72 例［J］. 辽宁中医杂志,1999,26(6):258.

按:病毒性心肌炎后遗症常常病势缠绵。由于病程长,病情反复,正气既损,邪毒亦不盛。对育阴药的选择应选用补阴兼益心气的人参、太子参、五味子、山药、扁豆等;再配补气药加强育阴的功效,使心气得补而心阴得增。但阴虚易致火旺,因此,补阴之剂配补气药时应注意权衡。阴虚又易致火旺,病易从热化，所以适量配合清热药同用，使阴生自可配阳。因气血流通不畅，宗气不下，脉中之血凝而留止不通，血行失度，方中应加通气血之品如川芎、丹参、当归、益母草等。方中的太子参、北沙参补益心气，养心阴，调治气虚兼阴亏；丹参调心血，有除烦安神之效，对瘀血内阻，虚热心烦、失眠、心悸尤宜；苦参专治心经之火，药理研究也证实有抗心律失常的作用；重用甘草取和中养心缓脉，并减苦寒伤脾败胃之弊；麦冬滋上焦阴分，兼清营热；酸枣仁养心宁神，治虚烦不眠之良药；川芎血中之气药，通血脉之瘀阻，助丹参养血活血之功。全方共奏益心气滋心阴，调心血清心热，通心瘀缓心脉，安心神，攻补兼施，使正安而邪祛，疾病得愈。

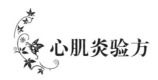

心肌炎验方

人参芍药汤

【药物组成】 人参、当归、五味子、炙甘草各 15 g，白芍、麦冬各 20 g，黄芪 50 g，金银花 30 g，连翘 25 g。

加减：胸痛者，加郁金 25 g，鸡血藤 40 g，延胡索 20 g；口渴咽干、五心烦热者，加牡丹皮 35 g，生地黄 20 g，知母 15 g；气短明显者，加大人参、黄芪用量；心悸心慌者，加龙骨、牡蛎各 20 g；脉数者，加黄连 12.5 g，苦参 20 g；畏寒肢冷，脉迟者，加桂枝 15 g，熟附子、麻黄各 10 g；心悸脉结代，频发早搏者，加青礞石 15 g；头晕者，加川芎 15 g，葛根 40 g；舌苔黄厚而腻者，重用苦参；舌苔白厚者，加扁豆 20 g，苍术 15 g；胃脘胀满者，加柴胡、枳壳各 15 g；食少纳呆者，加鸡内金、焦三仙各 15 g；咽红而痛者，加牛蒡子 15 g，山豆根 10 g，蒲公英、板蓝根各 25 g；少寐多梦者，加柏子仁、远志各 20 g。

【适用病症】 心肌炎。

【临床疗效】 此方加减治疗心肌炎，有较好的疗效。

【病案举例】 黄某，女，12 岁。心慌、胸闷、气短、乏力 2 个月，活动后气短明显，经检查诊断为病毒性心肌炎并住院治疗月余，效果不佳。诊见：心慌、心悸、胸闷，时感心前隐疼、气短、乏力，活动后明显加重，形体消瘦，面色少华，夜寐不宁，心烦易惊，手足心热，纳少，舌质淡红、苔薄白，脉细数而结。检查：心率 116 次/分，节律不齐，早搏 8 ~ 10 次/分；心电图示：窦性心动过速，频发室性早搏；心电频谱示：心肌供血不足，心肌抗体（＋）；心肌酶：谷氨酸转肽酶增高，碱性磷酸酶增高。证属气阴两虚，治以益气养阴。处方：党参、炙甘草、麦冬、五味子、白芍、金银花、连翘、鸡内金、远志各 15 g，黄芪 30 g，龙骨、牡蛎各 20 g，当归、生姜各 10 g，青礞石 12.5 g，大枣 3 枚。服上方 7 剂后心悸心慌症大见好转，胸闷、气短、乏力亦见改善，心率 102 次/分，早搏 4～5 次/分。继前方改党参为红参 10 g，黄芪 40 g。再服 4 剂，症状均除，食欲大增，面色红润，早搏偶发，脉沉有力。继前方去青礞石加茯苓 15 g，续服 14 剂。诸症状皆平。心电图示：正常范围。随访半年病已痊愈。

【验方来源】　　姜延，王绍兵. 郭文勤治疗心肌炎经验 [J]. 黑龙江中医药，2000，（1）：28.

按：心肌炎属中医学心悸、怔忡、虚劳、胸痹等范畴。其病因病机为邪毒外犯，内舍于心，致气血失和，气阴两虚。病位在心，气阴两虚见证颇多。治以益气养阴为主，配以清热解毒之品，标本兼顾，攻补兼施。人参芍药汤中的人参补元气、益心气、补脾益肺安神；黄芪入脾肺之经，补中益气为补气之要药；炙甘草补脾气，麦冬、白芍益胃生津，润肠通便，防止辛燥伤阴；五味子益气生津，补肾养心，收敛耗散之气；当归补血和血；金银花、连翘清热解毒。诸药合用，攻补兼施，补而不腻，使气足血充，诸症状自除。临证时根据本病虚实互见的病理特点随症加减，每获良效。

六味养心煎

【药物组成】　　黄芪 30～60 g，生地黄、当归各 15 g，川芎 15～20 g，丹参 20 g，柴胡 6～12 g.

加减：兼风寒表现者，加防风、荆芥各 15 g；兼风热表现者，加连翘、黄芩各 15 g；兼有痰湿表现者，加苍术、茯苓各 15 g；气虚表现明显者，加重黄芪用量，或取人参 10～15 g 另煎服用；心悸明显者，加五味子 6 g。

【适用病症】　急性心肌炎。

【用药方法】　每天 1 剂，头煎加水 300 mL，浸泡 15 分钟，煎 30 分钟，取药液 150 mL；二煎加水 200 mL，取药液 150 mL。两煎液混合，分早、晚服。10 天为 1 个疗程。

【临床疗效】　此方加减治疗急性心肌炎 54 例，痊愈（症状完全缓解，心电图、多普勒彩超、胸片、心肌酶等复查正常）18 例，有效（症状基本缓解，心电图仍有心律失常表现，其余检查均已正常）32 例，无效（症状无明显改善或反而加重，实验室检查无改变或改变不明显）4 例。总有效率 92.6%。

【病案举例】　许某，男，28 岁。患者 10 天前因活动后汗出当风，出现头痛、发热、鼻塞、干咳等症状，自服速效伤风胶囊、头孢氨苄胶囊等药物后，热退，症状缓解。2 天前出现心慌、气短。诊见：轻咳无痰，胸闷气短，周身乏力，心悸频作，舌质暗红、苔薄黄，脉结代。多普勒彩超示：无异常；心电图示：ST 段下移 0.05～0.1 mV；心肌酶示：谷草转氨酶 180 U，肌酸激酶 200 U，乳酸脱氢酶 400 U。西医诊断：急性心肌炎。中医诊断：心悸（气虚血滞型）。治以六味养心煎加味。处方：黄芪 40 g，川芎、丹参各 20 g，生地黄、当归、黄芩各 15 g，柴胡、五味子各 6 g。药进 10 剂，仅时有心悸，舌淡暗红、苔薄白，脉结代。前方去黄芩，继服 10 剂，症状消失，复查心电图、心肌酶均已正常。3 月后随访未见不适。

【验方来源】　朱波. 六味养心煎加味治疗急性心肌炎 54 例［J］. 江苏中医，1998，19（9）：24.

按：急性心肌炎为较常见的心肌疾病，一般于上呼吸道感染、腹泻等病毒感染性疾病后 1~3 周内或急性期内出现心脏表现。中医学将其归入心悸、胸痹、喘证等范畴。治以益气活血之法结合辨证用药常可获得满意疗效。六味养心煎方中重用黄芪扶正益气，为君药；生地黄、川芎、当归、丹参养阴行气活血，共为臣药；柴胡理气解郁，用为佐使药。现代药理研究，黄芪有扩张冠状动脉、对抗心律失常、改善微循环、提高机体免疫功能等作用；当归、丹参、川芎、生地黄等均有活血行气作用，可增加冠状动脉流量，对抗心肌缺血，增强心肌收缩力。诸药合用，共奏益气活血、扶正通滞之效。用于治疗急性心肌炎疗效确切，可缩短病程。

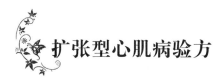

扩张型心肌病验方

玉 麟 丸

【药物组成】 川芎、赤芍、当归、桃仁、红花、大青叶、板蓝根、牡丹皮、补骨脂、淫羊藿、泽泻、茯苓、黄连、黄柏、穿心莲各 60 g。

【适用病症】 扩张型心肌病。

【用药方法】 将上药研末过筛,水泛为丸。每天 15 g,分早、晚服。1 个月为 1 个疗程,共治疗 6 个疗程。

【临床疗效】 此方治疗扩张型心肌病 26 例,显效(扩大的心脏缩小 70% 以上,心胸比 <0.5,心功能恢复正常,心律失常明显改善)12 例,好转(扩大的心脏缩小 <70%,但超过 30%,心胸比接近 0.5,心功能进步 1 级,心律失常改善)10 例,无效(扩大的心脏缩小不足 30%,心功能无进步,其余数值变化不大)4 例。总有效率 84.6%。

【验方来源】 俞世伟. 玉麟丸 I 号治疗扩张型心肌病 26 例 [J]. 山西中医,2000,16(4):44.

按:扩张型心肌病归属于中医学心悸、怔忡、水肿等范畴,病机特点是本虚标实。本病的病因尚不明了,但多因急性病毒性心肌炎后的病毒持续性感染,或自身免疫病变导致的进行性心肌损害,包括细胞免疫和体液免疫的异常。治宜固本治标、扶正祛邪、益气补肾、利水解毒之法,可提高患者的生活质量。玉麟丸方中的大青叶、板蓝根、牡丹皮、黄连、黄柏、穿心莲为清热解毒泻火之重剂，对细菌尤其病毒有很强的抑制和灭活作用；补骨脂、淫羊藿温阳补肾，调节机体免疫功能，改善免疫异常状态；川芎、赤芍、当归、桃仁、红花补血活血祛瘀，具有营养心肌，改善血凝状态；泽泻、茯苓利水逐饮，减轻回心血量对左心室造成的负荷。诸药相合，起到清热抗病毒、补肾调免疫、利水减负荷、补血修损伤的作用，临床疗效满意。

参附苓桂术甘汤

【药物组成】　炮附子、桂枝、葶苈子各 10 g，麦冬、黄芪、益母草各 30 g，党参、丹参、炙甘草各 15 g，茯苓、白术各 12 g，五味子 6 g。

加减：胸闷痛者，加旋覆花 12 g，降香 3 g；肺水肿者，加泽泻、槟榔各 15 g。

【适用病症】　扩张型心肌病。症见活动后心悸，气短，胸闷，乏力；检查见颈静脉怒张，心脏扩大，肝大，双下肢浮肿以及不同程度的心律失常表现。

【用药方法】　每天 1 剂，水煎服。14 天为 1 个疗程。并予以卧床休息、吸氧、适当体位，低盐饮食和适量利尿剂，心肌营养治疗及对症治疗。

【临床疗效】　此方加减治疗扩张型心肌病 30 例，好转（心力衰竭症状、体征大部分消失或好转，X 线摄片心脏扩大，异常心电图未完全恢复正常，心功能改善 1 级或 1 级以上）28 例，无效（心力衰竭症状、体征无变化，心功能无改善）2 例。好转率 93.3%。

【验方来源】　温茂祥. 中西医结合治疗扩张型心肌病 30 例 [J]. 福建中医药，1996，27（3）：22.

按：扩张型心肌病的临床主要表现为充血性心力衰竭，常合并不同类型的心律失常。本病的病变主要部位在心，可涉及肺肝肾，病属本虚标实。其机制主要是心气不足，心阳不振，水湿运行失调，肺不主气，肾不纳气。水为血之体，水湿运行失调，则血行不畅，瘀血内阻则见心脏扩大、尿少、肢肿诸症状丛生。治疗上应以益气温阳为主导，佐以活血利水。参附苓桂术甘汤方中以炮附子、桂枝、党参、黄芪益气温阳为主药，辅以茯苓、白术、葶苈子配合炮附子、桂枝以温阳利水；佐以丹参、益母草、泽泻活血利水；麦冬、五味子既能养阴安神，防止桂枝、熟附子温燥之性，又能起"善补阳者，必于阴中求阳"作用，从而使"阳得阴助而生化无穷"；使以甘草调和诸药，且桂枝、甘草合用，辛甘化阳，益气暖胸，温畅血脉。诸药合用能益气温阳、活血行水，与西药强心利尿剂相辅相成，从而改善心功能，使心力衰竭得以逆转。

温阳益气汤

【药物组成】　炮附子（先煎）、太子参、党参、泽泻、白芍各 15 g，桂枝 9 g，黄芪、车前子（包煎）各 30 g，麦冬 12 g。

【适用病症】　扩张型心肌病心力衰竭。

【用药方法】　每天 1 剂，水煎，分早、晚空腹服。连服 3 个月为 1 个疗程。

【临床疗效】　此方治疗扩张型心肌病心力衰竭 100 例，显效（心功能分级达到正常或分级下降 2 级，心脏 X 线示心胸比恢复正常或回缩 0.1 以上）18 例，有效（心功能分级下降 1 级，心脏 X 线示心胸比回缩 0.05 ~ 0.1）60 例，无效（经治疗达不到以上疗效，心脏 X 线示心胸比回缩（<0.05）22 例。

【验方来源】　霍永芳，凌隽. 温阳益气汤对扩张型心肌病心力衰竭的治疗观察［J］．上海中医药杂志，1997，（7）：12．

按：扩张型心肌病临床辨证多属阳气虚衰，故用温通阳气的炮附子、桂枝、甘草及大补元气的太子参、党参、黄芪为主药，再配以柔克刚的白芍、麦冬及利水的泽泻、车前子组成温阳益气汤，治疗本病取得了较好的疗效。

益气活血通痹汤

【药物组成】　白参（另煎）、麦冬、丹参各15 g，当归、川芎各10 g，三七粉（冲服）、炙甘草各6 g，赤芍、瓜蒌、薤白各10 g，五味子5 g。

加减：气虚甚者，加黄芪30 g；咳喘痰多者，加桔梗、法半夏、葶苈子各10 g；合并水肿者，加茯苓15 g，桂枝6 g，白术10 g；心律失常者，加龙齿（包煎）15 g，酸枣仁10 g。

【适用病症】　扩张型心肌病心力衰竭。

【用药方法】　每天1剂，水煎服。2周为1个疗程。配合西药以小剂量洋地黄、利尿剂和血管扩张剂为主，并辅以吸氧，部分有肺部感染或心律失常者加用抗生素和抗心律失常药物。

【临床疗效】　此方加减治疗扩张型心肌病心力衰竭10例，显效（治疗后主要症状积分值减少71%以上，心力衰竭控制，射血分数明显改善者）5例，有效（治疗后主要症状积分值减少31%~70%，心力衰竭基本控制，射血分数改善者）4例，无效（主要症状积分值减少<30%，心力衰竭未控制，射血分数无改善者）1例。

【验方来源】　罗水泉．中西医结合治疗扩张型心肌病心力衰竭10例［J］．湖南中医杂志，1999，15（4）：22．

按：扩张型心肌病心力衰竭是以心肌广泛纤维化、心脏扩大、心力衰竭为基本病理特征的难治性心脏病之一，属中医学心悸、咳喘、水肿、胸痹等范畴。其病因多由素体虚弱，劳倦过度，损伤气血，心失所养而成。心气不足，鼓动无力可致心脉瘀阻；劳伤心脾，水湿不化，成痰成饮既可痹阻心脉，亦可凌心射肺。其病机不外乎心气亏虚，心脉瘀阻或痰水互结。益气活血通痹汤方中用生脉散益气强心；瓜蒌薤白汤可化痰宽胸通痹；丹参、当归、赤芍、川芎、三七等活血化瘀通脉。并根据痰饮、水湿之兼证，辅以桔梗、葶苈子、法半夏或苓桂术甘汤化痰逐饮，利水消肿。诸药合用可使心气得复，瘀血可化，痰水可逐。全方具有标本兼治，攻补兼施的特点。本病心力衰竭甚为难治，由于心脏扩大，广泛心肌纤维化，心肌缺血缺氧使洋地黄药物极易过量中毒，故应以小剂量为宜。利尿剂用量过大易致血液浓缩、电解质紊乱而诱发心力衰竭和心律失常，故亦以小剂量间断使用为宜。

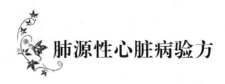

肺源性心脏病验方

化痰祛瘀汤

【药物组成】 葶苈子、全瓜蒌、法半夏、杏仁、桃仁、地龙各 10 g，桑白皮、赤芍各 15 g，丹参 20 g，陈皮、甘草各 6 g。

加减：痰黄稠难咯者，加鱼腥草 20 g，川贝母 10 g；痰白清稀量多者，加干姜 6 g，细辛 5 g；心悸、气短、乏力明显者，加黄芪 30 g，党参 15 g；尿少肢肿者，加制附子 6 g，茯苓、泽泻各 20 g；神识昏蒙者，加石菖蒲、郁金各 15 g。

【适用病症】 肺源性心脏病急性发作期。

【用药方法】 每天 1 剂，水煎 2 次，各取药液 150 mL，分早、晚服。并根据病情配合西药综合治疗。2 周为 1 个疗程。

【临床疗效】 此方加减配合西药综合治疗肺源性心脏病急性发作期 50 例，显效（间断咳嗽，咳白色泡沫痰，易咯出，两肺偶闻湿啰音，肺部炎症大部分吸收，心肺功能改善达 II 级，神志清楚，生活自理）22 例，好转（阵咳，痰为黏浓痰，不易咳出，两肺有散在湿啰音，肺部炎症部分吸收，心肺功能改善达工级，神志清楚，能在床上活动）23 例，无效（上述各项指标无改善或有恶化者）5 例。总有效率 90%。

【验方来源】 陈斯宁. 自拟化痰祛瘀汤合西药治疗肺源性心脏病急性发作期疗效观察 [J]. 广西中医药，2000，23（3）：7.

按： 肺源性心脏病属于中医肺胀、喘证等病范畴。以本虚标实、正亏邪盛为本病临床主要特征。急性发作期以邪实为主，多表现为痰浊壅肺，瘀血阻滞；缓解期则以肺脾肾亏虚为主。外邪犯肺，肺失宣降，则痰随气升，气因痰阻，阻塞气道，出现咳嗽、痰多、气喘等痰浊壅肺的表现。肺气壅塞，不能治理调节心血的运行，血行不畅，滞而成瘀；且肺气已虚，心气不足，无力推动血脉，导致血瘀，出现面色晦暗、唇甲发绀、颈静脉怒张、舌质暗红、脉结代等瘀血阻滞表现。当以化痰祛瘀法为主。化痰祛瘀汤中以葶苈子泻肺消痰平喘，利水消肿；桑白皮、瓜蒌清热化痰；法半夏、陈皮燥湿化痰；杏仁降气止咳平喘；丹参、赤芍、桃仁活血化瘀；地龙宣肺通络平喘；甘草调和诸药，兼化痰和中。全方共奏化痰祛瘀之功，使气道通畅，气有所主，心有所行而发挥其正常功能。本方与西药联合使用治疗肺源性心脏病急性发作期，在控制感染、扩张支气管、降低血液黏稠度、改善心肺功能等方面都具有良好的促进作用。

二参二皮三子汤

【药物组成】 党参、太子参、炒薏苡仁各 30 g，桑白皮、瓜蒌皮、炒葶苈子（包煎）、炒车前子（包煎）、浙贝母各 12 g，炒冬瓜子（包煎）15 g。

加减：恶寒发热者，加酒炒黄芩、虎杖各 12 g；痰黏难咯者，加沙参、海浮石各 12 g；恶心纳差者，加紫苏梗、炒莱菔子各 12 g；烦躁不安者，加朱砂拌茯苓 30 g，竹茹 12 g；大便干结者，加大黄（后下）6 g。

【适用病症】 肺源性心脏病急性发作期。

【用药方法】 每天 1 剂，水煎，分早、晚饭后服，危重患者煎汤代茶频服。并给予抗感染及综合治疗。15 天为 1 个疗程。

【临床疗效】　此方加减并配合西药对症治疗肺源性心脏病急性发作期 40 例，显效（间咳，痰为白色泡沫痰，易咯出，肺部炎症经综合检查大部分吸收，心肺功能显著改善，神志清楚，生活自理，体检及实验室检查恢复到发病前状况）24 例，好转（阵咳，痰为黏液脓性，不易咯出，两肺有散在干、湿啰音，肺部炎症部分吸收，心肺功能有所改善，神志清楚，能在床上活动）15 例，无效（上述各项指标无改善或恶化）1 例。总有效率 97.50%。

【验方来源】　彭斌. 中西医结合治疗肺源性心脏病急发型 40 例临床观察［J］. 国医论坛，2000，15（3）：40.

　　按：呼吸道感染是肺源性心脏病呼吸衰竭与心力衰竭的常见诱因。因此。控制呼吸道感染是治疗肺源性心脏病急性发作期的关键。本病外感致病因素虽有风、寒、湿、温之不同，但临床则多见痰热壅肺之证，故当以清热化痰为治。二参二皮三子汤中以桑白皮泻肺平喘，利水消肿，能泻肺火兼泻肺中水气而定嗽止喘；瓜蒌皮清热化痰，宽胸散结；葶苈子质轻味淡，功在开泄，上行入肺，利水消肿，为化痰止咳良药；浙贝母清热化痰，开郁散结，对支气管平滑肌有明显扩张作用；车前子清肺化痰，利尿通淋，能促进呼吸道黏液分泌，稀释痰液，改善通气功能，对各种杆菌和葡萄球菌均有抑制作用；冬瓜子清肺化痰，利湿排脓，有明显祛痰作用，有利于痰液排出；薏苡仁上清肺金之热，下利肠胃之湿。有抗炎和增强免疫功能作用。各药共用，结合西医常规处理，可以有效控制感染，清除痰液，通畅呼吸道，缓解支气管痉挛。车前子和葶苈子对于合并心力衰竭的患者尚有显著利尿作用，一般服药后 3~4 天尿量开始增多，心力衰竭即趋缓解，且无引起电解质平衡失调之弊。本病病程缠绵，久病多虚，其虚一般责之于肺、脾、肾，但该病之急性发作期，则主要表现为心肺气阴两虚，治当益气养阴，故用党参、太子参以治之。

肺 心 舒 方

【药物组成】 西洋参、麦冬、五味子、白术、知母、川贝母、橘红、瓜蒌各 10 g，黄芪 15～30 g，丹参 30 g，泽兰、地龙各 15 g。

【适用病症】 肺源性心脏病急性加重期。

【用药方法】 每天 1 剂，水煎，分早、晚服或鼻饲。视感染程度予相应西药抗感染常规治疗。并给予低流量吸氧，纠正水电解质、酸碱平衡紊乱。15 天为 1 个疗程，治疗 2 个疗程。

【临床疗效】 此方治疗肺源性心脏病急性加重期 48 例，显效 23 例，好转 19 例，无效 6 例。总有效率 87.5%。

【验方来源】 覃柳生.肺心舒为主治疗肺源性心脏病急性加重期 48 例［J］.山西中医，1999，15（2）：29.

按： 慢性肺源性心脏病为本虚标实之证。病位始于肺，进而累及脾、肾、心等脏。由于痰湿、水饮、瘀血内宿，一旦为外邪所引触，即急性发作而日趋加重，证情就更为复杂，变证亦蜂起而至。治以补益气阴、祛瘀化痰法为主。肺心舒方中以西洋参、黄芪、麦冬、五味子益气养阴，敛纳肺肾之气；白术健脾化饮以断生痰之源；丹参、泽兰活血祛瘀；知母、川贝母、橘红、瓜蒌润燥化痰，止咳平喘；地龙既散瘀通络平喘，又可消肿化饮。全方不仅是治标的方法，亦是治本的措施，标本兼治，故获较好的疗效。

涤痰化瘀汤

【药物组成】 陈皮、法半夏、枳实、红花、桃仁、赤芍、苏木各 10 g，胆南星、竹茹各 12 g，丹参 20 g，当归、川芎各

15 g，三七粉（冲服）2 g，甘草 6 g。

加减：肺气虚者，加黄芪、党参、炙甘草、五味子；肺阴虚者，加麦冬、沙参；脾虚者，加茯苓、白术；肾虚者，加胡桃肉、冬虫夏草；水肿者，加泽兰、熟附子、桂枝、牵牛子、北五加皮；喘脱者，加太子参、熟附子；嗜睡、循衣摸床者，加石菖蒲，另服安宫牛黄丸。

【适用病症】　慢性肺源性心脏病急发期。

【用药方法】　每天 1 剂，水煎，分早、晚服。并配合西药抗炎解痉、化痰平喘，改善通换气功能，予氧气吸入；合并心力衰竭者，予强心利尿；呼吸衰竭严重者予呼吸兴奋剂治疗。14天为 1 个疗程。

【临床疗效】　此方加减并配合西药治疗慢性肺源性心脏病急发期 24 例，显效 8 例，有效 13 例，无效 3 例。总有效率 87.5%。

【验方来源】　魏连琴，王月欣. 涤痰化瘀法治疗慢性肺源性心脏病急发期临床观察［J］. 天津中医学院学报，2000，19（2）：9.

按：现代医学认为慢性肺源性心脏病是由于慢性支气管炎及其他慢性肺部疾患反复发作而引起肺循环阻力增高，导致肺动脉高压，致使右心室负担加重，出现右心室增大，日久致右心功能不全的心脏病。由此可见肺动脉高压是引起肺源性心脏病的主要病理基础，而肺循环阻力增加又是肺动脉高压形成的主要原因，呼吸道的反复感染为其主要诱因。而涤痰、活血化瘀药物配合西药治疗本病，能够明显提高治疗效果。

生脉救肺汤

【药物组成】　党参、黄芪、鱼腥草、丹参各 30 g，五味子、紫苏子、白芥子、莱菔子、葶苈子各 15 g，麦冬 20 g，川芎 12 g。

加减：痰多带泡沫者，加法半夏 15 g，橘红 12 g；痰黄稠难咯者，加海蛤粉 18 g，瓜蒌皮 15 g；口干舌燥痰少者，加天花粉 15 g，沙参 20 g；发绀明显者，加桃仁 10 g；浮肿明显者，加泽泻 25 g，车前子 20 g。

【适用病症】　慢性肺源性心脏病。

【用药方法】　每天 1 剂，水煎，分早、晚温服，7 天为 1 个疗程，治疗 1~2 个疗程。

【临床疗效】　此方加减治疗肺源性心脏病 82 例，临床显效（咳喘平息，胸闷胀满、心慌、发绀、浮肿等症状消失，双肺未闻及啰音）40 例，好转（咳喘平息，胸闷胀满、心慌、发绀、浮肿等症状明显缓解，双肺啰音减少）35 例，无效（临床无明显缓解）7 例。总有效率 91.4%。

【病案举例】　黎某，男，76 岁。患者反复咳喘 15 年，每遇天气变化或受凉时复发。1 周前不慎受凉致症状加重。诊见：咳嗽、痰多、色白质黏，心悸，气喘促、动则加甚，胸闷，不能平卧，纳差，双下肢浮肿，小便少，大便 2 天未解，双下肢凹陷性水肿，舌暗红边有齿痕、苔黄中剥，舌底静脉曲张，脉弦细数。体温 37.8 ℃，双颜潮红，唇甲发绀，呼吸困难，颈静脉怒张，双肺呼吸音减弱，双肺底中闻及湿啰音；心率 118 次/分，心律齐，心音遥远，剑突下第二心音亢进；肝肋下 3 cm，肝颈征（+）。心电图示：电轴偏右，顺钟向转动，肺型 P 波，右心室肥厚。西医诊断：慢性支气管炎、肺气肿并感染，肺源性心脏病，心力衰竭Ⅱ度；中医诊断：气虚血瘀，痰热阻肺伤阴。治以益气养阴、活血化痰，助以清肺。方用生脉救肺汤去葶苈子，加全瓜蒌 15 g。服药 2 剂后，咳喘、心悸减轻，夜可平卧，大便已通，尿量稍增，浮肿稍退。守上方加车前子 20 g，再服 5 剂，诸症状悉除，浮肿消退，心力衰竭控制，双肺啰音消失。照上方继服 7 剂以巩固疗效。随访半年未见复发。

【验方来源】 梁文华. 益气养阴、活血化痰法治疗慢性肺源性心脏病 82 例［J］. 吉林中医药，2000，20（4）：23.

按： 本病是由于肺虚（内因）复感外邪（外因）所引发的。肺虚不能化津，脾虚不能转输，肾虚不能蒸化，致津液停积，故致痰、饮、水湿形成。痰浊阻肺，肺气郁滞，心脉失畅则血脉瘀阻，"血不利则为水"，又促成痰饮的产生。痰浊蕴结于肺亦易化热伤阴，最终发展为气、阴、阳均虚。本病属标本虚实兼夹，治当益气养阴、活血化痰、健脾清肺。生脉救肺汤以党参、黄芪益气健脾，麦冬、五味子养阴敛肺，丹参、川芎、葶苈子活血下气利水，并用三子养亲汤化痰降气，鱼腥草清化热痰。诸药合用，共奏益气养阴、活血化痰、清肺健脾之功。

补肾益气健脾化瘀汤

【药物组成】 补骨脂、地龙、黄芩各 6～10 g，黄芪 30～45 g，党参、茯苓、瓜蒌各 15 g，川芎、红花、桃仁、杏仁、陈皮各 10 g，丹参 15～30 g，桔梗 12 g，砂仁、甘草各 6 g。

【适用病症】 肺源性心脏病缓解期。

【用药方法】 每天 1 剂，水煎，分早、晚温服。必要时以西药对症处理。14 天为 1 个疗程，连续治疗 2 个疗程。

【临床疗效】 此方治疗肺源性心脏病缓解期 66 例，显效（治疗后 1 年内无明显急性发作）43 例，好转（急性发作次数较治疗前减少一半，发作时症状减轻）20 例，无变化（治疗前后症状、体征、发病情况无明显改变）3 例。总有效率 95.5%。

【验方来源】 徐玉华. 中药治疗慢性肺源性心脏病缓解期 66 例观察［J］. 天津中医学院学报，2000，19（2）：8.

按：肺源性心脏病缓解期的病因病机为本虚标实，肺、脾、肾、心虚为本，痰瘀为标。治疗以补骨脂补肾助阳，黄芪、党参补肺脾之气，茯苓健脾，丹参、川芎、桃仁、红花活血化瘀，桔梗、瓜蒌、杏仁、甘草化痰止咳，陈皮、砂仁健脾和胃，黄芩清肺热，地龙平喘通络。本方有增强机体免疫力，提高抗感染能力，使发病缓解或延长，减少发作的功效，临床治疗肺源性心脏病缓解期能收到较好的疗效。

肺心维新丸

【药物组成】　党参、黄芪、百合各 120 g，麦冬、白术、川贝母各 90 g，五味子、防风各 60 g，陈皮 100 g，冬虫夏草 9 g。

【适用病症】　肺源性心脏病缓解期。

【用药方法】　上药共研末，炼蜜为丸，每丸重 6 g。早、晚各 1 丸，开水送服。30 天为 1 个疗程，共治疗 2 个疗程。

【临床疗效】　此方治疗肺源性心脏病缓解期 156 例，显效 38 例，好转 86 例，无效 32 例。

【验方来源】　刘永业，樊学中. 肺心维新丸治疗肺源性心脏病缓解期 156 例 ［J］. 辽宁中医杂志，1999，26（11）：498.

按：肺源性心脏病是一种严重危害人们健康的常见慢性病。根据中医学"急则治其标，缓则治其本"的治疗原则，对肺源性心脏病缓解期患者用肺心维新丸进行扶正固本的治疗，对延长缓解期，预防感冒，防止肺源性心脏病急性发作等方面，均有较好的疗效。肺心维新丸方中以党参、麦冬、五味子有益气敛汗、养阴生津作用；黄芪、白术、防风有益气强卫、固表止汗作用；川贝母化痰止咳；陈皮燥湿化痰，行气健脾；百合润肺止咳，清心安神；冬虫夏草补肺益肾，止嗽平喘。全方有三大作用：补养肺气、固肾纳气以改善呼吸功能；扶正固本以增强机体抗病能力，预防感冒发生；养心通脉以改善心脏的循环功能。

温阳活血汤

【药物组成】 当归12 g，丹参、薏苡仁各15 g，降香、炮附子、白术、红参（蒸兑）10 g，炙甘草5 g。

加减：合并肺肾阳虚型者，改红参为白参，加百合15 g，麦冬10 g，五味子6 g；无水肿者，去薏苡仁；咳嗽痰多者，加陈皮10 g，茯苓15 g；喘促明显者，加厚朴、炒紫苏子各10 g。

【适用病症】 肺源性心脏病心力衰竭。

【用药方法】 每天1剂，水煎，分早、晚温服，10剂为1个疗程。元阳欲绝、痰浊闭窍型患者配合吸氧、支持疗法等对症处理。

【临床疗效】 此方治疗肺源性心脏病心力衰竭32例，治愈（临床症状基本消失、心功能达Ⅰ级）4例，显效（症状明显缓解，心功能改善1级以上）20例，有效（症状好转，心功能改善尚不足1级）5例，无效（症状改善不明显）3例。总有效率90.6%。

【验方来源】 罗少恒. 温阳活血法治疗肺源性心脏病心力衰竭32例［J］. 湖南中医杂志，2000，16（4）：21.

按：肺源性心脏病多久咳伤肺，子病及母，脾失健运，脾为生痰之源，酿生痰浊而使实者更实；另一方面生化不足，气血亏虚者更虚，形成恶性循环，致心力衰竭，则形成心肺气虚，脾肾阳衰，水气凌心，心脉瘀滞等五脏俱损的复杂病机。温阳活血之法，温肾阳以固人体阳气之本，温阳则可以活血，温阳亦可以利水，温肾阳以助脾阳，重振其运化之职，不治心而心功能得以改善。肺源性心脏病心力衰竭患者，由于五脏诸损，本虚标实，故虽有瘀而只宜活血，不宜破瘀。活血药的选用不宜过猛，而宜以当归、丹参之类活血养血，配以降香辛香通络，活血行气，临证时应灵活掌握。

苏子降气汤加味方

【药物组成】　紫苏子、桔梗、当归、前胡、厚朴、炙水蛭、熟附子各 10 g，姜半夏 20 g，葶苈子 30 g，肉桂（冲服）5 g，干姜、甘草各 2 g。

加减：若痰黄稠、大便不畅，加鱼腥草、野荞麦、炒决明子各 30 g；痰白如泡沫，加白芥子 5 g，莱菔子 10 g。

【适用病症】　慢性肺源性心脏病心力衰竭。

【用药方法】　每天 1 剂，水煎服。

【临床疗效】　此方加减治疗慢性肺源性心脏病心力衰竭 20 例，经服 5～10 剂后，显效（自觉症状消失，口唇无发绀，两肺啰音消失，肝脏明显缩小，双下肢水肿消退）18 例，无效（症状体征未改善）2 例。

【病案举例】　邢某，男，76 岁。患老年慢性支气管炎已 10 年，今病又复发。诊见：咳嗽气喘，咯痰黄稠，神志清，呼吸促，口唇轻度发绀，颜面及双下肢浮肿，尿少，纳食差，舌见青紫瘀斑、苔白微腻，脉弦细。体查：体温 37.2℃，血压 20/12 kPa；呼吸 26 次/分，心率 86 次/分，心律不齐，早搏 2 次/分，心音低钝，无病理性杂音，两肺闻及干湿性啰音；腹软，肝脏位于肋下 2.5 cm、质中，脾未及。心电图示：肺型 P 波，频发房室早搏；血常规示：白细胞 7.6×10⁹/L，血红蛋白 170 g/L，中性 0.76；X 线胸片示：慢性支气管炎伴双肺肺气肿，右心力衰竭。处方：紫苏子、桔梗、姜半夏、当归、前胡、厚朴、炙水蛭、熟附子各 10 g，肉桂（冲服）5 g，干姜、甘草各 2 g，葶苈子 30 g。服 5 剂后，胸闷气急已明显减轻，痰量减少（为白色泡沫痰），纳食增加，小便量增多，颜面及两下肢浮肿消退，舌质有瘀点，脉弦细；心率 82 次/分、律齐，两肺底闻及少量湿啰音，肝脏位于肋下 1.5 cm、质中。又服 5 剂，症状缓解，后以七味都气丸收功。

【验方来源】　商炜琛，黄先善. 苏子降气汤加味治疗慢性肺源性心脏病心力衰竭 20 例［J］. 浙江中医杂志，2000，35（11）：477.

　　按：慢性肺源性心脏病心力衰竭，从中医辨证上看，多为上盛下虚、本虚标实之证。治疗用苏子降气汤较为贴切。而治本病保持大便通畅亦为重要一环，因肺与大肠相表里，肺气上逆与大便壅塞有密切关系，但通便不宜选用大黄类一味泻下，而宜用决明子等既能润肠通便，又能化痰润肺之品。治疗时常可熟附子与葶苈子同用，一为回阳救逆要药，一为利水圣品，两者相得益彰，共奏温阳固本、利水消饮之功，这与现代药理研究认为两药能强心利尿、缓解心力衰竭的观点一致。水蛭为活血破瘀峻药，且有类肝素样的作用，却无肝素出血的副作用。全方用于治疗慢性肺源性心脏病心力衰竭，有较好的疗效。

补气活血益肾汤

【药物组成】　黄芪 50 g，党参、益母草各 30 g，川芎、丹参、熟地黄各 20 g，赤芍、山茱萸各 15 g，紫河车 10 g，水蛭 7.5 g。

加减：水肿重者，加葶苈子、车前子、防己；阳虚者，加熟附子；痰多者，加款冬花、紫菀。

【适用病症】　肺源性心脏病心力衰竭。

【用药方法】　每天 1 剂，水煎 2 次，分早、午、晚服。配合西药抗炎，部分患者服用利尿剂。15 天为 1 个疗程。

【临床疗效】 此方加减治疗肺源性心脏病心力衰竭 54 例，显效（心力衰竭由Ⅰ度转为Ⅱ度或由Ⅱ度、Ⅰ度转为心功能代偿）34 例，有效（心力衰竭由Ⅲ度转为Ⅱ度，或由Ⅱ度转为Ⅰ度）16 例，无效（心功能改善不足 1 级者）4 例。总有效率 92.5%。

【验方来源】 刘庆平. 补气活血益肾法治疗肺源性心脏病心力衰竭 54 例［J］. 湖北中医杂志，2001，23（4）：14.

按：肺源性心脏病的病变首先在肺，继则影响脾、肾，后期病及于心。外邪首先犯肺，导致肺气宣降不利；子耗母气，脾失健运，可致肺脾两虚；肺虚及肾，肺不主气，肾不纳气，可致气喘日益加重，呼吸短促难续，动则更甚；肺与心脉相通，肺气辅佐心脉运行血液，肺虚治节失职，久则病及于心。肺源性心脏病引起的心力衰竭，病位在心，累及肺、脾、肾，以正气不足为主要病机。由于心主血脉，肺源性心脏病心力衰竭患者元气亏损，血因气虚无力推动而停留为瘀。所以瘀血与本病关系亦十分密切。根据中医扶正祛邪、标本同治的理论，以益气活血为治则。补气活血益肾汤方中用黄芪、党参补气；熟地黄、山茱萸、紫河车益肾；丹参、川芎、赤芍、水蛭活血化瘀；益母草活血利水。并根据兼证选用化痰、利水、温阳药物。故采用中西医结合疗法治疗肺源性心脏病心力衰竭，确能提高疗效，延缓复发，提高患者的生活质量。

真补五苓汤

【药物组成】 党参、炙黄芪、茯苓各 20 g，白术、白芍各 15 g，制附子（先煎）、桂枝各 10 g。

加减：喘甚者，加葶苈子、桑白皮、紫苏子；咳嗽痰多者，加杏仁、款冬花、紫菀、百部、陈皮、法半夏；水肿甚、尿少者，加猪苓、车前子；口唇发绀、舌暗淡者，加丹参、桃仁、红花、川芎。

【适用病症】　肺源性心脏病合并心力衰竭属阳虚水泛型。

【用药方法】　每天 1 剂，水煎服。1 周为 1 个疗程，治疗 2 个疗程。并配合西药治疗，有呼吸衰竭者给予吸氧、呼吸兴奋剂，心律失常者给予抗心律失常药。同时根据病情适当给予抗感染、利尿及对症治疗，并注意纠正水、电解质及酸碱平衡失调。

【临床疗效】　此方加减并配合西药治疗肺源性心脏病合并心力衰竭属阳虚水泛型 68 例，显效（间咳，痰为白色泡沫黏痰，易咯出，肺部炎症大部分吸收，心肺功能显著改善；神志清楚，生活自理，能做一般活动；症状、体征及实验室检查，恢复到发病前情况）48 例，好转（阵咳，痰为黏液脓性，不易咯出，两肺有散在干湿啰音，肺部炎症部分吸收，心肺功能有改善；神志清楚，能在床上活动）16 例，无效（上述各项指标无改善或有恶化者）4 例。总有效率 94%。

【病案举例】　黄某，男，69 岁。原有慢性支气管炎、肺气肿病史多年，近年来常反复咳嗽，气促，心悸，双下肢浮肿。几天前因天气寒冷，出现心悸，频频咳嗽，喉间哮鸣，呼吸困难，张口抬肩，不能平卧，腹胀纳呆，形寒肢冷，双下肢浮肿，尿少便溏。诊见：神清倦怠，唇指发绀，舌质胖淡暗、苔白厚腻，脉沉细；颈静脉怒张，桶状胸，叩诊过清音，两肺可闻哮鸣音及少许干性啰音；呼吸 32 次/分，心率 120 次/分，律整，心界扩大，心音低钝；肝脏位于肋下约 2 cm，肝颈静脉回流征阳性；双下肢水肿，按之凹陷。西医诊断：肺源性心脏病合并心力衰竭。中医诊断：心悸、咳喘、水肿、肺胀。证属阳虚水泛兼痰瘀阻滞。治宜益气温阳利水，佐以祛痰活血。方用真补五苓汤加减：党参、炙黄芪、茯苓、丹参各 20 g，白术、白芍各 15 g，葶苈子、制附子（先煎）、桑白皮、紫苏子、杏仁、紫菀、猪苓、车前子、桃仁、桂枝、红花各 10 g，陈皮、法半夏、川芎各 6 g。7剂。另配合西药毛花苷 C、酚妥拉明、呋塞米、氨苄青霉素、丁胺卡那霉素静脉给药及吸氧治疗。治疗 1 周后，尿量增多，浮肿减轻，咳喘减少，能平卧。效不更方，守上方再服 7 剂，水肿全消，咳喘减，心悸好转，纳食大增，余症状全除，心力衰竭得以控制。尔后用金匮肾气丸及平喘固本汤合补肺汤加减，交替调服2 个月以巩固疗效。随访半年，未见心力衰竭复发。

【验方来源】 卢裕香. 真补五葶汤为主治疗阳虚水泛型肺源性心脏病并心力衰竭 68 例［J］. 新中医，2000，32（7）：38.

按：阳虚水泛型慢性肺源性心脏病合并心力衰竭，为本虚标实证。以阳虚、气虚为主，水泛、痰阻、血瘀为标，涉及心肾肺脾四脏。心气心阳虚衰不能运血，肺气虚衰宣肃失常，气虚血滞，血流受阻，而致血瘀，故见唇指发绀、舌暗淡；肺气虚衰，不能通调水道，脾虚失运，水湿内停，肾阳虚衰，膀胱气化不利，水液泛滥肌肤，则下肢浮肿、按之凹陷；水凌心肺则心悸怔忡、咳喘倚息不得卧；痰阻气道则喉间哮鸣；肺肾气虚，摄纳失常，则呼吸困难、张口抬肩等。真补五葶汤由真武汤、补肺汤、五苓散、葶苈大枣泻肺汤化裁而来。全方有健脾益气、温肾通阳、活血化瘀、泻肺平喘利水消肿之功。并配合西药治疗阳虚水泛型肺源性心脏病合并心力衰竭，有较好的疗效。

强 心 方

【药物组成】 熟附子 10 g，党参、黄芪各 15 g，丹参、赤芍、泽兰、葶苈子各 12 g，茯苓、猪苓、泽泻各 18 g。

加减：形寒肢冷者，加干姜、肉桂；纳呆、便溏者，加白术、山药；腹胀者，加砂仁、大腹皮；咳嗽痰多者，加法半夏、陈皮；心悸重者，加龙骨、牡蛎；咳喘重者，加紫苏子、紫菀；肝大质硬者，加桃仁、红花。

【适用病症】　肺源性心脏病慢性心力衰竭。

【用药方法】　每天1剂，水煎2次，分早、晚服。7天为1个疗程，可连服1~3个疗程。服中药期间，有危重症候出现，可临时选用吸氧和强心、利尿剂等。

【临床疗效】　此方加减治疗肺源性心脏病慢性心力衰竭35例，显效（治疗后临床主要症状及体征消失或明显好转，心功能改善2级或2级以上）15例，有效（临床症状及体征减轻，心功能改善1级）12例，无效（临床症状及体征无改善，心力衰竭未纠正）8例。

【病案举例】　杜某，男，68岁。患者原有慢性支气管炎肺气肿病史20多年，近8年来经常咳嗽，心悸，下肢水肿。曾多次住院治疗，确诊为肺源性心脏病并心力衰竭。近几天因天气寒冷，又出现心悸，喘咳，甚则不能平卧，腹胀纳差，形寒肢冷，下肢浮肿，尿少便溏。诊见：神清倦怠，唇指发绀，舌质胖暗、苔厚，脉沉细；颈静脉怒张，呈肺气肿征，两肺可闻少许干性啰音；心率92次/分，心律整齐，心界向两侧扩大，心音低钝；肝脏位于肋下2cm，肝颈静脉回流征阳性；双下肢水肿，按之凹陷。西医诊断：肺源性心脏病并心力衰竭。中医诊断：心悸，喘咳。证属气阳两虚兼血瘀水泛。治以益气温阳、活血利水。方用强心方加减：熟附子10g，肉桂（焗）1.5g，党参、黄芪、白术各15g，山药、茯苓、泽泻、丹参、泽兰各18g，葶苈子12g，陈皮6g。服3剂后尿量增多，浮肿减轻，咳喘减少，渐可平卧。上方续服4剂，水肿消退，喘咳大减，心悸好转，全身症状改善。上方去泽泻、茯苓、葶苈子，肉桂改桂枝10g，加砂仁、鸡内金、郁金、赤芍以加强行气醒脾活血祛瘀。再服7剂后，唯动则心悸，余症状皆安，心力衰竭得以控制。后以金匮肾气丸及陈夏六君子汤加减交替调服 1 个月以巩固疗效。随访 3 个月，未见心力衰竭复发。

【验方来源】 高庆通. 强心方治疗肺源性心脏病慢性心力衰竭 35 例 ［J］. 新中医，1999，31（4）：28.

按： 肺源性心脏病慢性心力衰竭病机为本虚标实。本虚为气阳两虚，标实为瘀血、痰饮。治疗上采用益气温阳治其本，活血利水治其标。强心方中的熟附子大辛大热，入心脾肾三经，力专温阳强心，根据药理研究有明显强心作用，并能改善外周和冠状动脉血循环；党参、黄芪性味甘温，二者合用，既能补益心气，又能助茯苓、泽泻等健脾利水消肿，且黄芪是非洋地黄类正性肌力药物，能明显提高气虚型心力衰竭患者的心排血量、心脏指数，对缺糖缺氧性心肌细胞有直接保护作用；葶苈子既有泻肺平喘，又有利水消肿作用，根据药理研究，具有强心苷作用的特点；丹参、泽兰、赤芍能活血通脉，可以改善心脏及其他脏器微细血管障碍及微血管内血流的瘀滞，扩张血管，解除红细胞与血小板聚集，能更好地发挥利尿药的作用；泽泻、茯苓、猪苓淡渗利水消肿，根据药理研究有明显利尿作用，持续时间长，且较少引起电解质紊乱。全方具有益气温阳、活血利水的功效，可使本虚得扶，标实能除，切合本病病机，收标本兼治之效。本方对肺源性心脏病慢性心力衰竭有良好的治疗和调节作用。

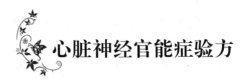

心脏神经官能症验方

开 心 汤

【药物组成】 柴胡 12 g，白芍 10 g，香附、檀香各 9 g，木香 6 g，炒酸枣仁 9 ~ 30 g，紫石英 15 ~ 25 g，甘草 6 g。

加减：阳气虚者，加党参、瓜蒌各 15 g，桂枝、薤白各 9 g；气血不足者，加丹参 15 g，柏子仁、黄连各 9 g；心脾两虚者，加黄芪 15 ~ 30 g，炒白术 12 g，党参 15 g；心肾不交者，加知母、黄柏各 12 g。

【适用病症】 心脏神经官能症。

【用药方法】 每天 1 剂，水煎，分早、晚服。10 天为 1 个疗程，连用 1 ~ 2 个疗程，并嘱适当劳逸，调情志。

【临床疗效】 此方加减治疗心脏神经官能症 54 例，治愈（诸症状消失，随访半年未复发）22 例，缓解（部分症状消失或明显减轻，随访半年未加重）18 例，有效（主要症状有所减轻，偶因情绪波动或过劳可复发）12 例，无效（症状无明显变化）2 例。总有效率 96.3%。

【验方来源】 张传科. 开心汤治疗心脏神经官能症 54 例[J]. 山西中医，2000，16（4）：18.

按：心脏神经官能症属中医学心悸范畴。心主神明，心血不足则心悸不安、失眠、健忘、胸闷不舒等。若因情志不遂，肝失疏泄，气机不畅，心主神失常，则发此病。本病病机应从气机失调，脏腑气血亏虚立论。治疗以调畅气机、补气养血为宜。开心汤以柴胡、白芍舒肝解郁，养血敛阴，振奋阳气，调畅气机；配木香、檀香、香附通调心脉气血；炒酸枣仁养血安神；紫石英镇心定悸；甘草调和诸药。以上诸药使气机通畅，气血和调，心主血脉有权，心主神明自若。随证加减，使标本兼治，诸症状悉除。

加味柴胡疏肝汤

【药物组成】　柴胡、陈皮、石菖蒲、炙甘草各 6 g，枳壳、白芍、香附、郁金、桃仁、制半夏各 10 g，丹参 15 g。

加减：郁久化热致口苦便干、心肝火旺者，去陈皮、郁金，加栀子、黄连、牡丹皮；胸闷胁肋胀痛、嗳气抑郁者，加佛手、紫苏梗、旋覆花；有心悸、善惊易恐、少寐多梦等心虚胆怯见症者，加人参、茯神、龙骨、琥珀末；有气短、头晕、面色少华、口干、舌谈、脉细等气阴两虚见症者，加黄芪、人参、麦冬。

【适用病症】　心脏神经官能症。症见为心悸、胸痛、失眠、气短、乏力、头晕、焦虑、汗出等。

【用药方法】　每天 1 剂，水煎，分早、晚服。2 周为 1 个疗程。

【临床疗效】　此方加减治疗心脏神经官能症 36 例，痊愈（主要自觉症状消失，能正常工作和学习，血压、心率、心电图恢复正常）19 例，好转（临床症状改善，心电图时有非特异性 ST－T 段改变）16 例，无效（临床症状及心电图均无改善）1 例。总有效率 97.2%。

【验方来源】　葛明，奚肇庆. 加味柴胡疏肝汤治疗心脏神经官能症 36 例 [J]. 江苏中医，2001，22（1）：24.

按：心脏神经官能症，亦称神经血循环衰弱症或奋力综合征，是临床上常见的心血管系统疾病之一，是神经症的一种特殊类型。以心悸、胸痛、气短、乏力为主要表现，并伴有头晕、失眠、焦虑、汗出等神经系统症状，心电图无特异性变化，偶有窦性心动过速、窦性心律不齐，普萘洛尔试验阳性。本病属中医学心悸、怔忡、郁证、脏躁、不寐等病范畴。病因往往是情志刺激，如忧思愤怒、劳心过度等，与肝、心、脾密切相关。忧思、恼怒伤肝，导致肝气郁结不畅；肝气与心气相通，肝失疏泄，郁而化火，火扰神明，必致心神不安，而见心烦失眠、急躁、易怒等心肝火旺之象。若肝失冲和，气机郁滞，日久必致血瘀。思则气结，脾之津液不得正常输布，凝聚成痰，痰浊盘踞，胸阳失展，阻滞经络，气机不畅，心脉痹阻，又进一步加重血瘀。如此痰瘀交结，胶着不解，致病情缠绵迁延。治当以疏肝理气、化痰活血之法。加味柴胡疏肝汤中的柴胡、白芍、香附、郁金疏肝解郁，陈皮、枳壳、甘草理气和中，制半夏、石菖蒲化痰散结，桃仁、丹参活血化瘀。诸药协同，药证合拍，用于治疗心脏神经官能症可以调整机能，改善症状，颇有疗效。

半夏泻心汤加味方

【药物组成】　法半夏、黄芩、醋柴胡、炙甘草各 10 g，黄连、干姜各 6 g，炒党参 20 g，炒白芍、赤茯苓各 15 g，郁金、炒酸枣仁各 30 g，大枣 5 枚。

加减：惊悸失眠者，加龙骨、牡蛎各 30 g，五味子 10 g；胸痛甚者，加延胡索、川楝子各 15 g，五灵脂 10 g；脘腹胀满、气滞明显者，加枳壳、厚朴各 10 g，焦三仙各 15 g；兼有痰热者，加陈皮 10 g，竹茹、胆南星各 6 g；气虚者，重用党参至 30 g，加黄芪 30 g；阴虚者，加生地黄 20 g，麦冬 15 g；心阳虚者，加制附子 6 g，桂枝 10 g；早搏者，加常山 20 g，苦参 15 g。

【适用病症】 心脏神经官能症。症见每因精神紧张或轻微劳动后感到心悸、胸痛、胸脘痞闷、气短乏力或多汗，易激动，头晕失眠，舌淡红，苔薄白或薄黄，脉弦数或结代。

【用药方法】 每天 1 剂，加水以文火煎 2 次，共取药液 300 mL，分早、晚温服。15 天为 1 个疗程，疗程间隔 2～3 天，治疗 2～3 个疗程。

【临床疗效】 此方加减治疗心脏神经官能症 41 例，痊愈（经治疗 2～3 个疗程症状、体征消失，随访半年无复发）29 例，有效（治疗 2～3 个疗程症状、体征明显改善或症状消失，半年内又复发）9 例，无效（治疗 3 个疗程症状、体征无明显改变）3 例。总有效率 92.7%。

【病案举例】 孙某，女，47 岁。频发心慌、胸闷、心前区刺痛或灼痛，每次发作持续数秒至数小时不等，多次检查心电图及动态心电图均示"偶发室性早搏"。曾长期服用地奥心血康、硝酸异山梨酯、硝苯地平、硝酸甘油、普罗帕酮等及通阳活血、行气化痰中药煎剂，疗效不佳。此次发作除上述症状外，伴脘痞纳呆嗳气，头晕失眠，舌苔薄白，脉弦。西医诊断：心脏神经官能症。中医诊断：气滞胸痹。治宜行气消痞、化痰宁心。方用半夏泻心汤加味方加炒党参 15 g，降香（后下）10 g，常山 20 g。5 剂。服完药后症状大减。又守方服 10 剂，症状基本消失。为巩固疗效，嘱其再服 2 个疗程。随访半年余未见复发。

【验方来源】 孟庆赋. 半夏泻心汤加味治疗心脏神经官能症 41 例［J］. 国医论坛，2000，15（1）：13.

按：心脏神经官能症是由高级神经中枢功能失调引起的以心脏血管、呼吸和神经系统症状为主要表现的临床综合征。本病属中医学心悸、胸痹范畴。临床有气滞心胸、心虚胆怯、阴虚火旺、心血瘀阻、痰浊阻滞、心阳不振、心脾两虚等，但以气滞心胸、虚实并见为多。半夏泻心汤加味方具有行气宽胸、化痰泻火、益气养阴、宁心安神之功，对自主神经有双向调节作用，能明显改善临床症状，提高治愈率。

黄连温胆汤加味方

【药物组成】 茯苓15 g，法半夏、竹茹、枳实、陈皮、党参、柴胡各10 g，生姜、黄连、甘草各5 g。

加减：心虚胆怯者，加龙骨、牡蛎各30 g，朱砂0.5 g；胸痛者，加延胡索10 g，丹参20 g；失眠者，加酸枣仁、合欢皮各15 g，远志10 g；耳鸣者，加磁石30 g。

【适用病症】 心脏神经官能症。症见心悸胸闷，或有胸痛，喘息急促（多呈阵发性），每因情绪激动、惊吓或劳累而发作，伴有失眠健忘、烦躁、眩晕耳鸣等症状，甚至突然昏倒不省人事。经心电图、动态心电图、超声心动图等检查排除器质性心脏病。

【用药方法】 每天1剂，水煎服。7天为1个疗程。

【临床疗效】 此方加减治疗心脏神经官能症48例，痊愈（心悸、胸闷及伴随症状消失，心理状态良好，观察半年未复发）17例，显效（心悸、胸闷及伴随症状明显改善）19例，有效（自觉症状有所减轻，发作次数减少或发作间歇延长）10例，无效（症状无改善）2例。总有效率95.5%。治疗时间最短7天，最长21天。

【病案举例】 周某，男，48岁。患者于3年前因受惊吓而出现心悸，非劳力性，伴胸闷、胸痛，多因情绪激动，甚至声光刺激而诱发。时有头晕，无恶心呕吐。经心电图、动态心电图、超声心动图等检查均未见异常。西医诊断：心脏神经官能症。给予静脉滴注低分子右旋糖酐，口服镇静、营养神经等药物治疗，症状有所减轻，但反复发作。3个月前，上述症状加重。诊见：

伴失眠、记忆力减退、烦躁、口苦、纳差，舌尖红、苔黄腻，脉滑。检查未见明显阳性体征；心界不大，心率78次/分，律齐未闻杂音。X线胸片未见异常，24小时动态心电图及超声心动图均未见异常。自主神经功能检查提示：副交感神经亢进。证属痰热上扰，心神不宁。治以清热化痰、镇惊安神。予基本方去生姜加珍珠母、龙骨（先煎）各30 g，酸枣仁15 g，柏子仁10 g。服药6剂后，心悸、胸闷、胸痛及头晕等症状消失，睡眠改善，病情好转。之后按原方加减服用7剂，随访半年未复发。

【验方来源】 洪杰斐. 黄连温胆汤加味治疗心脏神经官能症48例［J］. 四川中医，2000，18（9）：23.

按：心脏神经官能症属中医学惊悸范畴。其病因一般认为是外有惊扰，内有所虚，内外相合而引发。《丹溪心法》认为应"责之虚与痰"，即血虚与痰火为患。临床多见虚实夹杂之证。多因痰浊蕴结日久而化热，上扰心神，而见心悸易惊、胸闷、胸痛、失眠等症状。治疗上应重于化痰清热、镇惊安神，佐以益心气、疏肝。黄连温胆汤加味方中的黄连清心火；陈皮、法半夏燥湿化痰；竹茹清热化痰、除烦；茯苓健脾渗湿，宁心安神；龙骨、牡蛎镇静安神；朱砂清心安神；酸枣仁、柏子仁养心安神；党参补益心气；柴胡疏肝解郁。由于本病患者常兼有心气虚，故方中加入益气之品，但用量不宜过大。对于正气亏虚的患者，在治疗时应根据辨证及治疗的不同阶段适当调整黄连、竹茹的用量。针对此类患者失眠、易惊、烦躁、心神不宁的特点，加入镇静安神之品，以宁心定志、改善睡眠、降低自主神经的兴奋性，从而标本兼治，有效改善症状。本病的发作多数有精神心理因素，应加强情志调理，减轻患者的精神压力，避免精神刺激，改善精神心理状态，以巩固疗效。

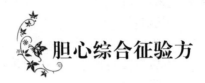

胆心综合征验方

胆 心 宁 汤

【药物组成】 柴胡、陈皮、甘草各 6 g，郁金、炒枳壳、白术、木香、茯苓、远志各 10 g，石菖蒲 15 g。

加减：肝胆郁结、心脉瘀阻型，加丹参、赤芍、延胡索以疏肝理气活血；肝胆湿热、痰火上扰型，加金钱草、栀子、大黄、茵陈以利湿化痰泄热；心虚胆怯、气滞痰阻型，加檀香、山药、干姜以行气健脾，振奋心阳；胆胃不和、心阳不振型，加瓜蒌皮、薤白、炒香附以和胃宣通心阳；肝胆不宁、心神不安型，加酸枣仁、珍珠母、知母、茯神以宁心安神。

【适用病症】 胆心综合征。症见胸闷痛、上腹痛、胆囊区压痛，心电图检查示 ST－T 段改变或各种心律失常，B 超示胆囊炎、胆石症。

【用药方法】 每天 1 剂，水煎 2 次，分早、晚服。10 天为 1 个疗程。

【临床疗效】 此方加减治疗胆心综合征 52 例，治愈（临床症状、体征消失，心电图恢复正常，胆系 B 超声像恢复正常） 37 例，有效（临床症状、体征基本消失或减轻，心电图示基本正常，胆系 B 超声像有改善） 12 例，无效（临床症状、体征无好转或加重，心电图及胆系 B 超无改善） 3 例。总有效率 94.23%。

【验方来源】 祁宏，许定仁. 胆心宁汤治疗胆心综合征 52

例［J］．江苏中医，2001，22（1）：19．

按：由胆系疾病所引起的心律失常、心绞痛等一系列心功能紊乱谓之胆心综合征。临床以胸闷痛、上腹痛、胆囊区压痛、心电图异常为特征。本病属中医学胸痹、心痛、胁痛等范畴。因胆为中清之腑，其性以通降为顺，与肝同主疏泄、升发。若肝胆失疏，气机郁结，经脉不利，气血运行滞涩，痹阻心脉，心脉瘀阻而发心悸、心痛；再则胆汁疏泄不畅，有碍脾胃运化腐熟之能，致痰湿阻滞，气机不利，胸阳失展，引发胸痹之证。本病以胆为本，心为标，临床虽现标本俱急之候，然治本（胆）实为急中之要。本宜疏、清，标兼活、宣。旨在疏泄肝胆厥逆之气，清利少阳凝聚之痰（湿），活化心胆瘀阻之血，宣通少阴痹阻之脉。胆心宁汤中的柴胡、枳壳、陈皮、木香疏理肝脾之气；白术、茯苓、甘草健脾除湿；郁金行气解郁、清心利胆、祛瘀止痛；石菖蒲、远志理气活血，祛痰解郁。诸药相伍，共奏疏肝利胆、活血通经之功。

甲状腺功能减退性心脏病验方

参芪附桂汤

【药物组成】 人参、熟附子、桂枝各10 g，黄芪、甘草各20 g。

加减：兼有浮肿或心包积液者，加茯苓20 g，白术15 g；兼有闭经者，加益母草、丹参各20 g；血红蛋白低者，加当归10 g。

【适用病症】 甲状腺功能减退性心脏病。

【用药方法】 每天1剂，水煎2次，分早、晚服。2个月为1个疗程。

【临床疗效】 此方加减治疗甲状腺功能减退性心脏病45例，显效（临床症状明显减轻，实验室及辅助检查多数正常或接近正常范围）14例，有效（临床症状减轻，实验室及辅助检查较治疗前接近正常值）29例，无效（症状及各项检查基本不变）2例。总有效率95.6%。

【验方来源】 耿小茵.参芪附桂汤治疗甲状腺功能减退性心脏病45例［J］.湖南中医药导报，2000，6（8）：15.

按：甲状腺功能减退性心脏病的发病机制目前认为是因长期严重缺乏甲状腺素，心肌发生非特异性病理改变所致。临床主要表现为循环系统、神经系统的抑制状态，症见心悸、气短、胸闷、怕冷、汗少、疲乏、浮肿、表情淡漠，女性月经不调，男性阳痿，舌质淡、苔白，脉迟缓。本病当属中医学心悸范畴。其病机为心气不足，脾肾阳虚，其本为虚。治以益气温阳、健脾补肾为主。参芪附桂汤方中以人参、黄芪为主药，扶正益气。人参能兴奋中枢神经系统，兴奋垂体－肾上腺皮质系统，有强壮作用。黄芪具有明确的强心作用和免疫调节作用。熟附子有强心回阳、温里散寒、助阳化气的作用。桂枝、甘草通阳化气。故以参芪附桂汤治疗甲状腺功能减退性心脏病，主要是通过机体的整体调节，促进全身组织细胞代谢功能，故可获得较好的疗效。

更年期心血管舒缩功能不良性心脏病验方

葛戟二黄二冬汤

【药物组成】 葛根、巴戟天各 20 g，黄芪、黄精各 15 g，天冬、麦冬各 12 g，何首乌、菟丝子、牛膝、淫羊藿各 9 g，石菖蒲、郁金各 6 g。

【适用病症】 更年期心血管舒缩功能不良性心脏病。症见自觉潮热汗出、失眠、心悸、抑郁、关节腰背疼痛等，绝经半年以上，实验室检查血雌二醇（E_2）< 183.5 pmol/L，血清卵泡激刺激素（FSH）> 25 U/L，血清黄体生成素（LH > 25 U/L；并排除心、肝、肾等器质性疾病。

【用药方法】 每天 1 剂，水煎服。2 个月为 1 个疗程。

【临床疗效】 此方治疗更年期心血管舒缩功能不良性心脏病 32 例，临床症状显效 17 例，有效 10 例，无效 5 例。总有效率 84.4%。血中雌激素及垂体促性腺激素亦得以改善，心脏功能、脂肪代谢、血管舒缩功能等均有不同程度好转。

【验方来源】 曾真，吴兆洪，杨伟君. 中药治疗更年期心血管舒缩功能不良性心脏病 32 例临床观察［J］. 上海中医药杂志，1999，（10）：33.

按：更年期心血管舒缩功能不良性心脏病是更年期综合征心血管症状之一，有人称"假性心绞痛"，临床发病率较高。据报道绝经期妇女出现血管舒缩失调症状的约有 49.7%，其主要有潮热、出汗、胸闷、心悸、失眠、健忘等。本病是由雌激素减少

心血管病实用验方

而导致脂肪代谢、自主神经及心血管的功能性改变，造成动脉硬化、冠心病、心绞痛等心血管器质性疾病的产生。中医学认为，肾气渐亏、冲任失调、天癸衰竭是更年期妇女的生理特点，也是本病的基本发病原因，故益气补肾为其治疗的基本原则。又因肾水不足，常致心神失养，肝木失涵，故兼以养心柔肝亦为必要。此外，因肝郁气滞，或兼痰湿内阻，或因虚而不运，常致诸多血气郁滞之象，如舌暗、肢麻、周身疼痛、胸闷等，故必兼养血活血、化痰通络。葛戟二黄二冬汤方中用葛根升阳解肌，除烦止渴；巴戟天补肾阳、壮筋骨、祛风湿而达安五脏、定心气，为肾中血分之药，温而不燥，是调整内分泌激素的首选药之一；黄芪、黄精益气补虚添精；天冬、麦冬润肺滋肾，清心除烦；何首乌、菟丝子补阴阳；牛膝、淫羊藿壮腰强筋骨；石菖蒲、郁金开窍化瘀通心气。全方合用不仅临床常见症状有明显改善，而且血中雌激素及垂体促性腺激素亦得以改善，同时心脏功能、脂肪代谢、血管舒缩功能等均有不同程度好转。

379